“十三五”江苏省高等学校重点教材（2019-2-186）
“十四五”职业教育江苏省规划教材
全国高职高专药学类专业规划教材（第三轮）

临床药物治疗学

第 2 版

（供药学、药品经营与管理、药事服务与管理专业使用）

主　编　熊存全　韩　芳　王巧玲
副主编　黄　逸　许丽娜　高艳丽　段　凰
编　者　（以姓氏笔画为序）
王　琴（江苏食品药品职业技术学院）
王巧玲（江苏食品药品职业技术学院）
李　昆（乐山市人民医院）
李弘毅（青海卫生职业技术学院）
李淑湘（苏州市立医院）
沈延婷（苏州卫生职业技术学院）
凌　柏（盐城市第一人民医院）
唐　蜜（四川中医药高等专科学校）
黄　逸（苏州卫生职业技术学院）
韩　芳（皖北卫生职业学院）
王卫华（菏泽医学专科学校）
许丽娜（大连医科大学）
李　嘉（皖北卫生职业学院）
李卓恒（重庆医药高等专科学校）
岑菲菲（乐山职业技术学院）
段　凰（盐城市第四人民医院）
高艳丽（郑州卫生健康职业学院）
黄　娇（重庆三峡医药高等专科学校）
蒋　鸣（江苏医药职业学院）
熊存全（江苏医药职业学院）

中国健康传媒集团
中国医药科技出版社·北京

内容提要

本教材是“‘十三五’江苏省高等学校重点教材”“‘十四五’职业教育江苏省规划教材”。全书含总论和各论两部分，共十七章。在系统介绍药物治疗的基本过程及原则、药品不良反应的基础上，围绕各系统常见疾病的药物治疗，介绍药物治疗原则、常用治疗药物、治疗药物选用、用药注意事项等内容。针对理论部分所涉及的社区常见疾病，每章都配有岗位调研、药物治疗方案评定等方面的实训。本教材具有以下特点。“思政融入，立德树人”。每章都设有拓展阅读版块，方便老师开展课程思政教学。“课岗融通，对接岗位”。邀请行业专家参与编写，力求教材内容精准对接临床用药现状。“书网融合，资源丰富”。教材配备大量的数字资源，如 PPT、思维导图、微课等。本教材供高职高专院校药学、药品经营与管理、药事服务与管理专业师生教学使用。

图书在版编目（CIP）数据

临床药物治疗学 / 熊存全，韩芳，王巧玲主编.
2 版. －－ 北京：中国医药科技出版社，2024.8（2025. 8 重印）.
（全国高职高专药学类专业规划教材）. －－ ISBN 978－7
－5214－4815－3

Ⅰ. R453

中国国家版本馆 CIP 数据核字第 2024ZQ3930 号

美术编辑 陈君杞
版式设计 友全图文

出版 **中国健康传媒集团** | 中国医药科技出版社
地址 北京市海淀区文慧园北路甲 22 号
邮编 100082
电话 发行：010－62227427 邮购：010－62236938
网址 www. cmstp. com
规格 889mm × 1194mm $^{1}/_{16}$
印张 16 $^{3}/_{4}$
字数 491 千字
初版 2020 年 11 月第 1 版
版次 2024 年 8 月第 2 版
印次 2025 年 8 月第 2 次印刷
印刷 天津市银博印刷集团有限公司
经销 全国各地新华书店
书号 ISBN 978－7－5214－4815－3
定价 55. 00 元

数字化教材编委会

主　编　熊存全　蒋　鸣

副主编　韩　芳　黄　逸　王巧玲　许丽娜

编　者　（以姓氏笔画为序）

刁爱芹（泰州职业技术学院）

王　静（江苏医药职业学院）

王巧玲（江苏食品药品职业技术学院）

冯　欣（南阳医学高等专科学校）

许丽娜（大连医科大学）

李　嘉（皖北卫生职业学院）

李卓恒（重庆医药高等专科学校）

岑菲菲（乐山职业技术学院）

沈延婷（苏州卫生职业技术学院）

张琳琳（盐城市第一人民医院）

林莉莉（无锡卫生高等职业技术学校）

段　凰（盐城市第四人民医院）

秦爱萍（江苏卫生健康职业学院）

高艳丽（郑州卫生健康职业学院）

黄　娇（重庆三峡医药高等专科学校）

蒋　鸣（江苏医药职业学院）

熊存全（江苏医药职业学院）

王　琴（江苏食品药品职业技术学院）

王卫华（菏泽医学专科学校）

叶晓兰（浙江省人民医院）

任亚丽（江苏省南通卫生高等职业技术学校）

李　昆（乐山市人民医院）

李弘毅（青海卫生职业技术学院）

李淑湘（苏州市立医院）

何豆豆（盐城市第三人民医院）

张　琦（江苏医药职业学院）

陈争珍（江苏医药职业学院）

郑　涛（泰州职业技术学院）

秦红兵（江苏医药职业学院）

凌　柏（盐城市第一人民医院）

唐　蜜（四川中医药高等专科学校）

黄　逸（苏州卫生职业技术学院）

韩　芳（皖北卫生职业学院）

黎　瑶（新疆伊犁卫生学校）

出版说明

全国高职高专药学类专业规划教材，第一轮于2015年出版，第二轮于2019年出版，自出版以来受到各院校师生的欢迎和好评。为深入学习贯彻党的二十大精神，落实《国务院关于印发国家职业教育改革实施方案的通知》《关于深化现代职业教育体系建设改革的意见》《关于推动现代职业教育高质量发展的意见》等有关文件精神，适应学科发展和高等职业教育教学改革等新要求，对标国家健康战略、对接医药市场需求、服务健康产业转型升级，进一步提升教材质量、优化教材品种，支撑高质量现代职业教育体系发展的需要，使教材更好地服务于院校教学，中国健康传媒集团中国医药科技出版社在教育部、国家药品监督管理局的领导下，组织和规划了“全国高职高专药学类专业规划教材（第三轮）”的修订和编写工作。本轮教材共包含39门，其中32门为修订教材，7门为新增教材。本套教材定位清晰、特色鲜明，主要体现在以下方面。

1. 强化课程思政，辅助三全育人

贯彻党的教育方针，坚决把立德树人贯穿、落实到教材建设全过程的各方面、各环节。教材编写将价值塑造、知识传授和能力培养三者融为一体。深度挖掘提炼专业知识体系中所蕴含的思想价值和精神内涵，科学合理拓展课程的广度、深度和温度，多角度增加课程的知识性、人文性，提升引领性、时代性和开放性，辅助实现“三全育人”（全员育人、全程育人、全方位育人），培养新时代技能型创新人才。

2. 推进产教融合，体现职教特色

围绕“教随产出、产教同行”，引入行业人员参与到教材编写的各环节，为教材内容适应行业发展献言献策。教材内容体现行业最新、成熟的技术和标准，充分体现新技术、新工艺、新规范。

3. 创新教材模式，岗课赛证融通

教材紧密结合当前实际要求，教材内容与技术发展衔接、与生产过程对接、人才培养与现代产业需求融合。教材内容对标岗位职业能力，以学生为中心、成果为导向，持续改进，确立“真懂（知识目标）、真用（能力目标）、真爱（素质目标）”的教学目标，从知识、能力、素养三个方面培养学生的理想信念，提升学生的创新思维和意识；梳理技能竞赛、职业技能等级考证中的理论知识、实操技能、职业素养等内容，将其对应的知识点、技能点、竞赛点与教学内容深度衔接；调整和重构教材内容，推进与技能竞赛考核、职业技能等级证书考核的有机结合。

4. 建新型态教材，适应转型需求

适应职业教育数字化转型趋势和变革要求，依托“医药大学堂”在线学习平台，搭建与教材配套的数字化课程教学资源（数字教材、教学课件、视频及练习题等），丰富多样化、立体化教学资源，并提升教学手段，促进师生互动，满足教学管理需要，为提高教育教学水平和质量提供支撑。

前言 PREFACE

为进一步贯彻落实党的二十大会议精神和《国家职业教育改革实施方案》《关于深化现代职业教育体系建设改革的意见》《关于加快药学服务高质量发展的意见》《关于进一步加强用药安全管理提升合理用药水平的通知》等文件精神，更好地服务“健康中国”战略实施，不断推进药学服务模式转变和现代职业教育体系建设改革，助力药学服务新质生产力高质量发展。我们以高职高专药学及药学相关专业的人才培养目标为依据，以最新的国家法定标准和指南或专家共识为指导，对上一版教材进行了修订。

本次教材修订，以教育部《“十四五”职业教育规划教材建设实施方案》为指引，坚持立德树人的根本要求，突出职业教育类型特点。本教材具有以下特色：一是坚持课程思政，创设“拓展阅读”栏目，既满足了新方法、新标准、新技术、新装备的及时引入，又能充分挖掘育人元素，为教师开展课程思政改革创造条件；二是优化教材内容，每章均设有“案例导入”“考点提示”“实训”等模块，使教材内容与药学服务岗位对接、与药学技能大赛和执业药师考试对接，充分满足药学服务岗位胜任力综合提升需要；三是实现书网融合，通过移动终端扫码即可获得教材配套数字资源，如 PPT、微课、思维导图、在线题库等，助推教育数字化转型。

本教材共十七章，由总论和各论两部分组成。总论部分包括绪论、药物治疗的基本过程及其原则、药品不良反应、特殊人群用药等内容；各论部分主要围绕各系统社区常见疾病的药物治疗，从药物治疗原则、常用治疗药物、治疗药物选用、用药注意事项等四个方面进行介绍。本教材所涉及的药物用法、用量等仅供参考，不作为临床用药的依据。在使用具体药物时，请查阅药品说明书或遵医嘱用药。

在编写过程中，我们借鉴、引用了国内外相关著作、教材的研究成果，得到了各编者所在单位的大力支持，在此一并致以崇高的敬意和衷心的感谢！

我们致力于编写一本适用于高职高专院校、“学生易学、教师好教”的精品教材。鉴于编者的学识和水平有限，书中难免存在疏漏或不当之处，敬请各位读者谅解，并恳请大家批评指正，以便修订完善。

编　者

2024 年 5 月

CONTENTS 目录

总论

各 论

总 论

第一章 绪 论

PPT

学习目标

知识目标：

1. **掌握** 临床药物治疗学的概念、研究内容和主要任务。
2. **熟悉** 临床药物治疗学与药学服务的关系。
3. **了解** 临床药物治疗学与相关学科的关系。

能力目标： 能根据药学服务的内容开展合理用药指导、用药咨询等药学服务工作。

素质目标： 培养学生扎根基层、志愿服务健康乡村建设的职业理想。

随着社会经济的发展、老年化和城镇化进程的加快、国家医改政策的不断落实，我国的医药行业得到了飞速发展。新药研发技术的突飞猛进，使得各类新药不断涌现。但疾病的药物治疗却变得越来越复杂，药物误用、滥用及过度使用等不合理现象不仅降低了药物治疗的有效性、造成医疗资源的浪费，还使得药品不良反应及药源性疾病等问题日渐严重。《"健康中国 2030"规划纲要》的实施，使得作为医疗服务体系的重要组成部分，以提高药物治疗合理性为宗旨的药学服务越来越受到社会的高度关注。与此同时，培养以指导患者合理用药为核心的高素质药学服务人才已成为当代药学教育的迫切任务。临床药物治疗学正是在这样的医疗卫生服务模式转变的背景下应运而生的，对提高药学及药学相关专业学生的药学服务岗位胜任力具有极其重要的意义。

案例导入

案例： 李某，男，42 岁。在某县级人民医院药剂科上班，副主任药师，主要负责用药咨询、处方点评、处方审核等工作。

讨论： 1. 李某在工作中，应如何评价医生处方的合理性？

2. 临床药物治疗学的主要研究内容是什么？

扫一扫，知解析

一、临床药物治疗学的研究内容和主要任务

临床药物治疗学（clinical pharmacotherapeutics）是研究药物预防、治疗疾病的理论和方法的一门科学，具有较强的应用性和综合性。临床药物治疗学的主要任务是指导临床医师和药师运用医学和药学相关知识，根据疾病的病因、发病机制、药物的作用机制与特点，结合患者的心理、生理和遗传特征，制定和实施合理的个体化给药方案，使患者获得最佳的治疗效果并承受最低的治疗风险。

临床药物治疗学是在适应临床用药实践需要的过程中逐渐发展起来的，其核心是合理用药。理论上讲，合理用药是权衡药物治疗效益和风险的过程，旨在追求药物治疗效益的最大化。20 世纪 90 年代以来，合理用药有了较为科学、完整的定义，即以当代药物和疾病的理论知识为基础，安全、有效、经济、适宜地使用药物。安全性是指在正常剂量下不会对患者造成严重危害；有效性是指药物的治疗效果确切；经济性是指以最小的药物成本实现最佳的治疗效果；适宜性是指适当的药物以适当的

剂量，在适当的时间，以适当的途径，给适当的患者，通过适当的疗程，达到适当的治疗效果。临床实践过程中，药物治疗应遵循有关法律法规、临床路径和治疗指南，综合考虑疾病、机体和药物等三个方面的影响因素，探索个体化的药物治疗方案。

二、临床药物治疗学的发展概况

人类对药物治疗的认识是在长期生活劳动及生产实践过程中，在与疾病抗争中，不断积累起来的。药物治疗经历了由简单到复杂、由初级到高级、由经验到科学的发展过程。19 世纪以前，人类对药物治疗的认识长期处于经验主义阶段，对药物的作用与作用机制、人体的结构与功能、疾病的发生与发展过程都缺乏科学的认识。我国古代就有对药物发现和实践的记载："神农尝百草之滋味，水泉之甘苦，令民知所避就，当此之时，一日而遇七十毒"。进入 19 世纪后，在化学、生理学、物理学等自然学科的推动下，药理学作为一门现代学科逐渐发展起来，开始用实验方法研究药物对机体的作用及作用机制，药物治疗也由此逐渐走向科学化。20 世纪 30 年代至 50 年代，以人工合成药物及对天然有效成分进行改造的半合成药物为主的新药快速发展，对药物作用机制的研究也由宏观深入到微观的分子水平，药物治疗进一步向科学化方向发展。

直到 20 世纪 70 年代，西方发达国家开始重视药物治疗学的教学与研究。1980 年，美国为其药学博士（Pharm D）在读生开设药物治疗学课程。1980 年 8 月，第一届国际临床药理与治疗学会议在伦敦召开，该会议每隔 3 ~ 4 年召开一次。1981 年，国际知名杂志"*Pharmacotherapy*"在美国创刊。1975 年，美国出版了 *Applied Therapeutics* 一书，每隔 3 ~ 5 年修订再版，最新版为 2017 年出版的第 11 版。作为临床药物治疗学的经典教科书，*Applied Therapeutics* 不仅是多个国家临床药学教育的共用教材，也是临床工作者实用的参考书。临床药物治疗学的研究与发展在此过程中逐步走向了成熟。

三、临床药物治疗学与相关学科的关系

临床药物治疗学是融合了药学与医学相关知识的一门综合性学科。药理学、临床药理学、循证医学、药物基因组学等既是合理药物治疗的重要基础，又与临床药物治疗学有着本质上的区别。

药理学主要研究药物与机体之间的相互作用，研究内容主要包括药物对机体的作用与作用机制、临床应用、不良反应、药物的体内过程等。临床药理学主要研究药物与人体间的相互作用规律，更加关注新药的临床试验、治疗药物浓度监测、人体药物代谢动力学参数的获得等。与药理学相比，临床药理学更贴近临床药效的评价，最终达到指导临床合理用药的目的，但不能制定实用的药物治疗方案。药理学和临床药理学均是以药物为纲，是根据药物对机体的作用进行分类。临床药物治疗学则是以疾病为纲，按照疾病的分类，在回顾性介绍疾病的病因、发病机制、临床表现和分类分型的基础上，强调如何正确选择治疗药物、制定和实施合理的个体化药物治疗方案，并根据药物的治疗效果和不良反应及时调整治疗方案，以获得最佳的治疗效果并承受最低的治疗风险。由此可见，药理学和临床药理学是临床药物治疗学的理论基础。

循证医学是指遵循证据的医学，要求主动、明确、审慎地将现有的最佳证据应用于治疗患者的决策中去。其核心思想是，在临床实践中，对患者的诊治决策都必须依赖客观的科学证据，而不是凭借个人的主观经验。然而，最佳的临床证据基本都来源于临床药物治疗的研究和实践。所以，询证医学既来源于临床药物治疗学，又服务于临床药物治疗学。

药物基因组学是研究遗传基因变异与药物反应多态性关系的学科。将功能基因的信息应用于合理用药，利用药物基因组学的技术和方法增加药物治疗的有效性和安全性，从而实现个体化用药和精准医疗。药物基因组学是临床药物治疗学的重要基础，主要体现在以下两个方面：①通过研究基因序列多态性和药物效应多态性的相关性，阐明个体间药物反应多样性的分子机制，指导个体化的药物治

疗，增加首剂处方的有效性，减少患者的就诊次数，节约医疗成本；②从基因组水平对个体用药过程中可能出现的一些严重的、甚至威胁生命的药品不良反应进行预测，增加药物治疗的安全性。

四、临床药物治疗学与药学服务 微课

药学服务（pharmaceutical care）的概念最早是由 Mikeal 于 1975 年提出，其内容界定为满足患者获得安全与合理用药需求的服务。1990 年，Hepler 和 Strand 对药学服务的概念作了进一步的明确：药学服务是指药学技术人员应用药学专业知识、技能和工具，向社会公众提供直接的、负责任的、与药品使用相关的各类服务。药学服务的宗旨是提高药物治疗的安全性、有效性、经济性和适宜性，改善和提高社会公众的健康水平和生活质量。这就要求药学技术人员在工作过程中必须转变职业理念，从过去的关注药物转向直接关注患者和消费者，树立“以人为本”的服务理念，从以药品为中心转变为以患者为中心，主动关注患者的心理、生活方式、环境、经济、职业等影响药物治疗的各种因素，实施全程化、立体化的药学服务，保障患者合理用药，最大限度地改善和提高患者的身心健康。

拓展阅读

药学服务的具体工作

1. 处方调剂　药师向患者提供正确的处方审核、调配、复核、发药并进行用药指导。

2. 参与临床药物治疗　药师运用药学知识和专业特长，以及所掌握的最新药品信息和药物检测手段，结合临床实际，参与制定临床用药方案。

3. 治疗药物监测　药师根据药物代谢动力学规律，通过对患者体液药物浓度的测定，评价或确定给药方案，使给药方案个体化。

4. 药物利用研究与评价　研究药物引起的医药、社会和经济后果及各种药物和非药物因素对药物利用的影响。

5. 药品不良反应监测和报告　把分散的不良反应病例资料汇集起来，进行因果关系的分析和评价，并及时上报。

6. 药学信息服务　药师通过收集整理国内外药物治疗方面的研究进展和经验总结等药学信息，建立药学信息系统。

7. 健康教育　通过有计划、有目的的教育活动，向人们介绍健康知识和药品知识，进行健康指导，促使人们养成有益于健康的行为习惯和生活方式。

实施全程化、立体化的药学服务是社会发展的要求和必然趋势，也是药学回归临床的重要标志。随着药学服务模式转变的不断推进和人们对高质量药学服务需求的不断增加，其范围除医疗机构药学服务外，已拓展到居家药学服务、“互联网＋药学服务”等领域。要使药学技术人员能够更好地履行和胜任药学服务的使命，药学技术人员必须具备扎实的药学专业知识、基础医学知识和临床医学知识，并将这些知识转化成为患者制定个体化药物治疗方案和实施合理用药指导的能力。临床药物治疗学正是一门将药学知识和医学知识有机结合，能够指导临床医师和药师制定和实施合理的个体化药物治疗方案的学科，是药师参与临床药物治疗实践和提供高质量药学服务的理论和方法基础。

实训一　社区药房药学服务现状调研

实训提示

【实训目的】

1. 熟悉社区药房药学服务的工作内容。

2. 学会通过调查问卷、专家访谈等方式开展现状调研的方法。

3. 树立面向基层提供高质量药学服务的职业理想。

【实训内容】

1. 在老师的组织下，以班级为单位制定调研计划和调查问卷、访谈提纲等。

2. 将班级同学分为 4 ~6 个小组，以小组为单位前往学校周围社区药店或社区卫生服务中心开展药学服务现状调研。

3. 调研内容包括：社区药学服务人员现状（如年龄、学历、专业、资格证书）、工作内容、群众满意度、近 3 年岗位需求情况等。

【实训步骤】

1. 在带教老师的带领下，学生分组前往社区药店或社区卫生服务中心进行药学服务现状调研。

2. 按照调研计划和确定的实施方案，通过发放调查问卷、现场访谈等形式进行社区药房药学服务现状调研。

3. 汇总、分析调研结果，以小组为单位，完成社区药房药学服务现状调研报告。要求：针对调研过程中发现的问题，提出可行性建议。

4. 由组长或指定人员就调研情况进行总结汇报，带教老师就调研报告和现场汇报情况进行点评、总结。

【实训考核】

各班同学以小组为单位，在完成调研计划的基础上，前往学校周边社会药店或社区卫生服务中心开展药学服务调研活动，活动结束后，以小组为单位完成调研报告。调研过程中，由带教老师、社会药店或社区卫生服务中心的药师、社区居民分别对其进行评价。

<table>
<tr><th>考核项目</th><th colspan="2">考核内容</th><th>分值</th><th>得分</th></tr>
<tr><td rowspan="3">实训准备
（20 分）</td><td colspan="2">着装：
学生着工作服，仪表规范得体（2 分）
女生不得披头发，男女生不得穿拖鞋（2 分）</td><td>4</td><td></td></tr>
<tr><td colspan="2">实训计划：
实训计划科学合理，可执行性强，组内成员分工明确（5 分）
能围绕社区药学服务工作任务设计调查问卷和访谈提纲，调研对象明确（5 分）</td><td>10</td><td></td></tr>
<tr><td colspan="2">理论知识：
药学服务的概念及工作任务（3 分）
药学服务人员应具备的知识、能力和素质（3 分）</td><td>6</td><td></td></tr>
<tr><td rowspan="6">实训操作
（60 分）</td><td rowspan="2">沟通能力
（10 分）</td><td>与药师和社区居民的沟通技巧：
参考人际沟通知识，能灵活运用言语或非言语性沟通技巧（5 分）</td><td>5</td><td></td></tr>
<tr><td>与药师和社区居民的沟通礼仪：
见面问候（1 分），离开道别（1 分），其间合理运用礼仪、文明用语（3 分）</td><td>5</td><td></td></tr>
<tr><td rowspan="4">专业能力
（50 分）</td><td>汇报社区药房从业人员现状情况：
年龄结构、学历结构、专业背景、执业证书获得率等</td><td>10</td><td></td></tr>
<tr><td>汇报社区药房开展的药学服务内容：
处方调剂、用药咨询、健康教育、慢病管理、居家药学服务等</td><td>20</td><td></td></tr>
<tr><td>汇报社区药房未来 3 年药学服务人员需求情况：
人数需求、岗位胜任力需求、学历层次要求等</td><td>10</td><td></td></tr>
<tr><td>汇报社区居民对社区药房药学服务满意度：
整体满意度和不满意的原因</td><td>10</td><td></td></tr>
</table>

续表

考核项目	考核内容	分值	得分
实训报告（20分）	实训结果记录字迹工整，项目齐全，并能针对实训思考题目认真进行分析讨论（10分） 统计学方法选用科学合理，数据记录详实，统计结果表达规范（10分）	20	
合计		100	

【实训思考】

1. 从事药学服务的专业技术人员需具备哪些方面的素质？
2. 结合调研情况，谈谈对基层药学服务工作开展有哪些建议。

简答题

1. 简述临床药物治疗学的研究内容和主要任务。
2. 简述临床药物治疗学与药学服务的关系。

（熊存全）

书网融合……

扫一扫，将一将　　微课　　习题

第二章　药物治疗的基本过程及其原则

PPT

学习目标

知识目标：

1. 掌握　治疗药物的选择原则及方法；给药方案的制定与调整及注意事项；患者的依从性和用药指导。

2. 熟悉　药物治疗的基本过程；改善患者依从性的方法。

3. 了解　患者不依从的主要类型、常见原因及后果。

能力目标：

1. 能结合药物、机体、疾病因素制定和调整用药方案。

2. 能提高患者依从性和提供用药指导。

素质目标：培养学生基于疾病、机体和药物相互作用的权衡利弊思维习惯。

药物治疗是临床上最常见、最基本的治疗手段。但因药物作用具有两重性，患者在获得疾病治疗效果的同时也承担一定的治疗风险，如果用药不当，不但达不到治疗效果，而且可能会对机体造成危害。因此，临床采用药物治疗时，要根据疾病－机体－药物三者之间相互作用及特征权衡利弊，明确药物治疗的程序，制定合理的治疗方案，遵循药物治疗原则，最终做到合理用药。

案例导入

案例：女，60岁，糖尿病，新近发生轻中度关节疼痛，血清类风湿因子阳性，诊断为类风湿关节炎。常规剂量服用阿司匹林，症状未能缓解，医生改用甲氨蝶呤口服，7.5mg/w，结果症状控制良好。数月后该医生为治疗其无症状性高尿酸血症，处方丙磺舒，随后的甲氨蝶呤治疗导致患者发生显著的全血细胞减少及败血症。停用丙磺舒，患者恢复，随后数月使用甲氨蝶呤治疗类风湿关节炎效果良好。但某日再次出现发热，运动后喘气，无痰干咳，检查后发现两肺干啰音，胸片显示双侧对称性肺间质浸润，医生按轻度心力衰竭给予呋塞米治疗，续用甲氨蝶呤。次周症状恶化，加用头孢氨苄治疗“肺炎”，其他药物维持不变。最终症状加重住院，停用所有药物，实验室检查血气分析为低氧血症，双侧对称性间质性肺炎，怀疑由甲氨蝶呤引起，给叶酸治疗，但病情迅速恶化，需插管呼吸，肺活检确认“甲氨蝶呤引起的间质性肺炎”，开始糖皮质激素治疗，但患者于数日后死亡。

扫一扫，知解析

讨论：上述死亡病例的药物治疗过程中存在哪些问题？

第一节　药物治疗的基本过程

药物治疗是医师和药师利用药物对患者异常的病理生理状态进行治疗的过程，每一位患者的药物治疗都可以看成一次科学研究，遵循严谨的方法学，一般包括明确问题、建立假设、进行实验、观察结果和验证结论等步骤，临床药物治疗也适用同样的原则。一般思路为：首先明确患者的问题，由医师对疾病做出明确的判断，随后根据诊断确定治疗目标并选择适当的治疗方法，包括药物种类、剂型、剂量和疗程，然后开具处方指导患者用药，开始治疗。在药物治疗的过程中，还需对治疗结果进行评估，如果获得预期疗效则继续执行原治疗方案，如果疗效不佳或无效，则需要找到原因进一步优化治疗方案。

一、明确疾病诊断

做出正确的诊断是开始正确治疗的决定性步骤。正确的诊断是在综合分析各种临床信息的基础上做出的，包括患者主诉、详细的既往病史和用药史、体格检查、实验室检查和影像学检查等。正确的诊断意味着对疾病的病理生理学过程有较清楚的认识，在此基础上，才能对疾病的发生发展开展针对性的治疗措施，促使病情向好的方向转归。临床药师的主要职责是协助医生制定药物治疗方案，只有在医生做出正确诊断的前提下，才可能实施正确的药物治疗。

在实际工作中，有时确定诊断的依据可能并不充分，而治疗又是必需的。此时仍需拟定一个初步诊断，才能进入下一步治疗。例如，一位中年妇女有对称性的关节僵硬、疼痛和炎症，早晨加重，无感染病史，可考虑诊断为类风湿关节炎。在无其他禁忌证的情况下开始阿司匹林治疗，如症状很快得到明显改善则有助于确定上述诊断。

需要指出的是，在诊断未完全明了的情况下盲目地对症治疗，有时会造成严重后果。例如，胆绞痛与急性阑尾炎都会引起急性腹痛，若对急性腹痛的患者未诊断清楚就给予镇痛药治疗，可能掩盖腹痛的临床表现导致严重后果。

二、确定治疗目标

治疗目标是在对疾病和患者情况充分认识的基础上，确立疾病治疗的最终结果。目标的确立是一个决策过程，不仅从治疗疾病本身出发，更应从患者综合情况去考虑。

治疗目标越明确，治疗方案越简单，选择药物就越容易。例如，将高血压患者的舒张压降至某一水平，控制糖尿病患者的血糖至正常范围等。但是，治疗目标往往需要既能改善患者目前的病理生理状态，又能改善患者的远期生活质量，这决定了药物治疗方案的复杂性，也决定了患者可能获得的最大疗效。如控制血压是高血压治疗的首要目标，但是治疗高血压需要终生用药，治疗目标不仅是严格控制血压，更应是降低心脑血管并发症的风险；针对妊娠期妇女的药物选择不仅要考虑疾病本身，还要考虑药物对胎儿的潜在危险；对类风湿关节炎患者，既要抑制炎症缓解疼痛，又要尽可能延缓类风湿关节炎的病程进展；同样诊断为胃癌，早期的治疗目标是清除肿瘤细胞、延长生存期，而晚期则是改善症状、提高患者生命质量，治疗方案的制定也不同。

治疗目标的确定实际也设立了一种对治疗结果的期望，建立了医患双方对最终治疗结果的评估标准。值得注意的是，如果患者对治疗结果的期待与医药工作者确定的治疗目标不同，或患者对治疗结果期待在治疗中未能实现，就可能导致患者对医药工作者的不信任，从而影响患者对治疗的依从性。例如，发热时患者希望立即退烧，而医生则希望诊断明确后再用药。因此，要通过与患者的有效交流，使患者对自己疾病的治疗效果形成正确的预期。

三、确定治疗方案

针对一个治疗目标往往有多个治疗方案，多种治疗药物。需要综合考虑患者的情况和药物的药理特征，按照安全、有效、经济、适宜的原则确定治疗药物、剂量和疗程。例如，对类风湿关节炎患者，有必要了解患者过去是否对阿司匹林发生过不良反应，有无溃疡病史，药费是否是一个特别重要的考虑因素，家族中是否有其他遗传相关性疾病患者等。基于这些信息的把握，再从非甾体抗炎药中选择合适的药物。

给药方案还取决于药物的药动学特征。如果已知药物消除相关的主要器官患有疾病，则需对给药方案进行适当调整。例如，布洛芬主要经肾脏消除，因此，治疗前需评估患者的肾功能。若患者肾功能正常，则根据布洛芬的半衰期给药，推荐剂量为每次200～400mg，3次/日；若患者有肾功能减退，则应当减少用药剂量，也可选用缓释制剂减少给药次数，但患者的治疗成本会有所增加。

四、开始药物治疗

开具一张合格的处方，表面看来标志着医生一次诊疗的结束，但对于药物治疗，这恰恰才是开始。再好的药物治疗方案，如果患者依从性差或错误地用药，是不能获得预期疗效的。临床医药工作者应向患者提供必要的药学咨询服务，也需要主动向患者提供用药信息：药物将会怎样影响其疾病过程或症状；为什么在症状缓解后不要立即停服抗生素；哪些不良反应是常见的和不影响继续用药的，哪些反应即使轻微却必须引起高度重视的；对类风湿关节炎患者需告知疗程会是长期的，出现哪些情况才会改变治疗，并清楚地说明需要立即就诊的主要毒副反应。

五、评估和干预

在确立治疗目标时，实际上也就设定了反映疗效的观测指标与不良反应的监测重点。要在治疗过程中对这些指标和重点进行监测，以评估治疗效果，进行适度干预，决定继续、调整或是终止治疗方案。对某位患者来说，“首选”药物和“标准”方案并不一定产生最佳治疗效果，需要通过治疗→监测→治疗的反复尝试来优化药物治疗方案。

对药物治疗的监测方式有两种：①被动监测。向患者解释产生治疗效果的表现，告知患者如果无效或出现不良反应时应做什么。在这种情况下，是由患者自己监测；②主动监测。依据疾病类型、疗程、处方药量确定复诊时间，进行必要项目的检测，由医生评估治疗效果。通过对药物治疗的监测回答两个基本问题：治疗达到预期效果吗？不良反应影响药物治疗吗？

1. 治疗有效 如果患者按用药方案完成了治疗，疾病已治愈，则治疗可停止；如疾病未愈或为慢性，治疗有效且无不良反应，或者不良反应不影响治疗，可继续治疗；如出现严重不良反应，应考虑调整所选择的药物与剂量，检查对患者的用药指导是否正确，有无药物相互作用等。

2. 治疗无效 如治疗无效（不论有无不良反应），应重新考虑诊断是否正确、治疗目标与处方药物是否恰当、剂量是否过低、疗程是否过短、给予患者的指导是否正确、患者是否正确服药及对治疗的监测是否正确等。若能找出治疗失败的原因，则可提出相应的解决办法；若不能确定治疗为什么无效时，应考虑停药，因为维持无效的治疗有害无益，而且浪费资源和治疗时机。

无论何种原因停止药物治疗时，应牢记不是所有的药物都能立刻停药。为防止出现停药反跳或撤药综合征，有些药物（如抗癫痫药、糖皮质激素类药、β受体阻断药等）需要经过一个逐渐减量期才能停药。

> **考点提示**
> 药物治疗的基本程序

第二节　药物治疗方案的制定

在明确诊断和确定治疗目标后，需根据患者病情的轻重缓急与实际情况，选择合适的药物，制定临床给药方案。用药过程中，还需要根据药物的疗效、患者的耐受情况、出现的不良反应等对药物治疗方案进行适当的调整，以期达到最佳治疗效果。

一、治疗药物的选择

当治疗目标确定之后，可以按照一定步骤来确定治疗药物，目前临床尚无公认的标准细则。随着医药工业的快速发展，可供临床使用的药物数量日益增多，因此，开始选择药物时，应着眼于药物类型而不是个别药物。多数情况下，针对同一个治疗目标仅 2 ~ 4 类药物有效，所以药物的选择可在这个范围内进行。药物选择的原则包括安全性、有效性、经济性和适宜性。

1. 安全性　保证患者的用药安全是药物治疗的前提。药物作用具有两重性，即防治作用和不良反应，也就是说患者从药物治疗中获益的同时也必然会承担一定风险，临床医药人员需要权衡利弊后方可做出选择。理想的药物治疗应有最佳的获益/风险比，比值越大安全性越高。但不同的药物治疗，患者的获益不同，对风险的可接受程度也不一样。例如：普通的抗感冒药一般只有助于减轻不适感，但如果有导致脱发的风险是不能被接受的；而抗肿瘤药物能延长患者的生存期，即使引起脱发也能被临床接受。

考虑药物的安全性应主要着眼于禁忌证和药物的相互作用。禁忌证是由药物的作用机制和患者的病理、生理学特征所决定的。一些特殊人群因其特定的生理和病理学变化而成为发生用药安全性问题的高风险人群，他们常常被要求禁用或慎用某些药物。例如，ACEI 类降压药可致畸胎，妊娠期妇女禁用。另外，两种或两种以上药物联合应用时，要考虑药物之间是否存在相互作用，从而决定是否联合应用或增减剂量。

拓展阅读

严厉打击犯罪行为　保障人民用药安全

2022 年 8 月，某省药品监督管理部门根据投诉举报线索，对某制药有限公司进行现场检查，并对该公司库存的 2 个批次乳酶生片进行现场抽样，经检验，抽样药品“含量测定”项不符合规定。经查，上述 2 批次乳酶生片货值金额 12.29 万元，已销售产品金额 3.75 万元。该公司生产销售劣药乳酶生片的行为违反了《中华人民共和国药品管理法》（以下简称《药品管理法》）第九十八条第三款规定。2023 年 1 月，该省药品监督管理部门依据《药品管理法》第一百一十七条第一款规定，对该公司处以没收涉案药品、没收违法所得 3.75 万元、罚款 135.22 万元的行政处罚。此案例鲜明地表明了国家药品监督管理部门在保护人民群众用药安全上的重要作用和不懈努力。我们应该充分认识到遵守法律法规的重要性，任何违反《药品管理法》的行为都会受到法律的严惩，不仅影响公司的正常运营，更是对公共健康的严重威胁。作为未来的药学专业人士，我们应严格要求自己，确保科学、安全地参与药品生产和管理，保护好亿万人民的生命健康安全。

2. 有效性　有效性是选择药物的首要标准。药物的药效学特征是药物治疗有效性的基础。药物的药动学特征对药物起效的快慢、作用的强弱、维持时间的长短等影响显著；另外，患者机体方面的因素同样会影响药物的治疗效果。因此，要实现理想的治疗效果，必须综合考虑多种因素。

3. 经济性　受治疗成本的影响，根据有效性和安全性做出的最理想选择也可能是最昂贵的，患者财力有限时不可能选用。所以，治疗成本、患者的经济状况、医疗保险等都是选择药物时不得不考虑的实际问题。需要注意的是，考虑药物的治疗成本时应该注重的是治疗的总支出，即治疗总成本，而不是单一的药费。治疗总成本包括由于生病不能工作所带来的收入损失、医疗费用（包括门诊费、医药费、治疗费、检查费等）的支出等。

4. 适宜性 药物的剂型和给药方案应当尽可能方便患者使用，否则容易降低患者对治疗的依从性。例如，婴幼儿无法吞咽胶囊或片剂，宜选用冲剂、水剂或栓剂；老年人往往罹患多种慢性疾病，使用药物种类繁多，宜选用缓释剂或控释剂减少给药次数，防止发生药物漏服。

> **考点提示**
>
> 药物选择的基本原则

二、给药方案的制定

在根据病情和适应证选定最佳药物后，应制定临床给药方案，包括确定药物剂型、给药途径、给药剂量、给药（间隔）时间、疗程等，以维持有效血药浓度。制定给药方案时，首先必须明确目标血药浓度范围。药物手册和药品说明书上推荐的标准剂量方案，一般是基于药物临床实验的研究结果制定，属于群体化治疗方案。目前临床制定给药方案的一般策略是：先按照群体药动学参数（$t_{1/2}$，V_d等）和药效学参数（治疗窗浓度范围），结合患者的个性数据（如年龄、体重、肝肾功能状态等）计算初始剂量并开始治疗；再对患者用药后的药效学和药动学指标进行评估，进一步获得个体数据，如果评估结果明显偏离预期，则需要对原治疗方案进行优化；然后再进行新一轮治疗，直到获得满意的个体化给药方案。以下介绍两种常用的确定给药方案的方法。

1. 根据半衰期制定给药方案

（1）半衰期小于30分钟 维持这些药物的有效治疗浓度有较大困难，特别是治疗指数低的药物。例如，肝素的半衰期约为30分钟，一般需要静脉滴注给药；治疗指数高的药物可分次给药，但随着给药间隔的延长维持量应相应增大，以保证血药浓度始终高于最低有效浓度。

（2）半衰期在30分钟至8小时 应主要考虑药物的治疗指数和用药适宜性。治疗指数低的药物，每个半衰期给药1次，也可静脉滴注给药；治疗指数高的药物，可每1～3个半衰期给药1次，给药间隔时间还可适当延长。

（3）半衰期在8～24小时 最方便和理想的给药方案是每个半衰期给药1次，如果需要立即达到稳态，可首剂加倍。

（4）半衰期大于24小时 每天给药1次较为方便，可提高患者对医嘱的依从性，如果需要立即达到治疗浓度，可首剂加倍。

2. 根据平均稳态血药浓度（$\overline{C}_{ss}$）制定给药方案 通过调整给药剂量或给药间隔时间，以达到所需平均稳态血药浓度。此方案通常是选定平均稳态血药浓度和给药间隔时间后调整剂量用。

按公式

$$\overline{C}_{ss}=\frac{F\cdot D}{K\cdot Vd\cdot \tau}=\frac{FD}{CL\tau}$$

$$D=\frac{\overline{C}_{ss}\cdot CL\cdot \tau}{F}$$

对于某一药物制剂，其消除速率常数K，表观分布容积V_d，清除率CL，生物利用度F基本恒定，只能通过调整给药剂量D或给药间隔τ，以达到所需平均稳态血药浓度。

例：某药要求平均稳态血药浓度为40μg/mL，$F=0.7$，$CL=87.5$mL/h，设$\tau=8$h，问所需剂量为多少？

$$D=\frac{\overline{C}_{ss}\cdot CL\cdot \tau}{F}=40\times 87.5\times 8/0.7=40\mu g$$

> **考点提示**
>
> 根据半衰期制定给药方案

关于τ的设计，除了考虑半衰期以外，还需考虑药物的有效血药浓度范围，如果血药浓度范围很窄，且半衰期很短，为避免血药浓度波动，可增加给药次数，如每天4次，此时可选定 $\overline{C}_{ss}$ 和 τ 来调整剂量。

三、给药方案的调整

治疗阈与治疗上限之间的范围称为治疗窗，制定给药方案的目标是将血药浓度水平维持在治疗窗内（图2-1）。

多数药物的血药浓度与药理效应具有良好的相关性。对大部分患者而言，在治疗窗内用药有效且不良反应较轻。达到治疗窗这一目标需要考虑两个因素：①治疗窗的位置和宽度，这是由药效学因素决定的；②血药浓度-时间曲线的形态特征，这取决于药动学过程。若针对某一个患者采用了推荐的标准剂量方案没有获得预期的治疗效果，而且诊断、药物的选择、患者依从性等方面没有问题，则说明该患者的个体药效学和（或）药动学特征与群体参数明显偏离。需要针对患者个体的药效学和（或）药动学特征，调整标准剂量方案，实行个体化给药。以下介绍调整给药剂量的稳态一点法。

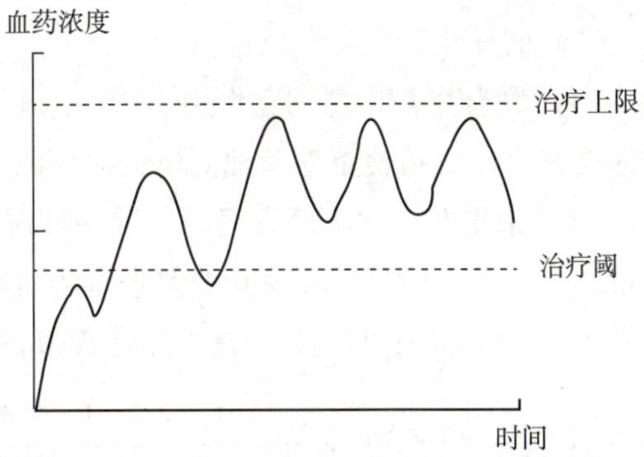

图2-1　血药浓度-时间曲线与治疗窗

按标准剂量给药，当患者体内血药浓度达到稳态时，采血测定血药浓度，若测得浓度与目标浓度相差较大，可根据下式调整给药方案。

$$D' = D \times \frac{C'}{C}$$

式中，D 为原剂量；D'为矫正剂量；C 为测得剂量，C'为目标浓度。

该公式适用于半衰期适宜，血药浓度与剂量呈线性关系的药物。还应注意，必须在血药浓度达到稳态后才可采血。

四、治疗药物监测

治疗药物监测（therapeutic drug monitoring，TDM）是临床药学的重要内容之一。它采用现代分析测定技术，定量测定生物样品中的药物及其代谢物的浓度，并将所得的数据以药动学原理来探讨体液中药物浓度与药物疗效和毒性的关系，制订合理的给药方案，使给药方案个体化，以提高药物的疗效，避免或减少不良反应，同时也为药物过量中毒的诊断和处理提供有价值的实验室依据。

（一）需要进行TDM的药物

（1）治疗指数低/治疗窗窄、毒性大的药物。一些药物的治疗浓度范围和中毒浓度十分接近，极易发生中毒，如地高辛、洋地黄毒苷、锂盐、茶碱、氨基糖苷类抗生素、免疫抑制剂及某些抗心律失常药（如利多卡因、奎尼丁）等。

（2）同一剂量可能出现较大的个体间血药浓度差异，并可引起较大的药动学差异，容易产生严重不良反应的药物，如三环类抗抑郁药。

（3）具有非线性药动学特征的药物。即给药剂量与血药浓度间不呈线性关系，当给药剂量稍有增加，可能使血浓度明显上升，半衰期明显延长，必须进行血药浓度监测。常见于苯妥英钠、茶碱、普萘洛尔等。

（二）需要进行TDM的情况

（1）判断药物中毒或剂量不足时，某些药物的中毒症状容易与疾病本身的症状混淆，可以通过检查血药浓度来判断该临床表现是用药剂量不足还是中毒所致，进而调整用药方案。例如，苯妥英钠中毒引起的抽搐与癫痫发作引起的抽搐不易区别。

（2）需要长期使用某种药物时，一些慢性病患者需要长期使用某些药物时，为避免发生药物蓄积中毒，应定期监测血药浓度，如抗躁狂药物碳酸锂。

（3）特殊人群使用某些药物时，应注意监测其血药浓度，以确保用药安全，如肝、肾功能不全患者使用主要经肝代谢（利多卡因、茶碱等）或肾排泄（氨基糖苷类抗生素）的药物时可造成血药浓度升高而易于产生毒性反应。

（4）联合用药出现相互作用而影响药效或产生严重不良反应者，如红霉素与茶碱合用、奎尼丁与地高辛合用，可使茶碱及地高辛的血药浓度增高，需调整剂量。

（5）采用非常规给药方案时，某些情况下，临床采用非常规的给药方案，如癌症患者，使用大剂量的化疗药物时，需要密切监测患者的血药浓度，以防发生严重毒性反应。

由于多种原因，目前临床真正开展 TDM 的药物数量有限。临床治疗时需进行 TDM 的药物见表 2－1。

表 2－1　临床治疗时需进行 TDM 的药物

药物类别	代表药物	推荐取血时间	有效血药浓度	半衰期（$t_{1/2}$）
强心苷类	地高辛	药后 8～24h	0.8～2ng/mL	33～36h
	洋地黄毒苷	药后 8～24h	13～25ng/mL	5～7d
抗心律失常类	奎尼丁	谷浓度	2～5mg/L	5～7h
	利多卡因	药后 6～12h 或负荷量后 1h	1.5～5mg/L	1～2h
	普鲁卡因胺	谷浓度或负荷量后即刻或维持量后 2h	4～10mg/L	2.5～4h
	胺碘酮	谷浓度	0.5～1.5mg/L	13～60d
	丙吡胺	谷浓度	2～5mg/L	5～6h
	普罗帕酮	谷浓度	0.15～2mg/L	5～8h
抗癫痫药	卡马西平	谷浓度	4～12mg/L	10～65h
	苯巴比妥	谷浓度	10～40mg/L	50～144h
	氯硝西泮	谷浓度	13～90mg/L	26～49h
	乙琥胺	谷浓度	40～100mg/L	40～60h
	丙戊酸钠	谷浓度	50～100mg/L	7～10h
三环类抗抑郁药	阿米替林	谷浓度	0.1～0.25mg/L	17～40h
	丙米嗪	谷浓度	0.2～0.3mg/L	10～20h
抗躁狂药	碳酸锂	药后 12h	5.5～7mg/L	12～24h
抗精神病药	氟哌啶醇	谷浓度	5.2～15mg/L	21h
氨基糖苷类	庆大霉素	注射后 0.5～1h	2～10mg/L	2～3h
	妥布霉素	注射后 0.5～1h	2～10mg/L	1.9～2.2h
抗风湿药	水杨酸盐	药后 1～3h	25～300mg/L	2～3h
平喘药	茶碱	谷浓度或负荷量后 0.5h	10～20mg/L	5～6h
免疫抑制剂	环孢素	注射后 0.5～1h	0.1～0.45mg/L	10～27h

第三节　患者的依从性和用药指导

广义的依从性是指患者的行为与医疗或保健建议相符合的程度。从药物治疗的角度看，依从性是指患者对药物治疗方案的执行程度，无论药物选择和用药方案制定多么正确，如果患者不依从也将难以产生预期的治疗效果。在按方取药、依照正确的剂量、恰当的用药时间和次数、空腹或餐后、规定的疗程等一系列流程中任一环节偏离用药要求，都会导致不同程度的不依从，从而影响治疗效果。药师需要了解患者的依从性，提供用药指导，提高患者用药依从性，提高药物治疗效果。

一、用药依从性

患者的依从性是指患者对医生医嘱的执行程度，它是药物治疗有效性的基础。从药物治疗的角度，依从性不仅限于患者对治疗方案的执行程度，还应包括对患者饮食、运动、吸烟及家庭生活等生活、行为习惯等方面指导的遵从。如果患者缺乏依从性，轻者会导致药物预防治疗失败，重者会增加不良反应的发生率、加重不良反应。在影响药物治疗效果的诸多因素中，患者的不依从性越来越引起医药工作者的关注。不管多么好的治疗方案，无论药物的选择和剂量有多么正确，如果患者不依从，药物治疗也将难以产生预期的效果。

（一）患者不依从的主要类型

1. 不按处方取药　如由于种种原因，门诊患者拿到处方后并不到药房取药，或住院患者出院后不去取应继续服用的药物。

2. 不按医嘱用药　患者自行更改药物的剂量、用药的频次、给药途径或用药顺序不恰当、用药方法错误、用药目的不正确等。

3. 不当的自行用药　如患者根据症状自行诊断和自行用药。

4. 重复就诊　如患者先后就诊于不同医院、科室，或中西医同时就诊而不告知医生有关详细情况，导致相同或者相似药物重复开具和使用。

5. 提前终止用药　患者错误地认为不需要继续用药，例如，症状已改善或一次开的药量已用完。

（二）患者不依从的主要原因

1. 疾病因素　一些疾病（如原发性高血压）本身无明显症状或经过一段时间治疗后症状已改善，患者缺少症状提醒而漏服药物或终止服用药物。

2. 患者因素　对医生缺乏信任、担心药品不良反应、经济拮据、年迈残障、健忘或求治心切、相信他人经验等而自行停药或更改用药方案。

3. 医药人员因素　缺少与患者的沟通；提供的用药指导不明确。

4. 药物因素　药片太小，使视力和手指灵活性减退的老年患者用药困难；药片太大难以吞咽；药品带有不良气味及颜色，致使儿童患者拒服。

5. 用药方案因素　方案过于复杂（药物种数或服药次数过多）；用药方式、途径不方便。

（三）患者不依从的主要后果

患者的依从性是临床药物治疗的基础，也是药物治疗成败的关键之一。患者不依从的直接后果取决于不依从的程度，以及治疗药物的浓度效应关系与治疗窗大小。当药物的治疗窗较宽时，效应对浓度变化不敏感，为数不多的药物漏用对疗效的影响不会很大，如噻嗪类利尿药，即使不规则用药也同样有效；但如果药物的治疗窗较窄（如氨茶碱），潜在的毒副反应限制了用药剂量，药效对浓度变化敏感，不规则用药将导致疗效减退或产生毒性反应。

不依从的间接后果是导致医生在监测治疗结果时做出错误判断，将患者不依从而造成的治疗失败误认为是诊断错误或所采用的药物治疗无效，从而有可能进一步导致额外的化验检查、增加剂量、更换毒性及费用更高的二线药物等错误决策，使患者承受更大的药品不良反应风险和经济损失。这也提醒广大的临床医药工作者们，在分析药物疗效不佳的原因时，不要疏漏患者的依从性因素。按照可信度递增顺序，评估患者依从性的方法主要有：患者自报、服药日记、计数剩余药量、电子剂量监测、体液药物浓度测定等。

（四）提高患者依从性的措施

患者产生不依从的原因有很多，提高患者的依从性应针对原因进行改进，可以从以下四个方面着手。

1. 建立充分的医患沟通 临床医药工作者要尊重患者的感受和观点，理解患者，乐于对话；要熟悉患者的生理、心理和社会需求，同情、关心患者，尊重患者的人格、感受和观点；要改善服务态度，提高服务质量，通过有效的健康教育，提高患者的用药依从性。

2. 优化药物治疗方案 由于某些患者用药种类较多，用药方法复杂，患者难以按规定要求用药，影响患者的依从性。一个好的药物治疗方案应具备以下特点：尽可能少的药物、起效迅速、尽可能少的药品不良反应、合适的剂型、简单的剂量方案（如采用每日 1 次的长效制剂、缓释或控释制剂）和尽可能短的疗程等。

3. 加强用药指导 向患者提供用药指导的目的是帮助患者正确地认识药物、服用药物，保证药物发挥应有的疗效。

4. 开发药物新剂型 改进药品包装是解决患者不依从问题的一条有效途径。在许多发达国家已经实行了单剂量配药制（unit dose dispensing system，UDDS），借助分包机将药物重新包装。单剂量的普通包装或者一天量的特殊包装在一定程度上减少了用药差错，也减少了药物资源的浪费。药品包装上的标签应当醒目清楚、通俗易懂、简单明了，必要时可附加标签以示补充。

> **考点提示**
> 患者不依从的原因及后果

二、用药指导

随着人们自我保健意识的提高，普及药学知识已成为大众所需的迫切要求。用药指导在促进患者合理用药，提高患者用药依从性，让患者正确对待用药后的药品不良反应，避免和减少不良反应的发生等方面起到了积极的主导作用。

（一）药品的正确用法

1. 服药时间的正确选择 根据时辰药理学原理，选择最适宜的服药时间，可以顺应人体生物节律的变化、提高生物利用度，增强疗效、减少和缓解不良反应；减少给药剂量和节约医药资源，提高患者用药依从性。

例如，肾上腺皮质激素的分泌具有昼夜节律性，每日上午 7～10 时为生理性分泌高峰，午夜 12 时为低谷。临床用药可遵循内源性糖皮质激素的分泌节律进行，采用“隔日疗法”，即将一日药量于早晨 1 次给药或隔日早晨 1 次给药，可以减少对下丘脑－垂体－肾上腺皮质系统的负反馈抑制，从而避免长期使用糖皮质激素所导致的肾上腺皮质功能不全。调血脂药洛伐他汀、辛伐他汀等，宜睡前服用，有助于提高疗效。一般利尿剂适宜清晨服用，可减少起夜次数，避免夜间排尿过多影响休息和睡眠。

2. 药品剂型的正确使用 药品剂型是为了方便患者用药而将药物制成适合应用的给药形式。如供口服的片剂、胶囊剂、糖浆剂等，供呼吸道给药的吸入气雾剂等，供皮肤外用的洗剂、搽剂、软膏剂等，供黏膜给药的滴眼剂、滴鼻剂、眼膏剂、含漱剂、口腔膜剂等，供腔道内给药的栓剂、灌肠剂，供注射用的粉针剂、注射剂等。不同的剂型各有特点，医生/药师要按照疾病治疗的需要，选择适当的药物剂型，并根据各种剂型的特点，指导患者正确使用。

例如，使用缓释剂型和控释剂型时，应告知患者需整片吞服，严禁嚼碎和击碎分次复用；舌下含片给药应迅速，含服时把药品放到舌下，不要咀嚼或吞服，含服时间一般控制在5分钟左右；使用泡腾片时，严禁直接服用或口腔内含化，一般宜用100～150mL凉开水或温开水浸泡，待完全溶解或气泡消失后再服用；使用含漱剂时应避免咽下，因大多数含漱剂中的主要成分为消毒防腐药，含漱时须按照说明书的要求稀释浓溶液，含漱后不宜马上饮水和进食。

3. 药品的正确用法、用量及给药次数　药师应向患者详细说明、解释药品的具体用法和用量，指导患者正确阅读药品说明书，使患者理解和掌握药品的用法及用量，确保其能够严格按照医嘱要求和药品说明书的规定正确使用药品。每日用药的次数，除根据病情需要外，药物半衰期是给药间隔的基本参考依据。一般来说，半衰期较短的药物，每日给药次数相应增多；半衰期较长的药物，每日给药次数相应减少，这样可较好地维持有效血药浓度，且不会导致蓄积中毒。例如，阿奇霉素半衰期为35～48小时，每日只需给药1次。肝、肾功能不全者应适当调节用药次数和给药间隔时间。

（二）药品正确的保存方法

各种药品都有其相应的保存要求，应按药品包装说明的规定妥善保管。药品标注的有效期限是有条件的，若保存不当，即使药品在有效期内，也有可能变质失效。室温保存的药品一般应置于避光、干燥、阴凉处，避免阳光直射和受热受潮。特殊要求保存的药品应按规定要求保存，如生物制品、部分生物碱类药品、胰岛素、三磷酸腺苷、辅酶A等易受热变质的药品，应置于2～10℃的低温处保存。

（三）服用药品的特殊提示

1. 饮水　服药最好用白开水，不宜用茶水送服，茶水中的咖啡因能降低中枢神经抑制药如镇静催眠药、镇咳药的作用，多酶片，胃蛋白酶抑制剂与茶水中的鞣质发生反应，使药物失去活性；口服药物不宜与牛奶、果汁等饮料同服，牛奶中的蛋白质、钙离子及果汁中大量酸性物质容易和药物中某些成分发生反应，降低疗效，影响药物吸收；有些药物不宜用热水送服，如胃蛋白酶或口服活菌制剂。有些药物在使用期间宜多饮水，如氨基糖苷类、磺胺类、平喘药及抗痛风、抗尿路结石药等。

2. 饮食　有些食物会影响药效，例如食醋、食盐、脂肪及蛋白质等。

（1）食醋　成分为醋酸，pH在4.0以下，若与碱性药物（碳酸氢钠、碳酸钙、氢氧化铝、红霉素等）及中性药同服，可发生酸碱中和反应使药物失效；食醋不宜与磺胺类药同服，后者在酸性条件下溶解度降低，可在尿道中形成磺胺结晶，引起血尿、尿痛、尿路阻塞等；使用氨基糖苷类抗生素如庆大霉素、阿米卡星、链霉素，尿液呈碱性时其抗生素的抗菌活性增加，食醋则会降低其抗菌作用；使用抗痛风药时不宜多用食醋，宜同时服用碳酸氢钠减少药物对胃肠道的刺激，同时可促进尿酸的排泄。

（2）食盐　对某些药物和某些疾病有一定的影响，正常人体内的总钠量为150g，维持血液的容量和渗透压。但钠摄入过多，可增加体内血容量，使血压升高，诱发充血性心力衰竭，还可诱发高钠血症；此外，钠盐摄入过多会降低利尿药的利尿效果。高血压、风湿性心脏病、肾炎等患者要严格限制食盐的摄取，建议一日的摄入量不超过6g。

（3）脂肪和蛋白质　脂肪对药效有双重影响，既能降低某些物的疗效，也能增加某些药物的疗效。缺铁性贫血患者在服用硫酸亚铁时，大量食用脂肪性食物会抑制胃酸的分泌，从而减少铁的吸收；使用脂溶性维生素（维生素 D、维生素 E、维生素 K）或维 A 酸时，适当多食脂肪性食物，有利于脂溶性维生素的吸收，提高疗效。帕金森病患者在服用左旋多巴时，宜少吃高蛋白食物，因高蛋白食物在肠内产生大量氨基酸，阻碍左旋多巴的吸收，使药效降低；使用糖皮质激素类药物时，因药物可加速体内蛋白质的分解，抑制蛋白质的合成，故应适当补充高蛋白食物。

实训二　用药咨询和用药指导

实训提示

【实训目的】

1. 掌握用药咨询、用药指导的基本程序和注意事项。
2. 学会面向患者、社区开展用药咨询服务，指导患者合理用药。
3. 养成团队协作的工作习惯，具备关爱患者的药学服务职业道德。

【实训内容】

病例：患者，男，67 岁，患高血压 12 年，高脂血症 7 年，医生为其开具硝苯地平控释片、阿司匹林肠溶片以及阿托伐他汀钙片等三种药物。患者服药一周后找药师咨询："我最近在吃医生给我新开的这几个药，其中在吃完硝苯地平控释片后的第二天，我竟然在粪便中发现了完整的药片，我就很奇怪，是我自己消化功能不好，还是这个药质量有问题呢？是不是需要把药片掰开服用才能更好吸收？还有这三个药我都是每天吃完早饭后一起服用，请问这样对吗？"。请结合以上病例，完成以下几个方面的实训。

1. 根据患者咨询内容开展用药咨询，对患者进行合理用药指导。
2. 针对高血压患者和高脂血症患者进行健康教育。
3. 说明采取哪些药学服务技能，提高用药咨询的质量。

【实训步骤】

1. 角色扮演　进入实训室，首先由教师讲解实训要求和安排，将学生按 2 人一组进行分组实训，分别模拟担任药师和需要用药咨询的患者。每组分别进行用药咨询和用药指导。

用药咨询和用药指导内容：①针对硝苯地平控释片的用药咨询和用药指导。②针对阿司匹林肠溶片的用药咨询和用药指导。③针对阿托伐他汀钙片的用药咨询和用药指导。④针对高血压患者的健康教育。⑤针对高脂血症患者的健康教育。

2. 讨论　分组讨论，指出各组开展用药咨询和用药指导过程中的优、缺点，每组推出 1 名学生进行总结，各组对用药咨询和用药指导环节进行优化，带教老师挑选 1 ~ 2 组再次演示。

3. 制定用药咨询和用药指导方案

（1）分组对案例进行讨论，根据患者咨询内容开展用药咨询，对患者进行合理的用药指导，并针对高血压和高脂血症进行健康教育。

（2）各组代表发言。

（3）老师对各组的用药咨询和用药指导方案进行点评、总结。

4. 用药咨询和用药指导　教师扮演用药咨询的患者，每位同学根据患者咨询内容开展用药咨询和用药指导，并针对高血压和高脂血症进行健康教育。

【实训考核】

由教师扮演需要用药咨询的患者，学生扮演药师，考核学生根据患者咨询内容开展用药咨询和用药指导。

<table>
<tr><th>考核项目</th><th colspan="2">考核内容</th><th>分值</th><th>得分</th></tr>
<tr><td rowspan="4">实训准备
（15 分）</td><td colspan="2">着装：
学生着工作服，仪表规范得体（1 分）
女生不得披头发，男女生不得穿拖鞋（1 分）</td><td>2</td><td></td></tr>
<tr><td colspan="2">报告班级、姓名、操作项目</td><td>1</td><td></td></tr>
<tr><td colspan="2">举止得体，语言清晰</td><td>2</td><td></td></tr>
<tr><td colspan="2">理论知识：
硝苯地平控释片的用药注意事项（4 分）
阿司匹林肠溶片的用药注意事项（3 分）
阿托伐他汀钙片的用药注意事项（3 分）</td><td>10</td><td></td></tr>
<tr><td rowspan="6">实训操作
（75 分）</td><td rowspan="2">沟通能力
（10 分）</td><td>与患者的沟通技巧：
参考人际沟通知识，考生回答沟通技巧的内容（5 分）</td><td>5</td><td></td></tr>
<tr><td>与患者的沟通的礼仪：
面对考官时，见面问候（2 分），离开道别（3 分）</td><td>5</td><td></td></tr>
<tr><td rowspan="4">专业能力
（65 分）</td><td>针对疾病特点讲解相关知识：
疾病的危险因素（2 分）
常用治疗药物（3 分）</td><td>5</td><td></td></tr>
<tr><td>用药咨询：
药品用药方法正确（5 分）
药品用药时间正确（5 分）
药品用药剂量正确（5 分）
特殊剂型药品特点（5 分）</td><td>20</td><td></td></tr>
<tr><td>健康教育：
高血压健康指导策略（5 分）
高血脂健康指导策略（5 分）
健康教育要点（5 分）</td><td>15</td><td></td></tr>
<tr><td>用药指导：
药品不良反应及应对措施（5 分）
用药注意事项（15 分）
用药指导策略（5 分）</td><td>25</td><td></td></tr>
<tr><td>实训报告
（10 分）</td><td colspan="2">实训结果记录字迹工整，项目齐全，并能针对实训思考题目认真进行分析讨论</td><td>10</td><td></td></tr>
<tr><td colspan="3">合计</td><td>100</td><td></td></tr>
</table>

【实训思考】

1. 开展用药咨询、用药指导服务的意义是什么？
2. 药师对患者开展用药咨询和用药指导过程中应具备哪些素质及工作技巧？

简答题

1. 简述药物治疗的一般程序。
2. 简述治疗药物的选择原则。
3. 简述提高患者依从性的措施。

（蒋 鸣 唐 蜜）

书网融合……

扫一扫，拧一拧　　微课　　习题

第三章　药品不良反应

PPT

学习目标

知识目标：

1. **掌握**　药品不良反应的定义、类型和常见药源性疾病。
2. **熟悉**　药品不良反应评定依据、评定方法和防治原则。
3. **了解**　药品不良反应发生的原因、不良反应监测的方法。

能力目标：

1. 能够及时发现并处理药品不良反应事件。
2. 能熟练填报药品不良反应/事件记录表。

素质目标：

1. 培养学生充分认识“事物的两面性”，理解监测药品不良反应的重要意义，提高合理用药的意识。
2. 强化用药安全意识，提升服务“健康中国”的职业使命感。

“是药三分毒”，药物是一把双刃剑，其作用具有两重性，在发挥防治作用的同时，也能产生不良反应，给机体带来损害。为加强上市药品的安全监管，保障公众用药安全，完善药品不良反应报告与监测制度已刻不容缓。1970 年世界卫生组织大会决定成立 WHO 药物监测中心（1978 年更名为 WHO 国际药物监测合作中心），旨在收集和交流各国发生的药品不良反应。目前，已有 100 多个国家先后加入到 WHO 国际药物监测合作计划，中国已于 1998 年正式加入该计划。自 20 世纪 80 年代起，我国逐步开展药品不良反应监测工作。2004 年，卫生部、国家食品药品监督管理局联合颁布了《药品不良反应报告和监测管理办法》，该办法于 2011 年 5 月 4 日重新进行了修订和颁布，是我国药品不良反应监测工作的重要法律依据。

案例导入

案例：2020 年 3 月，国家药品监督管理局发布《关于注销安乃近注射液等品种药品注册证书的公告》（2020 年第 29 号）和《关于修订安乃近相关品种说明书的公告》（2020 年第 34 号），停止安乃近注射液等品种在我国的生产、销售和使用，注销药品注册证书，对安乃近片等品种修订说明书。

扫一扫，知解析

讨论：为什么要求修订部分安乃近品种的说明书、注销部分品种的药品注册证书？

第一节　药品不良反应及其发生原因

根据 WHO 国际药物监测合作中心的规定，药品不良反应（adverse drug reactions，简称 ADR）系指正常剂量的药物用于预防、诊断、治疗疾病或调节生理机能时出现的有害的和与用药目的无关的反应。该定义排除有意的或意外的过量用药及用药不当引起的反应。

根据我国《药品不良反应报告和监测管理办法》的规定，药品不良反应是指合格药品在正常用法用量下出现的与用药目的无关的或意外的有害反应，不包括由于药品质量问题、用药不合理等所造成的不良反应。

新的药品不良反应，是指药品说明书中未载明的不良反应。说明书中已有描述，但不良反应发生的性质、程度、后果或者频率与说明书描述不一致或者更严重的，按照新的药品不良反应处理。

严重药品不良反应，是指因使用药品引起以下损害情形之一的反应：①导致死亡；②危及生命；③致癌、致畸、致出生缺陷；④导致显著的或者永久的人体伤残或者器官功能的损伤；⑤导致住院或者住院时间延长；⑥导致其他重要医学事件，如不进行治疗可能出现上述所列情况的。

药品不良事件（adverse drug events，ADE）是患者在应用药物时出现的不利临床事件，包括药品标准缺陷、药品质量问题、药品不良反应、用药失误以及药品滥用。

一、药品不良反应的分类

药品不良反应的分类方法有很多，根据药品不良反应与药理作用的关系主要分为以下几类。

1. A 型药品不良反应 属于剂量相关性不良反应，通常与药物剂量有关，随着剂量的增加，药理作用增强而导致的不良反应。一般是药物固有的作用、可预知、发生率高但死亡率低。例如，药物的副作用和毒性反应均属于此类反应。

2. B 型药品不良反应 属于剂量不相关性不良反应，与药物固有的药理作用无关，与剂量无关联。特点是难以预测、发生率低但死亡率高。药物的特异质反应、变态反应属于此类，例如，青霉素引起的过敏性休克。

3. C 型药品不良反应 属于剂量和时间依赖性不良反应，特点是发生率低、发生较缓慢，与剂量长期累积有关。例如，长期使用糖皮质激素类药物会对体内的内分泌反馈调节产生影响。

4. D 型药品不良反应 属于时间依赖的迟发性不良反应，特点是发生率低，随着药物的应用其影响逐渐显现。例如，药物的致畸作用、致癌作用等属于此类反应。

5. E 型药品不良反应 属于撤药反应，主要发生于停药后，发生率低。例如，停用成瘾性高的药物后出现的戒断症状，停用β受体阻断药后出现的“反跳”现象等。

6. F 型药品不良反应 属于治疗意外失败型不良反应，该反应与药物剂量有关，常常是由于药物间相互作用而引起的，发生率高。例如，与某些肝药酶诱导剂联合使用时，可能会导致合用的药物药效降低，甚至失效。

根据药品不良反应发生的严重程度，可将其分为轻度、中度、重度和严重四个等级。轻度不良反应是指有轻微的症状出现，例如，口干、轻度恶心、轻微头痛、全身不适等。中度不良反应是指症状稍重，但可以耐受，不影响正常生活，例如，皮疹、视觉障碍、排尿困难等。重度不良反应是指症状较重，影响正常生活，难以耐受，例如，心律失常、严重过敏反应等，应停药或对症处理。严重不良反应是指症状严重，危及患者生命或带来致死、致残等严重后果，例如，严重的心律失常、肝肾功能衰竭等，应立即停药或紧急处理。

> **考点提示**
>
> 药品不良反应的类型和分级标准

二、药品不良反应的发生原因

已上市的药物种类繁多，用药途径不同，个人体质有差异，因此药品不良反应发生的原因也十分复杂。

（一）药物因素

1. 药物作用的性质　药物的作用具有选择性，选择性低的药物在体内的作用范围广。当其中一项作用为治疗作用时，其他作用就成为了不良反应。例如，使用阿托品治疗胃肠绞痛时，松弛胃肠道平滑肌为治疗作用，而抑制腺体分泌引起的口干就成为了不良反应。这类不良反应为药物固有作用引起的，常常难以避免，但可预知，可采取一些措施减轻其影响。

2. 药物剂量和用药时间　用药剂量过大或连续用药时间过长可发生中毒反应，甚至导致死亡。A 型不良反应多与剂量有关系。例如，阿司匹林解热镇痛时用小剂量，而抗炎抗风湿时则采用大剂量，不良反应也随之增加。一般来说，用药时间越长，药物在体内易蓄积，发生不良反应的可能性越大。

3. 药物杂质　药物生产中可能产生微量的中间产物或杂质，这些物质虽然量很少，但也可引起不良反应。例如，青霉素在生产过程中可能会产生微量的青霉烯酸、青霉噻唑酸等物质，这些物质可引起变态反应，严重者可导致过敏性休克。

4. 药物添加剂　药物生产过程中使用的溶剂、填充剂、增溶剂、着色剂等也会引起不良反应。例如，伏立康唑注射剂中含有增溶剂 β - 环糊精，肾功能不全患者使用时可加重肾脏负担。

5. 给药方法　不同的给药途径会影响到药物的吸收、分布，进而影响药物发挥作用的快慢强弱及持续时间。例如，静脉注射给药可以使药物直接进入血液循环，立即发生效应，较易发生不良反应，而口服刺激性药物可引起恶心、呕吐等。

同一药物的不同剂型也会产生不同的不良反应。例如，硫酸镁注射剂在使用时可能引起恶心、呕吐、头晕、呼吸抑制等不良反应，而口服用于导泻时这些不良反应则少见。

某些药物长期使用后，若突然减药或停药也可引起不良反应，例如，长期使用糖皮质激素时若突然停药，则会产生“反跳”现象。

6. 联合用药　当联合用药时，由于药物间的相互作用，会影响药物的代谢动力学过程，导致血药浓度发生改变，不良反应的发生率亦随之增高。据报道 5 种药物并用的发生率为 4.2%，6～10 种为 7.4%，11～15 种为 24.2%，16～20 种为 40%，21 种以上达 45%。

（二）机体因素

1. 年龄　老年人、少年、儿童对药物反应与成人不同。老年人的肝肾功能均下降，药物血浆半衰期与成人相比有所延长，长期用药易导致蓄积中毒。如青霉素，成人的半衰期为 0.55 小时，而老年人则为 1 小时。另外，老年人由于血浆蛋白浓度降低，与药物结合能力也降低，游离药物浓度增高，加之靶器官对某些药物的敏感性增加，药效增强，易发生药品不良反应。

儿童尤其是婴幼儿各系统器官功能发育不健全，肝脏的解毒作用和肾脏的排泄作用较低，因而易发生药品不良反应。例如，新生儿使用氯霉素后易导致灰婴综合征。

2. 性别　由于男性、女性体内的酶活性以及激素水平的不同，个别药物的不良反应发生率亦不同。例如，西咪替丁可引起男性乳房发育等。女性尤其还要注意月经期、妊娠期、哺乳期的用药安全问题。

3. 种族　不同的种族发生的不良反应亦不同。例如，日本人大多数是快乙酰代谢化者，使用异烟肼易产生肝损害；而英国人大多数为慢乙酰化代谢者，这些人使用异烟肼易产生周围神经炎。

4. 病理状态　病理状态能影响机体各种功能，进而影响药物在体内的药效学和药动学。肝功能减退的患者一方面产生的血浆蛋白减少，使得游离型药物浓度升高；另一方面肝脏的代谢能力减弱，易引起毒性反应，而某些需要经过肝脏转化以后才能发挥作用的前药则作用减弱。肾功能减退的患者，药物的排泄速度受到影响，使得药物在体内蓄积而诱发不良反应。

5. 个体差异　不同个体体内的药物代谢酶、受体数量等存在差异，导致对同一剂量的相同药物反应不同。如器官移植抗排斥药物环孢素软胶囊，有的肾移植患者服用量比较大，仍会出现慢性排斥反应，有的患者服用量比较小，却能有效地防治慢性排斥反应。

（三）饮食因素与生活习惯

饮食因素或生活习惯可影响到药物的代谢动力学过程。例如，饮酒会增加肝药酶的活性，使药物代谢增加，血药浓度降低；长期大量饮酒导致肝硬化后，药物代谢会减少，血药浓度会增加；某些药物如甲硝唑、呋喃唑酮以及某些具有甲硫四氮唑侧链的头孢菌素类药物，与酒精同服还会引起“双硫仑样反应”。

第二节　药品不良反应因果关系评定依据和评定方法

药品不良反应的发生与可疑药物使用之间有无因果关系，是确定药品不良反应的一个重要环节。

一、药品不良反应因果关系评定依据

1. 时间相关性　开始用药与可疑药品不良反应的出现有无合理的时间先后关系。

2. 文献合理性　可疑药品不良反应是否符合该药品已知的不良反应类型。

3. 撤药结果　停药或减量后，可疑药品不良反应是否消失或减轻。

4. 再次用药结果　再次使用可疑药品后是否再次出现同样的不良反应。

5. 影响因素甄别　判明可疑药品不良反应是否与可疑药物的作用、患者病情的进展或其他治疗措施相关。应详细询问病史，寻找是否存在影响或干扰这种因果关系的其他因素，如环境因素、饮食因素等。

二、药品不良反应因果关系评定方法

目前国际上的药品不良反应因果关系评定方法有很多种，其中以 Karch 和 Lasagna 评定方法及计分推算法最为常用。我国结合国情对 Karch 和 Lasagna 评定方法进行了适当的修订，并参照国际药物检测中心的分级方法，将判定结果分为 6 级：肯定、很可能、可能、可能无关、待评价、无法评价。前三种判定结果可作为药品不良反应的主要判断依据，见表 3－1。

表 3－1　我国药品不良反应判定结果及依据

判定结果	判定依据
肯定	用药时间与反应发生时间顺序合理；停药后反应减轻、好转或停止；再次用药时，反应又出现或加重；有文献资料佐证；排除其他因素影响
很可能	无重复用药史，其他情况同“肯定”项，排除合并用药的影响
可能	用药时间与反应发生时间关系密切；有文献资料佐证；但可疑药物不止一种；原患病因素影响不能排除
可能无关	用药时间与反应发生时间相关性不密切；反应表现与可疑药物已知的不良反应不吻合；原患病因素有影响
待评价	报表填写不完全、待补充后再评价或缺乏文献佐证
无法评价	报表缺项太多、资料无法补充完善、因果关系难以定论

当难以判断药物与不良反应之间的相关性时，可采用 Naranjo 概率量表判断，见表 3－2。该方法是通过对 10 个基本问题的回答进行打分，根据得分判定药物与不良反应之间的相关性，共分为 4 个等级：肯定（总分≥9 分）、很可能（总分为 5～8 分）、

> **考点提示**
>
> 药品不良反应的因果关系评价依据

可能（总分为1～4分）、可疑（总分≤0分）。

表3－2　Naranjo概率量表

问题	是	否	不知道
1. 对本反应是否已有结论性报告？	+1	0	0
2. 本反应是否发生在使用可疑药物之后？	+2	－1	0
3. 停药后或使用相应的拮抗药后，反应是否减轻？	+1	0	0
4. 重新用药后该反应是否又重新出现？	+2	－1	0
5. 是否有其他原因会引起该反应？	－1	+2	0
6. 使用安慰剂后该反应是否出现？	－1	+1	0
7. 血药浓度是否达到中毒浓度？	+1	0	0
8. 不良反应的程度是否会随着剂量的增加和减少而加重或减弱？	+1	0	0
9. 患者既往应用相同或类似的药物是否也有相同或类似的反应？	+1	0	0
10. 该反应是否有客观依据证实？	+1	0	0

第三节　药品不良反应监测和报告

药品上市前虽然经过了一系列的临床试验研究，但由于临床试验具有研究病例数少、时间短、对象较单一等局限性，某些发生率较低或潜伏期较长的药品不良反应只有在药品上市后经过广泛的应用才有可能被发现。因此，药品正式上市后仍需要进行药品不良反应监测和报告。

一、药品不良反应监测

（一）药品不良反应监测的目的和意义

药品不良反应监测是药品质量管理的重要组成部分。建立药品不良反应监测和报告制度，其目的是为了保障人们用药安全，防止药害事件的重演，为评价、整顿、淘汰药品提供依据，为临床用药提供信息。开展此项工作，可以弥补药品上市前研究的不足，为上市后再评价提供服务；有利于及时发现重大药害事件，减少不良反应的危害；有利于促进新药的研制开发和临床合理用药。

（二）药品不良反应监测方法

目前国际上采用的药品不良反应监测方法主要包括：自发呈报系统、处方事件监测、医院集中监测系统、病例对照研究、队列研究和记录联结，见表3－3。

表3－3　常用不良反应监测方法及其特点

监测方法	优点	缺点
自发呈报系统	无时间、空间局限性；监测范围广、参与人员多；最经济、是主要信息源	随意性高、易导致偏差、易漏报、无法计算发生率
处方事件监测	非干预性、真实性高	需要依靠完善的医疗保健体制、可信性依赖于医生的工作
医院集中监测系统	资料详细、数据准确可靠	数据缺乏连续性、代表性较差
病例对照研究	样本需要量少、耗时短、适合罕见及长潜伏期不良反应研究	不能计算不良反应发生率和相对危险度

续表

监测方法	优点	缺点
队列研究	能计算不良反应发生率和相对危险度	样本量大、耗时长、费用高
记录联结	效率高、缩短研究周期	需要多部门协调、前提需要有大样本数据库

二、药品不良反应报告

药品不良反应报告的内容和统计资料是加强药品监督管理、指导合理用药的依据。

（一）报告的主体

药品上市许可持有人、药品生产企业、药品经营企业和医疗机构获知或者发现可能与用药有关的不良反应，应当通过国家药品不良反应监测系统报告；不具备在线报告条件的，应当通过填写“药品不良反应/事件报告表”纸质报表，报所在地药品不良反应监测机构，由所在地药品不良反应监测机构代为在线报告。报告内容应当真实、完整、准确。药品上市许可持有人、药品生产企业、药品经营企业和医疗机构应当建立并保存药品不良反应报告和监测档案，并配合药品监督管理部门、卫生行政部门和药品不良反应监测机构对药品不良反应或者群体不良事件的调查，并提供调查所需的资料。

个人发现新的或者严重的药品不良反应，可以向经治医师报告，也可以向药品生产、经营企业或者当地的药品不良反应监测机构报告，必要时提供相关的病历资料。

（二）报告的范围

我国药品不良反应报告原则为“可疑即报”。新药监测期内的国产药品应当报告该药品的所有不良反应；其他国产药品，报告新的和严重的不良反应。进口药品自首次获准进口之日起5年内，报告该进口药品所有不良反应；满5年的，报告新的和严重的不良反应。

> **考点提示**
>
> 药品不良反应报告范围

第四节　药品不良反应的防治

随着社会公众对生命健康问题的日益重视，药品不良反应带来的危害也引起社会的广泛关注。药品不良反应的防治需要国家、社会和个人的共同努力才能实现。

一、新药上市前严格审查

为规范药品注册行为，保证药品的安全、有效和质量可控，2020年国家市场监督管理总局颁布了《药品注册管理办法》。该办法落实药品全生命周期管理的要求，强化药品研制、注册和上市后监管。增加对药物非临床研究机构、药物临床试验机构的监管以及药品安全信用档案的相关要求。注重注册与生产许可有机衔接，落实药品生产质量管理规范要求，明晰检查程序和检查结果的后续处理措施。

二、新药上市后追踪观察

药品上市后管理是不断提高药品质量、保障药品安全的重要环节，加强上市后药品的监管，特别是对高风险产品的监管，有利于督促企业落实质量安全主体责任，严厉打击违法违规行为。2019年新修订的《中华人民共和国药品管理法》中新增第七章“药品上市后管理”，对药品上市后管理提出明确要求。规定建立年度报告制度，药品上市许可持有人每年将药品生产销售、上市后研究、风险管理等情况按照规定向药品监督管理部门报告。同时药品上市持有人应当主动开展药品上市后研究，对药品安全性、有效性和质量可控性进行进一步确证，对已识别风险的药品及时采取风险控制措施。对用药者造成损害的，依法承担赔偿责任。

三、合理使用药品

首先临床医生应不断加强对药品不良反应知识的学习，在制定治疗方案前，详细了解所用药品的用法、用量、适应证和禁忌证，并根据患者的病史和用药史，制定个体化的给药方案。用药时注意给药剂量和给药途径的选择，避免不必要的联合用药，用药中还应当密切观察患者的用药后反应，必要时做治疗药物监测。还应当增强对医护人员和药师的专业技能培训，减少在开具处方、调配处方、发药和用药过程中的用药错误、事故的发生。

四、及时处理药品不良反应

一旦发现药品不良反应，必须迅速采取有效措施，积极进行治疗。

1. 停用可疑药物 在治疗过程中，一旦怀疑出现的不良反应是由药物所引起的，若治疗允许，可首先停用可疑药物，这样即可以减少药物对机体的损害，又可以帮助识别药物的不良反应。若治疗不允许停药，可采用减量或更换药物的方法。

2. 采取有效的救治措施 有些药品不良反应在停药后不需要特殊处理，随着药物在体内的消除，症状可逐步缓解。但某些严重的不良反应应及时进行对症治疗，或采用特异性拮抗剂，以减轻不良反应造成的危害。例如，采取洗胃、催吐等方法减少药物的吸收，改变体液 pH 加速药物排泄等。

第五节 药源性疾病

近年来，药源性疾病（drug - induced diseases，DID）的发生率有明显增高的趋势。因此，提高对药源性疾病的认识，防止和减轻药源性疾病对人们的危害，对提高人们的健康水平有重要的意义。

药源性疾病是指在预防、诊断、治疗疾病或调节生理功能过程中，因药物原因导致的机体组织或器官发生功能性或器质性损害，而出现一系列临床症状和体征的疾病，是医源性疾病的重要组成部分，是药品不良反应在一定条件下产生的较为严重的后果。

一、药源性疾病的诱发因素

（一）药物因素

药物是引发药源性疾病的根本原因。一方面是药物制剂有关的因素，比如药物主要成分及其分解产物，制剂中的溶剂、稳定剂、色素、赋形剂等因素。另一方面是药物间的相互作用、剂量过大等均可能引起药源性疾病。

（二）机体因素

患者的年龄、性别、体质及遗传基因、生活习惯、疾病状态等都与药源性疾病息息相关。

（三）不合理用药

一方面是医生难以全面掌握药物的相关信息，选药不当或用法不当，药师或护士在调配、使用药物过程中，忽视药物的注意事项、禁忌证等因素。另一方面是患者依从性差，不遵循医嘱用药，或盲目相信其他信息，自己滥用、乱用药物，这些因素都有可能引起药源性疾病。

二、常见药源性疾病

（一）药源性胃肠道疾病

非甾体类抗炎药、呋塞米、依他尼酸、利血平、吡喹酮、维生素 D 等易导致消化道溃疡及出血；硫酸亚铁、抗酸药、丙戊酸钠、氨茶碱、抗肿瘤药等易导致恶心、呕吐；M 受体阻断药、抗精神病药等易导致肠蠕动减慢甚至肠麻痹。

（二）药源性肝脏疾病

药源性肝脏疾病是最主要的药源性疾病之一，也是药品审批失败、增加药物警示或撤市的主要原因。大多数情况下具有不可预测性，且大多有一定的潜伏期。引起药源性肝脏疾病的药物主要有唑类抗真菌药、抗结核药、非甾体类解热镇痛药（对乙酰氨基酚、双氯芬酸等）、沙坦类抗高血压药以及抗癫痫药等。

（三）药源性肾脏疾病

引起药源性肾脏疾病的药物主要包括以下几类。

1. 氨基糖苷类 此类药物主要以原型经肾脏排泄，肾毒性大小顺序为：新霉素 > 阿米卡星 > 庆大霉素 > 妥布霉素 > 奈替米星 > 链霉素。早期肾损伤时，尿量无明显变化，主要表现为血肌酐水平升高。

2. 阿昔洛韦 高浓度快速滴注或失水患者大剂量口服时，由于阿昔洛韦水溶性较差而析出结晶，阻塞肾小管、肾小球，造成肾衰竭。肾功能不全患者或婴幼儿使用时，应注意减少药量。

3. 非甾体类抗炎药 主要指布洛芬、吲哚美辛、羟基保泰松和阿司匹林等，这些药物可抑制肾脏部位的环氧酶，减少前列腺素的合成，使肾小球滤过率下降，引起急性肾衰竭。

4. 血管收缩药 去甲肾上腺素以及肾上腺素等能收缩血管，使得肾血管痉挛而导致急性肾衰竭、少尿或无尿。

5. 顺铂 本药主要在近端小管被浓缩，其引起的肾损害具有剂量依赖性，一般是可逆的。

6. 含有马兜铃酸的中药 如关木通、马兜铃、细辛等，其肾损害的主要特点是肾间质纤维化，表现为急、慢性肾衰竭，以慢性肾衰竭最为常见。

（四）药源性血液疾病

1. 再生障碍性贫血 可引起再生障碍性贫血的药物主要有氯霉素、环磷酰胺、丙硫氧嘧啶、卡比马唑等。

2. 溶血性贫血 可引起溶血性贫血的药物主要有苯妥英钠、氯丙嗪、甲基多巴、奎尼丁、甲苯磺丁脲、维生素 K、异烟肼、利福平、氯喹、伯氨喹等。

3. 血小板减少症 可引起血小板减少症的药物主要有阿糖胞苷、环磷酰胺、白消安、甲氨蝶呤、巯嘌呤等。

4. 粒细胞减少症 可引起粒细胞减少症的药物主要有氯霉素、磺胺类、吲哚美辛、异烟肼、丙硫氧嘧啶等。

5. 血小板减少性紫癜 可引起血小板减少性紫癜的药物主要有利福平、阿苯达唑等。

（五）药源性神经系统疾病

1. 锥体外系反应　可引起锥体外系反应的药物主要有氯丙嗪及其衍生物、氟哌啶醇、五氟利多、利血平、甲基多巴、甲氧氯普胺等。

2. 癫痫　可引起癫痫的药物主要有中枢兴奋药（哌甲酯、茶碱、咖啡因、苯丙胺、可卡因、麻黄碱等）、抗精神病药、抗心律失常药（利多卡因、美西律）、抗疟药（氯喹、乙胺嘧啶）、抗菌药（异烟肼、两性霉素B）等。

3. 听觉障碍　氨基糖苷类、奎宁、氯喹、呋塞米、依他尼酸等易引起听觉障碍。

（六）药源性高血压

非甾体类抗炎药、盐皮质激素、甘草酸、部分抗肿瘤药物、部分收缩血管的药物、重组人红细胞生成素等可引起高血压。

> **考点提示**
> 常见药源性疾病的临床表现

三、药源性疾病的诊断与治疗

药源性疾病一旦发生，需要准确诊断及时处理，以保证患者的生命安全。

（一）药源性疾病的诊断方法

1. 追溯用药史　追溯患者的用药史，判断药物是否是致病因子，是明确诊断的关键。应当注意查询是否用过中药，不可遗漏。

2. 确定用药时间、用药剂量与临床症状发生的关系　药源性疾病常发生于用药之后，因此用药时间与发病时间的关系对于药源性的诊断有重要意义。

3. 询问药物过敏史和家族史　详细询问患者的药物过敏史和家族史，排除药物以外的因素。

4. 致病药物的确定　应根据用药顺序确定最可疑的致病药物，条件允许的情况下，可以有选择性地停用最可疑的药物或引起相互作用的药物。根据停药后症状变化确定致病药物。绝大多数药源性疾病在停止给药后，可使病情好转或完全痊愈。

5. 必要的实验室检查　实验室检查是辅助诊断的重要依据，如氯丙嗪引起的肝细胞胆管型肝病血清转氨酶值升高不明显，但碱性磷酸酶值明显上升，胆固醇同时增高。

6. 流行病学调查　流行病学调查可作为药源性疾病的辅助诊断。

（二）药源性疾病的治疗

1. 及时停用，排除致病药物　停用全部药物，观察症状，再逐步启用最不引起怀疑的药物。停用可疑药物后，观察症状是否改善，再决定是否继续停药。采用输液、利尿、导泻、洗胃、催吐或透析的方法加快体内残留致病药物的排出。

2. 对症治疗　根据致病药物的作用特点，选择相应的拮抗剂进行治疗。根据药源性疾病的表现，选择合适的药物或方法对症治疗。

3. 调整治疗方案　选择正确的用药途径和用药方法；严格掌握适应证，合理选用药物，严格控制药物的用法用量；严格控制禁忌证，注意妊娠期妇女、老年人和儿童用药的特殊性，有药物过敏史的患者慎用，并注意交叉过敏反应；肝肾功能不全患者，在使用药物过程中，应相应调整剂量；注意药物的配伍禁忌和药物间的相互作用，控制药品的品种数量。

拓展阅读

加强用药安全管理　提升合理用药水平

医疗机构要健全并落实用药安全相关制度，提高医生、护士、药师等相关人员防范用药错误的意识和能力，实施处方开具、调配、给药、用药的全流程管理。在药品调配交接以及发放使用时，医务人员要互相提醒，向患者做好用药教育，注意防范误选误用。通过血药浓度监测、基因检测等，识别用药风险，制定个体化用药方案，优化药物品种选择，精准确定用药剂量。

医疗机构要按照规定做好药品不良反应的监测报告，主动收集药品不良反应，按照“可疑即报”的原则，及时向有关部门报告相应信息，提高报告的数量和质量。医疗机构要认真统计分析药品不良反应报告和监测资料，提出针对性改进目标，采取有效措施减少和防止药品不良反应的重复发生。还要密切关注药品不良反应监测信息，通过收集分析数据以评估药品安全性。将分析评估情况及时反馈至临床，充分发挥警示提醒作用，形成不良反应报告源于临床、服务于临床的良性循环。

通过这些严格的用药安全管理措施，我们可以看到国家对人民健康的高度责任感和对医疗质量的严格要求。我们每一位医疗工作者都应该自觉遵守药品管理的相关规定，通过科学合理的用药，确保治疗效果，守护人民健康。这种责任意识和法规遵循是我们共同努力的方向，也是我们作为未来药学工作者职业道德的体现。

实训三　药品不良反应/事件的模拟填报

实训提示

【实训目的】

1. 掌握药品不良反应判定的依据。
2. 学会判断药品不良反应类型以及填写药品不良反应/事件记录表。
3. 培养关爱患者的药学服务职业道德。

【实训内容】

根据所提供的临床案例，分组进行分析讨论并模拟填报药品不良反应报告表（附表1、附表2）。也可根据实际需要开展药品不良反应调查。

案例1：患者，女，88岁，因“心慌、胸闷、头晕、呕吐10天”就诊。入院诊断为：胆管结石伴胆管炎。无药物过敏史。医嘱给予注射用头孢哌酮钠他唑巴坦钠2g q. 12h. i. v. gtt. 。输注半小时后，患者突发全身皮肤瘙痒、皮疹、胸闷、晕厥、乏力、大汗等不适，立即给予吸氧、心电监护，停止抗菌药物输注，心电监护提示：心率每分钟96次，血压80/50mmHg，血氧饱和度90%，考虑过敏性休克可能性大。

案例2：患者，男，52岁，因“类风湿关节炎”，口服雷公藤片3次/日，每次2片，用药35天后，患者出现小便色黄，皮肤瘙痒，全身皮肤进行性黄染，遂入院治疗。实验室检查：尿常规：尿胆原+、胆红素+++；肝功能：谷草转氨酶581U/L、谷丙转氨酶353U/L、谷氨酰转肽酶942U/L、总胆红素267. 3μmol/L、直接胆红素161μmol/L、间接胆红素106. 3μmol/L，甲乙丙丁戊型肝炎病毒学标志均呈阴性。肝穿病理检查提示胆汁瘀积型肝炎。入院后给予保肝、解毒及降酶药物治疗50天后，肝功能恢复正常出院。

【实训步骤】

1. 根据所学知识进行分析、讨论、判断。
2. 填写药品不良反应/事件记录表。

【实训考核】

考核项目	考核内容	分值	得分
实训准备（5分）	着装： 学生着工作服，仪表规范得体（1分） 女生不得披头发，男女生不得穿拖鞋（1分）	2	
	报告班级、姓名、操作项目	1	
	举止得体，语言清晰	2	
实训操作（75分）	报告类型判断正确	5	
	患者基本信息填写完整	10	
	药品相关信息填写完整	20	
	不良反应/事件过程描述及处理情况填写清楚	30	
	关联性评价正确	10	
实训报告（20分）	实训结果记录字迹工整，项目齐全，并能针对实训思考题目认真进行分析讨论	20	
合计		100	

【实训思考】

1. 药品不良反应/事件的概念、监测的意义是什么？
2. 简述我国药品不良反应/事件报告制度。

简答题

1. 药品不良反应评定依据、评定方法有哪些？
2. 简述常见的药源性疾病有哪些。

（高艳丽　许丽娜）

书网融合……

扫一扫，拐一拐　　微课　　习题

第四章　特殊人群用药

PPT

学习目标

知识目标：

1. 掌握　妊娠期妇女药动学特点、药物对不同阶段胎儿的影响及药物妊娠毒性分级；儿童的药动学特点；老年人用药的药动学和药效学特点；肝、肾功能不全患者用药原则。

2. 熟悉　哺乳期妇女用药注意事项；老年人用药基本原则；驾驶员应慎用的药物。

3. 了解　老年人慎用的药物。

能力目标：

1. 能完整规范地对特殊人群进行全流程用药管理。
2. 具有和患者中的特殊人群进行有效沟通的能力。
3. 培养学生对特殊人群进行防控宣导、用药咨询和教育的能力。

素质目标：树立以人的健康为中心，尊重患者、关爱患者的职业意识。

用药人群中有一部分属于特殊用药人群，包括妊娠期和哺乳期妇女、儿童、老年人及肝肾功能不全患者等。特殊人群在生理、生化功能及代谢方面与普通人群存在较大差异，有着不同的药动学和药效学特征。另外，特殊人群还包括驾驶员、运动员等一些特殊职业的人，这部分人群会因服药导致反应能力异于正常，从而容易出现危险和人身伤害事故。因此，针对特殊用药人群，需要高度重视，应做到有针对性地合理用药，确保用药安全。

案例导入

案例：患者，女，31岁，以发热4天为主诉入院。身高161cm，体重55kg。4天前，患者无明显诱因出现发热，体温最高达40℃，应用退热药物后降至正常，发热无明显规律，伴恶心、呕吐，开始无咳嗽、咳痰、咽痛、流涕等症状，后出现咳嗽、咳痰症状后入院治疗。入院当日患者体温38.0℃，咳嗽、咳痰，无咽痛、吞咽痛，咽部黏膜正常，无扁桃体肿大。查体：双肺叩诊清音，听诊呼吸音清，无胸膜摩擦音。实验室检查结果显示：白细胞（WBC）15.13×10^9/L↑，中性粒细胞比率（NE%）95.5%↑，淋巴细胞比率（LY%）2.2%↓，单核细胞比值（OM%）1.2↓；血沉66mm/h↑，C反应蛋白75.5mg/L↑；纤维蛋白原（FIB）6.99g/L↑；血糖：6.2mmol/L↑；钾3mmol/L↓，钠131mmol/L↓，余无异常。因患者已妊娠8周，无法行胸部X线及CT检查，怀疑为肺部感染，遂按社区获得性肺炎给予“哌拉西林舒巴坦钠3.0g q.12h静脉滴注”抗感染及降糖、电解质平衡、营养支持等对症治疗。入院第3天患者体温即恢复正常，继续治疗2天后患者体温无反复，复查血常规，结果显示血常规各项指标均在正常范围，予以办理出院。

扫一扫，知解析

讨论：请分析该患者的药物治疗方案是否合理。

第一节　妊娠期和哺乳期妇女用药

妊娠期和哺乳期妇女用药涉及母子两代人的安危。胎儿和婴儿对药物敏感性高，更易发生药源性损害，用药风险难以预料。要做到妊娠期妇女的安全用药，需了解妊娠期妇女的药动学特点，慎重选用对胚胎、胎儿、新生儿无损害且对孕妇所患疾病最有效的药物，制定合理的用药方案。同样，药物可能会影响乳汁的分泌，且某些药物可通过乳汁排泄，从而被乳儿吸收。

一、妊娠期妇女药动学特点

妊娠是女性的一个特殊生理阶段，其心血管、消化、内分泌等系统都会出现各种各样的生理变化，导致药物的吸收、分布、代谢及排泄都不同于非妊娠女性。在临床用药时，充分考虑到这一差异非常必要。

1. 吸收　首先，妊娠早期会有恶心、呕吐等早孕反应，临产前胃排空时间显著延长。这些因素都将影响口服药物的吸收，故妊娠早期及临产孕妇不宜经胃肠道给药。其次，妊娠期妇女雌、孕激素分泌增多，使胃酸和胃蛋白酶分泌减少，胃排空延迟，胃肠活动减弱，对于主要经胃肠道吸收的药物而言，吸收速率明显下降，药物达峰时间推后，峰浓度下降。因此，如需药物快速发挥作用，应当采用注射给药的方式。最后，妊娠晚期血流动力学发生改变，可能影响皮下或肌内注射药物的吸收。

2. 分布　妊娠期妇女血浆容积增加约 50%，体重平均增加 10～20kg，体液总量和细胞外液也都有所增加，故妊娠期药物表观分布容积明显增加。妊娠期虽然合成血浆蛋白的速度加快，但因血液容积增加，血浆蛋白浓度反而降低；孕妇体内很多蛋白结合部位被与妊娠有关的激素占据，蛋白结合能力进一步下降，使游离型药物增多。如苯妥英钠、地塞米松、地西泮等，在妊娠 26～29 周时，其游离型药物浓度达高峰。因此，在考虑药物作用时，应兼顾血药浓度及游离型与结合型药物的比例。

3. 代谢　妊娠期肝血流量虽然变化不大，但肝微粒体酶活性有所增加；另外，受妊娠期高雌激素水平的影响，发生胆汁淤积，药物从肝脏消除速度减慢，易产生蓄积中毒。故妊娠期妇女使用具有肝毒性药物时应该格外慎重。

4. 排泄　妊娠期妇女肾血流量增加 25%～50%，肾小球滤过率增加约 50%。因此，药物从妊娠期妇女肾脏排出的量增多，如氨苄西林、庆大霉素等抗菌药物的血药浓度在妊娠期会有所降低。为达到所需的抗菌浓度，需要适当增加给药剂量。但处于妊娠晚期时，由于妊娠期妇女仰卧位时肾血流量减少，使经肾脏排出的药物排泄速度减慢；妊娠高血压的孕妇因其肾功能受影响，药物排泄亦减慢。以上因素都可使药物在体内蓄积。由于妊娠期胆汁淤积，药物从胆汁排出速度减慢，使药物从肝脏清除速度减慢。

> **考点提示**
>
> 妊娠期妇女药动学特点

二、药物在胎盘的转运

胎儿与母体的血液循环是完全分开的，所有物质的交换皆经由绒毛的渗透作用完成。胎盘屏障是胎盘绒毛组织与子宫血窦间的屏障。胎盘是将母血与胎血隔开的屏障，由羊膜、叶状绒毛膜和底蜕膜构成。胎盘功能极为复杂，不仅有代谢和内分泌的功能，还具有生物膜特性，故相当多的药物可通过胎盘屏障进入胎儿体内。在妊娠后期（妊娠 27 周以后），大部分药物皆可通过胎盘到达胎儿体内。

1. 影响药物在胎盘转运的因素　主要包括胎盘因素和药物因素两个方面。

（1）胎盘因素　胎盘的有效膜面积、厚度和血流量都会影响药物的转运。随着胎儿的不断发育，可供母体－胎儿物质交换的有效膜面积迅速增大，胎盘灌流也相应增加。部分疾病会影响胎盘的血流量，从而影响药物经胎盘的转运。如妊娠期妇女患感染性疾病，或合并糖尿病、心脏病、妊娠高血压综合征等时，胎盘就可能发生病理变化，使药物通过胎盘的渗透及转运也发生变化，有时可使正常情况下不易通过胎盘屏障的药物变得容易通过。

（2）药物因素　药物的脂溶性、分子量、解离度、母体与胎儿体液中的 pH 都会影响药物的通透性。脂溶性高的药物易经胎盘扩散到胎儿循环；小分子量药物比大分子量药物的扩散速度更快；解离度小的药物经胎盘渗透较快；胎儿的体液较母体略微偏酸，故弱酸性药物透过胎盘在胎儿体内易被解离，使胎儿血液中的药物浓度比母体高。

2. 不同妊娠时期药物通过胎盘的变化　药物通过胎盘的量在妊娠晚期较早期有所增加。原因包括：①随着妊娠进展，胎儿与母体间的胎盘膜变薄，故渗透性增加。②随着妊娠进展，渗透生物膜面积也逐渐增大，药物通过量增大。③妊娠后期胎盘血流量增加，分布到胎盘的药量也增加。

3. 药物在胎盘的代谢　一般来说，药物在胎盘无需转化即可通过胎盘。但也有些药物需要在胎盘经过代谢后，才能成为容易经胎盘转运的物质。例如，母血中的葡萄糖需要经过胎盘磷氧基化，转变为果糖，才能进入胎儿循环。胎盘有许多有活性的酶系统，具有生物合成及降解药物的功能。因此，有些药物通过胎盘代谢后活性增加，而有些药物则活性减低。例如，氢化可的松、泼尼松等通过胎盘时，会被转化为没有活性的 11 - 酮衍生物，而地塞米松通过胎盘时则不经代谢直接进入胎儿体内。因此，治疗孕妇疾病可用泼尼松，而治疗胎儿疾病时则宜用地塞米松。

三、胎儿药动学特点

胎盘无法完全保护胎儿免受药物的影响，大多数药物可经胎盘进入胎儿体内，且相当多的药物经代谢后可生成有害物质，导致胚胎畸形或死亡。

1. 药物在胎儿体内的吸收　大多数药物经胎盘屏障转运到胎儿体内，部分药物可经羊膜进入羊水。羊水内的蛋白含量仅为母体的 1/20 ~ 1/10，故药物在羊水中以游离型为主。妊娠 12 周后，药物可随羊水被胎儿吞咽进入胃肠道，并被吸收进入胎儿血液循环，其代谢产物由尿中排出，排出的部分代谢产物，又可被重吸收进入胎儿血液循环，形成羊水肠道循环。

2. 胎儿药物分布　妊娠 12 周前，胎儿体液含量较高，而胎体脂肪含量较少，故水溶性药物在细胞外液分布较多，脂溶性药物在脂肪分布与蓄积较少。至妊娠晚期时，胎儿的细胞外液量明显减少，脂肪含量增多，使脂溶性药物在脂肪的分布增加。胎儿的肝、脑等器官所占比例相对较大，血流量较多。因此，药物有 60% ~ 80% 进入肝脏，肝内药物分布较多。胎儿血 - 脑屏障功能尚差，药物易进入中枢神经系统。如巴比妥类药物易在胎儿脑内蓄积。由于胎儿部分静脉血由静脉导管直接经下腔静脉到达右心房，使得直接到达心脏和中枢神经系统的药量增多。这一特点在母体快速静脉给药时应予以足够重视。

3. 胎儿的药物代谢　大多药物的代谢是在肝中进行，胎盘和肾上腺也承担部分药物的代谢任务。由于胎儿肝脏尚未发育成熟，细胞色素 P450 酶系统功能和成人有一定的差异，且缺乏葡萄糖醛酸转移酶，故胎儿肝脏对药物转化功能不完善，易造成某些药物蓄积中毒。

4. 胎儿的药物排泄　妊娠第 11 ~ 14 周的胎儿肾脏虽已有排泄功能，但排泄功能较低。胎儿的肾脏结构在妊娠第 36 周基本发育成熟，但与成人相比仍有很大的差距。肾小球滤过率低，药物及其代谢产物排泄延缓，尤其代谢后形成的极性较大的物质，较难通过胎盘屏障向母体转运，容易在胎儿体内蓄积，造成对胎儿的损害。

四、妊娠期妇女用药的基本原则

（1）必须明确诊断和具有确切的用药指征。

（2）权衡妊娠期妇女所用药物对疾病和对胎儿可能造成的损害之间的利弊。若药物虽有伤害胎儿的可能，但该药物作为治疗危及妊娠期妇女生命疾病必须使用时，应酌情给予，并根据病情随时调整剂量或及时停药，必要时需先终止妊娠再用药。

（3）必须用药时也应尽量选择对妊娠期妇女及胎儿无害或毒性小的药物，且采用恰当的剂量、给药途径及给药间隔时间，最好进行血药浓度监测，以合理调整用药剂量。

（4）尽量避免使用新药或擅自使用偏方、秘方。因无足够证据表明对妊娠期妇女、胎儿及新生儿的影响。

五、妊娠期妇女慎用的药物

（一）药物对胎儿危险性评价

胎儿畸形是遗传因素和环境因素相互作用的结果。相当数量的畸形与妊娠期用药有关，因许多药物或其代谢产物具有致畸作用。

药物对妊娠期不同阶段胎儿的影响

（1）细胞增殖早期　大约为受精后18天左右。此阶段胚胎的所有细胞尚未进行分化，细胞的功能活力相同，对药物无选择性，致畸作用无特异性地影响细胞，其结果为胚胎死亡、流产或存活发育成正常个体。因此，受精后半个月内，药物几乎没有致畸作用。如孕妇在此期间曾短期服用少量药物，不必过分忧虑。

（2）胚胎器官和脏器的分化期　受精后3周至3个月。胎儿心脏、神经系统、呼吸系统、四肢、性腺及外阴相继发育。在此期间，如胚胎受到药物影响可能产生形态或功能上的异常而造成畸形，致畸作用与器官形成顺序有关。妊娠3～5周，中枢神经系统、心脏、肠、骨骼及肌肉等处于分化期，致畸药物在此期可影响上述器官或系统。如沙利度胺可导致胎儿肢体、耳、内脏畸形，雌激素、孕激素、雄激素可导致胎儿性发育异常，叶酸拮抗剂可导致头面部畸形、腭裂等，烷化剂（如氮芥类药物）可引起泌尿生殖系统异常、指趾畸形。

> **考点提示**
>
> 药物对妊娠期不同阶段胎儿的影响、药物妊娠毒性分级

（3）胎儿形成期　妊娠4个月至足月。器官形成过程已经大体完成，牙、中枢神经系统和生殖系统仍在继续分化发育。药物的不良影响主要表现在上述系统器官发育迟缓和功能异常，对其他器官一般无影响。但根据致畸因素的作用强度及持续时间也可影响胎儿的生理功能和发育成长。如妊娠5个月后使用四环素可致婴儿牙齿黄染、牙釉质发育不全，骨生长障碍等；妊娠后期使用抗凝血药华法林或长期服用阿司匹林，可导致胎儿严重出血，甚至死胎；氨基糖苷类药物如庆大霉素，可使胎儿发生先天性耳聋；喹诺酮类抗生素可影响胎儿软骨发育；高效能利尿药可引起死胎、胎儿电解质紊乱、血小板减少等；氯喹可引起视神经损害、智力障碍和惊厥；长期应用氯丙嗪可导致胎儿发生视网膜病变；抗甲状腺药可影响胎儿甲状腺功能，导致先天性甲状腺肿大、甲状腺功能减退、智力发育迟缓、甚至胎儿死亡；妊娠期妇女摄入过量维生素D，导致新生儿钙过高、智力障碍、肾或肺小动脉狭窄及高血压等；分娩前应用氯霉素可引起新生儿循环障碍和灰婴综合征；镇静催眠药、阿片类镇痛药可抑制胎儿的呼吸中枢，引起新生儿呼吸窘迫症，导致窒息死亡。

（二）药物妊娠毒性分级

妊娠期孕妇难免会使用药物。据统计，妊娠期用药的妇女高达80%左右。因此，医生、药师都应当熟练掌握常用药物是否可以在孕期使用以及如何使用。

美国食品药品管理局（Food and Drug Administration，FDA）根据药物对胎儿的危害将妊娠用药分为A、B、C、D、X五个级别，并要求制药企业应在药品说明书上标明等级。A～X级致畸系数递增，有些药物有两个不同的危险度等级，一个是常用剂量等级，另一个是超常剂量等级。现将FDA分类

标准叙述如下。

A 级　在有对照组的早期妊娠妇女中未显示对胎儿有危险，并在中、晚期妊娠中亦无危险的证据，可能对胎儿的伤害极小。

B 级　在动物生殖实验中并未显示对胎儿的危险，但无妊娠期妇女的对照组，或对动物生殖试验显示有不良反应，但在早期妊娠妇女的对照组中并不能肯定其不良反应，并在中、晚期妊娠亦无危险的证据。

C 级　动物实验研究已证实对胎儿有不良反应，如致畸或使胚胎致死等，但在妇女中无对照组或在妇女和动物研究中无可以利用的资料。药物仅在权衡对胎儿的利大于弊时给予。

D 级　对人类胎儿的危险有肯定的证据，但尽管有害，若肯定对妊娠期妇女有利，方可应用，如对生命垂危或疾病严重且无法应用较安全的药物或其他药物无效时。

X 级　在动物实验或人体的研究中已证实可使胎儿异常，或基于人类的经验知其对胎儿有危险，而且该药物对妊娠期妇女的应用，其危险明显大于任何有益之处。该药禁用于已妊娠或将妊娠的妇女。

根据 FDA 分类标准，在临床应用药物中，A 类约占 0.7%、B 类约占 19%、C 类占 66%、D 类与 X 类分别占 7%。应用具有致畸性药物后，胎儿是否一定会发生畸形，还与妊娠期妇女暴露于药物的时间长短、剂量大小和胎龄等有关，也与发生的概率相关。

（三）妊娠期妇女应慎用/禁用的药物

妊娠期妇女应慎用/禁用的药物见表 4-1。

表 4-1　妊娠期妇女应慎用/禁用的药物及原因

慎用/禁用的药物	原因
氨基糖苷类：庆大霉素（C 类）、阿米卡星（D 类）	损害胎儿听神经
氯霉素	灰婴综合征
苯妥英钠（D 类）	可致胎儿面部发育畸形
己烯雌酚（X 类）	女性后代在青春期后宫颈和阴道的腺病及腺癌发生率升高，男性后代生殖道异常和精子异常发生率也增加
华法林（X 类）	可诱发胎儿患出血性疾病
氯磺丙脲（C 类）	造成胎儿畸形与死胎
丙硫氧嘧啶（D 类）	可能影响胎儿的甲状腺功能
氮芥（D 类）	泌尿生殖系统异常
卡托普利（C 类）	可影响胎儿发育，甚至引起胎儿死亡
辛伐他汀（X 类）	胎儿畸形，包括对中枢神经系统和四肢发育的影响
艾司唑仑（X 类）	胎儿致畸及影响中枢神经系统发育

注：A 类、B 类、C 类、D 类、X 类为药物妊娠毒性等级。

需要强调的是，该分类是在药物常用剂量下评价妊娠期妇女用药对胎儿的危害性，药物作用有剂量的差异，当 A 类药大剂量使用时则可能产生 C 类药或 X 类药的危害。这一分类系统，是以药物对妊娠期妇女的治疗获益和对胎儿的潜在危险进行评估，并不反映药物的真正毒性大小。例如，口服避孕药毒副作用小，但标记为 X 类，只是因为妊娠期间没有必要使用该类药物。还有很多药物被分在同类，但其风险却并不相同。例如，异维 A 酸和口服避孕药同在 X 类，异维 A 酸临床试验证明其确会造成新生儿发育障碍，而口服避孕药在临床试验中发现造成胎儿男性化的不良反应发生率仅为 0.3%，其分在 X 类主要由于已妊娠的妇女再服用避孕药已无意义，因此该系统存在分类不清等缺陷。2014 年 12 月 4 日，FDA 发布《妊娠期妇女用药规则》（*Pregnancy*, *Lactation*, *and Reproductive*

Potential：*Labeling for Human Prescription Drug and Biological Products*，PLLR）最终版草案，并于2015年6月30日正式实行。

新规则要求删除所有药物ABCDX风险分类，并规定2001年6月30日以后注册的药物按现行新规则对药品说明书进行修改。新规则主要由3方面内容组成，包括“风险概述”“临床考量”和“支持数据”。①“风险概述”：针对临床试验数据、动物实验数据以及药理学研究进行风险评述。如果药物为全身吸收，一定要将正常人群（无药物暴露）的主要致畸和流产风险单独阐述，作为风险评述的参照基础，如果药物对妊娠期妇女及胎儿造成影响亦须列出。依据临床数据的风险评述，需要定量地针对患病妊娠期妇女的不良反应进行比对，如没有患病妊娠期妇女的相关信息，则需要针对普通妊娠期妇女（无药物暴露）作为参照进行风险评述。依据动物实验数据，需要总结相关实验数据并描述可能针对人体的相应风险，如非临床发育毒理实验未达标或无动物实验数据，亦须说明。若存在不良反应的药理学研究，需阐述其作用机制及相应不良反应。②“临床考量”：不仅针对妊娠期妇女和胎儿的用药风险和不良反应进行阐述，还将每部分进行细化和规范，药物暴露剂量、暴露时间点和暴露持续时间的影响必须进行阐述。③“支持数据”：包括临床试验数据和动物实验数据，该部分是“风险概述”和“临床考量”的基础。临床实验数据将阴性结果和阳性结果均纳入考量范围，同时对定性和定量数据分别进行阐述，甚至数据的限制因素也需进行描述，如数据的偏倚和偏向。若需要更进一步地阐述非临床发育毒性实验可以参照FDA的相关文件：生殖与发育毒性研究——从研究结果到鉴别考量。

六、哺乳期妇女用药

大部分药物能通过乳汁排出，但排出量多数较低，每天排出量小于乳儿治疗量，一般不至于对乳儿产生不良影响。但有些药物从乳汁排出量较高，应考虑对乳儿的危害，避免滥用。

（一）药物的乳汁转运

乳儿的母乳喂养已成为WHO大力推荐宣传的一种喂养方式。因母乳喂养有利于乳儿的生长发育，并可增进母儿感情。但哺乳期妇女授乳期无论应用何种药物，都将或多或少地分布至乳汁中。药物从母体血液到乳汁，必须通过血-乳屏障，转运效率受母体血药浓度、药物分子量大小、解离度、脂溶性及血浆蛋白结合率等因素影响。

（二）药物对泌乳的影响

1. 雌激素类药物　小剂量己烯雌酚能刺激乳腺导管及腺泡的生长发育并通过刺激垂体前叶合成和释放催乳素，间接促进乳腺分泌，但大剂量能抑制催乳素的分泌，使乳汁分泌减少。雌二醇是主要由卵巢成熟滤泡分泌的天然雌激素，能促进乳腺的发育，但较大剂量可干扰催乳素对乳腺的作用，减少乳汁分泌而起到退乳作用。氯米芬等抗雌激素药，亦具有抑制乳汁分泌的作用。

2. 类固醇避孕药　全球约有1.2亿妇女在使用由雌激素与孕激素配伍组成的类固醇激素避孕药。其中，最为常用的是短效口服复方类固醇避孕药。这类药物的不良反应包括使哺乳期妇女乳房胀痛，乳汁分泌减少。因此，建议这类药物至少在分娩半年后才开始服用。

3. 多巴胺及其受体激动药　多巴胺可直接作用于垂体抑制催乳素分泌。溴隐亭是多巴胺受体激动药，亦是催乳素抑制药，可抑制生理性泌乳。甲麦角林作用类似于溴隐亭，除激动多巴胺受体外，还有抗催乳素的作用，从而抑制乳汁分泌。

（三）乳汁中的药物对乳儿的影响

1. 抗菌药物　大多数抗菌药物都会通过乳汁排泄，但进入乳儿体内的量很小，不会对乳儿产生严重危害。但某些不良反应较为严重的药物在使用过程中仍需格外注意。例如，喹诺酮类对乳儿骨关节有潜在危害，不宜应用；磺胺类抗菌药在乳汁中的浓度与血浆中一致，在新生儿体内与胆红素竞争血浆蛋白，可致游离胆红素增高，尤其对患有黄疸的新生儿，可使其发生核黄疸；氯霉素在乳汁中的浓度为血清中的1/2，有明显骨髓抑制作用，可引起灰婴综合征，故哺乳期妇女禁用。

2. 激素类药物 口服避孕药含有雌/孕激素，能分泌至乳汁中，进而降低乳汁中吡哆醇含量，使乳儿出现易激惹、尖叫、惊厥等神经系统症状。故哺乳期妇女不宜服用口服避孕药。

3. 抗甲状腺药 哺乳期妇女禁用同位素^{131}I和^{125}I治疗，因放射性同位素在乳汁中仍具有放射活性，尤其对于肝肾功能尚不健全的新生儿。

4. 抗高血压药 卡托普利含巯基，对乳儿骨髓有抑制作用；依那普利对乳儿肾脏有影响，应避免应用。

5. 降糖类药 格列喹酮等能分泌至乳汁中，引起或加重新生儿黄疸，哺乳期妇女不宜应用。

6. 抗肿瘤药 哺乳期妇女若患有癌症，应该停止哺乳，否则抗肿瘤药可随乳汁进入乳儿体内，引起骨髓抑制。

（四）哺乳期妇女用药的基本原则

（1）尽可能地减少药物对子代的影响。

（2）哺乳期妇女可服用较安全的药物，并应在药物的一个血浆半衰期后再哺乳。

（3）对因乳母大剂量、长时间用药可能对婴儿造成不良影响的，应及时监测婴儿血药浓度。

（4）若乳母所用药物对婴儿影响较大，应立刻停止哺乳，施行人工喂养。

（五）哺乳期妇女慎用/禁用的药物

哺乳期妇女应慎用/禁用的药物见表4－2。

表4－2　哺乳期妇女应慎用/禁用的药物

药物种类	药物
抗感染药物	链霉素、氯霉素、林可霉素、多西环素、米诺环素、诺氟沙星、洛美沙星、磺胺嘧啶、利巴韦林、特比萘芬、阿苯达唑、替硝唑、乙胺嘧啶
神经系统用药	左旋多巴、金刚烷胺、苯巴比妥、卡马西平、三唑仑、阿司匹林、可待因、对乙酰氨基酚、尼美舒利、吗啡
循环系统用药	地尔硫䓬、比索洛尔、阿托伐他汀、洛伐他汀、非诺贝特、阿西莫司、福辛普利、卡维地洛、厄贝沙坦
呼吸系统用药	厄多司坦、喷托维林、右美沙芬
消化系统用药	埃索美拉唑、泮托拉唑、雷贝拉唑、米索前列醇、匹维溴铵、西沙比利、地芬诺酯、奥利司他、柳氮磺吡啶
泌尿系统用药	醋甲唑胺、乙酰唑胺、黄酮哌酯
激素有关药物	曲安奈德、雌二醇、己烯雌酚、米非司酮、格列本脲、甲苯磺丁脲、二甲双胍、瑞格列奈、降钙素、碘化钾
抗变态反应药物及免疫调节药	苯海拉明、曲普利啶、环孢素、他克莫司、硫唑嘌呤、雷公藤多苷、来氟米特

第二节　儿童用药

儿童正处于生长发育时期，其组织器官的生理功能尚不完善。因此，儿童（尤其是新生儿）对药物的反应有别于成人，其药动学、药效学具有明显特点，需充分掌握这些特点，熟悉儿童用药的注意事项，才能正确合理用药，保证用药安全、有效。

一、儿童的生理特点及其对药动学和药效学的影响

儿童时期是处于不断生长发育的阶段，各大组织器官的功能日趋成熟。胎儿从母体娩出后，为适应外界生存环境，生理功能需要进行有利于个体生存的重大调整，会在解剖生理上发生一系列重要变化。经过1个月左右时间，功能逐渐趋于稳定和完善。婴儿期消化吸收功能仍不完善，易发生消化与营养紊乱，在用药过程中，要充分考虑患儿的特点，合理选择药物及给药途径。儿童期末期，由于内分泌的改变使生长发育特别快，第二性征开始出现，进入青春发育早期，开始向成人期过渡，此期的儿童生长发育仍然有别于成人，用药仍需注意。

（一）小儿用药的药动学特点

1. 药物的吸收 年龄较小的儿童经口给药时，因吞咽能力差或对服药具有一定的抗拒心理而产生哭闹，易造成呛咳或气管堵塞。因此，宜采用液体制剂代替固体制剂；同时，儿童胃容量小，胃内酸度低于成人（2~3岁慢慢接近成人），胃排空慢，肠蠕动不规则，胆汁分泌功能不完全，这些因素使得主要在胃内吸收的药物吸收较为完全，而主要在十二指肠吸收的药物吸收减少。相较于成人，弱酸性药物吸收减少，弱碱性药物吸收增加。

2. 药物的分布 婴幼儿脂肪含量低于成人，脂溶性药物不能充分与之结合，血浆中游离药物浓度较成人高，容易发生中毒。婴幼儿体液及细胞外液容量大，如阿莫西林等水溶性药物在细胞外液被稀释，血浆中游离药物浓度较成人低，而细胞内液浓度较高。随着年龄的增长，脂肪含量逐渐增加，脂溶性药物的分布容积逐渐增大，水溶性药物的分布容积则逐渐减小。婴幼儿血浆白蛋白与药物的结合力低于成人，药物在血中的游离浓度增高，较多药物分布于组织之中，极易引起中毒，如苯巴比妥。儿童期血-脑屏障功能不完善，多种药物均能通过，有可能引发中枢不良反应。

3. 药物的代谢 新生儿药物代谢酶系统尚不成熟，特别是新生儿早期，药物代谢酶的活性较低，使某些药物代谢变慢，血浆半衰期变长。葡萄糖醛酸转移酶的活性在新生儿体内很低，特别是新生儿早期，其活性单位按体重计算只有成人的1%~2%，使大多数需要与葡萄糖醛酸转移酶结合的药物在新生儿体内代谢减慢，效应增强，容易蓄积中毒。如新生儿应用氯霉素后，易发生灰婴综合征。出生8周后，儿童肝药酶系统活性才达正常成人水平，而儿童肝血流量相对成人高，肝药酶易受诱导而活性增加，对某些药物（如保泰松）的代谢超过成人。影响儿童药物代谢的因素较多，应多方面考虑，综合分析。

> **考点提示**
>
> 儿童用药药动学特点

4. 药物的排泄 新生儿肾血流量少，肾小球滤过率低，排泄缓慢。因此，对所有经肾排泄的药物或活性代谢物的消除速度减慢。如青霉素G、氯霉素、氨基糖苷类、地高辛、呋塞米等药物，在新生儿体内半衰期显著延长，用药量宜少，间隔时间也应适当延长。婴幼儿期肾血流量、肾小球滤过率迅速增加，出生后6~12个月可达到成人同样的水平，肾小管的排泄功能亦于出生后7~12个月接近成人水平，在随后的儿童期，肾功能超过成年人，若不注意，容易导致给药剂量偏低。

（二）儿童用药的药效学特点

1. 中枢神经系统药物 儿童期由于血-脑屏障尚未发育完全，通透性较强，导致某些药物容易透过血-脑屏障，这对于治疗儿童颅内疾病有一定好处。但同时如果药品选择及使用不当则易引起神经系统不良反应。吗啡、哌替啶等药物易引起婴幼儿呼吸抑制，应禁用于婴幼儿。婴幼儿对镇静催眠药的耐受性较大，使用镇静催眠药可缓解患儿烦躁不安、惊厥等中枢兴奋的症状，不过婴幼儿对药物

的敏感性可随年龄增长而增强，故使用剂量应根据年龄适当调整。氨茶碱虽非中枢兴奋药，但儿童应用后可出现中枢兴奋反应，故使用时应谨慎。

2. 呼吸系统药物 低龄儿童的气道较狭窄，呼吸道发生炎症时黏膜肿胀，渗出物增多，又因尚不会咳痰，往往易发生气道阻塞性呼吸困难，治疗时应以消炎祛痰为主，不宜使用可待因等中枢性镇咳药，以防加重气道阻塞和呼吸困难。

3. 消化系统药物 儿童腹泻时，不宜过早使用止泻药，以免使肠毒素吸收加快而加重全身中毒。宜口服补液防止脱水和电解质紊乱，亦可使用调整肠道菌群的微生态制剂。若发生便秘，不宜使用导泻药，尤其是剧烈泻药，应以调整饮食为主，以免腹泻不止导致脱水发生。

4. 抗菌药物 儿童易患细菌感染性疾病，抗菌药物的使用是必需的，但应防止不合理使用，否则将造成严重不良后果。如长期应用强效抗菌药，易引起肠道菌群失调、耐药菌的产生、真菌的二重感染等；喹诺酮类药物可能影响软骨发育，18 岁以下儿童应禁用；四环素类能与钙结合沉积于骨与牙齿中，影响骨骼发育、牙齿染黄，并能使颅内压升高、智力下降，故 7 岁以下儿童禁用；氯霉素易致造血功能抑制，应用患儿应勤查血象，发现白细胞下降应停用；链霉素、庆大霉素、卡那霉素等氨基糖苷类抗生素可引起永久性耳聋和急性肾衰竭，6 岁以下儿童禁用。使用抗菌药物时应密切关注不良反应，严格按适应证选药，通常仅需使用一种抗菌药进行治疗，重症感染可联合用药。

5. 解热镇痛药物 儿童急性感染时多伴有发热，高热易导致惊厥。过去常用的解热镇痛药是阿司匹林，但易引发瑞夷综合征，故 15 岁以下儿童禁用。安乃近滴鼻虽方便有效，但可致再生障碍性贫血和暴发性紫癜。对乙酰氨基酚被推荐为儿科的首选解热药，降温效果不佳时可选用布洛芬。

6. 激素 肾上腺皮质激素在儿科的应用较为广泛。单独应用于过敏性疾病及哮喘发作的治疗，常与抗菌药物联合用于急性重症感染。一般采用短疗程冲击疗法，白血病、肾病综合征等的用药疗程需数周至数月。长期应用可抑制骨骼生长（影响体格发育和引起骨质疏松）、影响水盐等物质代谢、升高血压、发生库欣综合征及降低免疫力等不良反应，故应严密观察和避免长期用药。儿童不宜长期使用雄性激素，因可致骨骼闭合过早，影响生长发育，甚至可使男童性早熟，女童男性化，切勿滥用。

二、儿童用药的基本原则

1. 明确诊断，严格掌握适应证 治疗之前应尽可能明确诊断，选择疗效确切、不良反应较小的药物，尽可能少用或不用对中枢神经系统、肝肾功能有损害的药物。新生儿用药必须谨慎小心，严格遵守药物的适应证，避免使用禁用药品。详细了解药物在新生儿体内的代谢特点、合并用药时可能发生的药物相互作用，并结合病情轻重缓急制定合理的给药方案。

2. 明确用药目的，监察用药过程 应熟悉用药目的、可能引起的不良反应和病情改善的客观评价指标与方法，特别需要密切观察新生儿用药后的反应，发现问题及时处理或调整给药方案，避免或减少药品不良反应的发生。

3. 根据儿童用药特点选择适宜的给药方案 根据儿童年龄、疾病及病情严重程度选择适当的给药途径、剂型及用药次数，以保证药效和尽量减少对患儿的不良影响。针对儿童，不同给药方式的注意事项分述如下：①口服给药是最方便、最安全、最经济的给药途径，但影响因素较多，剂量不如注射给药准确，特别是吞咽能力差的婴幼儿受到一定限制。幼儿用糖浆、水剂、冲剂等较合适，年长儿可用片剂或丸剂，服药时要注意避免牛奶、果汁等食物的影响。婴儿喂药时最好将其抱起或头略抬高，以免呛咳时将药吐出。可根据病情需要采用鼻饲给药。②注射给药比口服给药奏效快，但对儿童刺激大。肌内注射时药物的吸收与局部血流量有关，要充分注意注射部位的吸收状况，避免局部结块、坏死。临床上多选择臀大肌外上方，但注射次数过多可能造成臀部肌肉损害，需加以注意。静脉注射常在病情危重抢救时用，平时多采用静脉滴注。静脉滴注可给予较大容量的药物，应根据患儿年龄大小、病情严重程度控制给药量和给药速度。在治疗时间较长时，提倡使用序贯疗法，及时改用口服剂型，以提高疗效和减少药品不良反应。③儿童皮肤吸收较好，透皮给药方便且痛苦小。药物剂型多为软膏，也可用水剂、混悬剂等。用药时注意防止儿童用手抓摸药物，误入眼、口而引起意外，不宜使用刺激性较大的品种。④直肠给药时，药物从直肠下部吸收，不经过肝脏直接进入体循环，所用剂型有栓剂和灌肠剂。临床应用较多的有退热药物制成的小儿退热栓剂。因药液在肠腔不易保留，灌肠法在儿童应用较少。

4. 根据儿童的不同阶段严格掌握用药剂量　儿童期组织器官逐步成熟，功能逐步完善，用药剂量应根据儿童的年龄、体重等进行调整，特别是新生儿、婴幼儿用药，应严格掌握剂量。

5. 用药谨遵医嘱　儿童用药一定要遵医嘱，提醒家长不宜随意加减剂量，变换给药方式，否则容易引起严重的不良反应。

三、儿童慎用的药物

儿童处在生长发育时期，神经系统、内分泌系统及许多脏器发育尚未完善，所以儿童用药一定要在医生、药师的指导下服药，特别是应注意下面一些药物的使用。儿童禁用/慎用的药物及原因见表4－3。

表4－3　儿童禁用/慎用的药物及原因

药品名称	禁用或慎用原因
氨基糖苷类：庆大霉素、阿米卡星、链霉素、卡那霉素、大观霉素、新霉素等	慎用：儿童肾脏功能没有发育成熟，并且导致药物半衰期延长，所以在使用氨基糖苷类药物时应该慎重 使用过量会导致听力下降，严重者可使听神经发生变性和萎缩，从而导致不可逆性的耳聋、耳鸣 与呋塞米合用，增加耳毒性和肾毒性；不宜与一代头孢合用，可致肾功能衰竭；与抗组胺合用，掩盖耳毒性
大环内酯类：红霉素	2个月以内尽可避免使用，2个月以上慎用或在医生密切监护下使用。可导致婴儿肥厚性幽门狭窄，用药时应监测有无胆汁的呕吐及喂食后的刺激反应 本类药物有肝毒性，严重者导致儿童肝脏损伤、肝功能衰竭、药物性肝炎，甚至死亡
林可霉素	1月龄以下的新生儿禁用，包括滴眼液和滴耳液
喹诺酮类：诺氟沙星、氧氟沙星、环丙沙星等	18岁以下患儿禁用。可导致软骨发育障碍，影响儿童生长发育
四环素类：四环素、土霉素、多西环素、米诺环素等	8岁以下儿童禁用。引起呕吐、腹泻、牙釉质发育不全及黄染，并有终身不褪的可能，骨骼生长迟缓，婴儿还会产生脑水肿
磺胺类：复方新诺明（SMZ－TMP）	2个月以下婴儿禁用。有导致新生儿核黄疸发生的危险。儿童处于生长发育期，肝肾功能还不完善，用药量应酌减
咪康唑	1岁以下儿童禁用。咪唑类抗真菌药都有一定的肝毒性
哌嗪（驱蛔灵）类驱虫药	2个月以内尽可能避免使用，2个月以上慎用或医生密切监护使用。哌嗪类对人体（特别是儿童）具潜在神经－肌肉毒性，应避免长期或过量使用
阿苯达唑（肠虫清）	2岁以下儿童禁用。蛲虫病易自身重复感染，故在治疗2周后应重复治疗一次
呋塞米（速尿）	儿童慎用。本药在新生儿体内半衰期明显延长，新生儿用药间期应延长。忌与氨基糖苷类合用
氯丙嗪	新生儿忌用，可致麻痹性肠梗阻，新生儿黄疸。6岁以下儿童慎用，6岁以上儿童酌情减量
氯雷他定	2岁以下儿童使用的安全性和有效性尚不明确，慎用

续表

药品名称	禁用或慎用原因
西替利嗪	2岁以下儿童用药的安全有效性尚未确证，不推荐使用
布地奈德（气雾剂）	2岁以下儿童应慎用或不用
维生素A	婴幼儿对维生素A敏感，应谨慎使用。长期大剂量应用可引起维生素A过多症，甚至发生急性或慢性中毒，以6个月至3岁的婴儿发生率最高
氨茶碱	新生儿血浆清除率可降低，血清浓度增加，应慎用。超量会导致氨茶碱急性中毒，出现烦躁不安、出虚汗、心动过速甚至休克死亡，应严格按医生指导掌握用量
铁剂（硫酸亚铁、枸橼酸铁铵糖浆等）	忌空腹服用，否则易刺激胃肠道；也忌与牛奶、豆浆、苏打饼干、菠菜汁、茶水等同服
小儿退热片、APC	新生儿禁用，需医生指导使用
对乙酰氨基酚（扑热息痛）	每日用量超过2g时，便可能发生急性中毒，甚至可以引起致死性肝损伤。用于解热连续使用不得超过3天，用于止痛不超过5天
吲哚美辛（消炎痛）	14岁以下小儿一般不宜应用此药，如必须应用时应密切观察，以防止严重不良反应的发生。儿童对本品敏感，有用本品后因激发潜在？感染而死亡的报道
奥沙普秦、吡罗昔康	儿童禁用
美罗昔康	15岁以下儿童禁用
塞来昔布	18岁以下禁用
奋乃静	12岁以下儿童用量尚未确定。新生儿忌用，可致麻痹性肠梗阻；新生儿黄疸
阿普唑仑	18岁以下慎用
雷尼替丁	不建议用于儿童，8岁以下儿童禁用
法莫替丁	儿童慎用，对儿童的安全性尚未确定
雷贝拉唑	对儿童的安全性尚未确定，儿童不推荐使用
奥美拉唑	尚无儿童用药经验，婴幼儿禁用
丁溴东莨菪碱（解痉灵）	乳幼儿、儿童慎用
莫沙必利	儿童及青少年慎用
奥氮平	18岁以下不宜使用
利培酮	15岁以下禁用
丙米嗪	6岁以下儿童禁用，6岁以上儿童酌情减量
异烟肼	2个月以内尽可能避免使用，2个月以上慎用或医生密切监护使用
吗啡	婴幼儿慎用，新生儿禁用
哌替啶（度冷丁）	婴幼儿慎用，1岁以内婴儿一般不应静脉注射本品或行人工冬眠
芬太尼	儿童或18岁以下慎用

四、儿童用药剂量的计算方法

儿童用药的剂量有别于成人，不同发育阶段的儿童，用药的剂量也会有一定的差异，常用的治疗剂量计算方法如下。

（一）根据儿童体重计算

多数药物已经计算出每公斤体重、每天或每次的用药量，并且多数药物在药品说明书中明确标明了剂量。因此，根据儿童体重计算用药剂量的方法，目前应用相当广泛。

1. 对于已测知体重的儿童，可按实际测得的体重（kg）计算用药量。公式如下：

$$儿童药物用量（每次）= 体重（kg）\times 药量（/kg）$$

2. 对没有测知体重的儿童可按下列公式推算：

<6 个月	体重（kg）= 月龄 ×0.6 +3
7 ~12 个月	体重（kg）= 月龄 ×0.5 +3
>1 周岁	体重（kg）= 年龄 ×2 +7

（二）根据体表面积计算

近年来，国外推荐儿童用药剂量按体表面积计算，既适用于儿童，也适用于成人，科学性较强。其计算方法如下：

1. 体重 <30 公斤者，其体表面积计算公式为：

$$体表面积（m^2）= 体重（kg）\times 0.035 + 0.1$$

2. 体重≥30 公斤者，在前公式基础上，体重每增加 5kg，体表面积增加 0.1m^2。

如体重 30kg 者，体表面积为 1.15m^2，体重 35kg 者为 1.25m^2，体重 40kg 者为 1.35m^2。

（三）根据成人剂量折算

这种计算方法只要知道成人剂量就可以按年龄比例推算出儿童剂量，所以简便易行。但每个儿童的个体生长发育不同，虽是同一年龄，但体重各有差异，故这种方法相对比较粗糙。儿童年龄相当于成人用量的比例：

> **考点提示**
> 儿童用药剂量的计算方法

出生至 1 个月：1/18 ~1/14；	1 个月 ~6 个月：1/14 ~1/7；	6 个月至 1 岁：1/7 ~1/5；
1 ~2 岁：1/5 ~1/4；	2 ~4 岁：1/4 ~1/3；	4 ~6 岁：1/3 ~2/5；
6 ~9 岁：2/5 ~1/2；	9 ~14 岁：1/2 ~2/3；	14 ~18 岁：2/3 ~3/4

第三节　老年人用药

我国早在 1999 年就进入了老龄化社会，2010 年 65 岁以上老年人数达 1.19 亿，占全国总人口数的 8.87%，成为世界上唯一老年人口过亿的国家，预测 2042 年我国老年人口将超过 30%。老年人在生理、心理等方面均处于衰退期，许多老年人身患多种疾病，且大多数疾病都为慢性病，需要长期治疗。因此，老年人用药的机会和种类相对较多。如何正确用药，尽量减少药物的毒副作用和药源性疾病，恰到好处地用药，不仅能减少资源浪费，还能真正帮助老年人祛病益寿。

一、老年人的生理特点及其对药动学和药效学的影响

（一）老年人的生理特点

随着年龄的增加，人体的多数组织器官开始退化，体内调节能力减弱，生理功能也逐渐减弱，出现调节机制的障碍，主要涉及神经、内分泌、心血管及免疫系统等功能的改变。

1. 神经系统的改变　老年人脑重量随年龄增加而逐渐下降，50 岁后脑神经细胞数目也出现明显下降，同时，老年人脑血流量减少，脑供血不足可能造成氧气、葡萄糖供应不足，影响脑组织正常功能。因此，老年人容易出现暂时性脑功能障碍。老年人神经递质改变明显，乙酰胆碱、多巴胺、去甲肾上腺素、5－羟色胺、γ－氨基丁酸等水平有不同程度地变化，阿片受体随年龄增加而减少。老年人对环境变化的调节与适应能力下降，记忆力、视觉与听觉也有不同程度地下降。

2. 内分泌系统的改变　老年人内分泌系统的器官、组织、细胞及激素受体发生结构、功能改变，

呈病理性减退，也有少数内分泌器官功能加强。因此，老年人的激素代谢及机体对激素敏感性发生改变。例如，老年人甲状腺逐渐呈生理性衰老，组织对甲状腺素的反应能力减弱；随着年龄的增加，老年人松果体逐渐退化，容易产生各种睡眠障碍。

3. 心血管系统的改变 随着年龄的增加，老年人心血管系统有如下生理改变：心脏重量增加，脂肪与结缔组织增加，心输出量减少，心室舒张期及收缩期均延长；心肌细胞明显减少，正常男性30～70岁，心室细胞减少近35%；老年人动脉血管的变化明显，胶原、钙沉积使老年人血管内膜增厚，血管平滑肌肥大，血管弹性减弱，血流速度缓慢，这些改变导致主动脉扩张延伸、增厚和硬化，脉压变大；老年人β受体功能降低，与此同时，对β受体治疗反应亦发生改变；心脏、脑、肝脏、肾脏等主要器官血流量减少；外周阻力增加，左心室负荷增加，易导致单纯性收缩期高血压；压力感受器敏感性下降，调节能力降低。以上生理学改变可使老年人患高血压、心力衰竭、冠状动脉疾病的危险性显著增加。

（二）老年人药动学特点

1. 吸收 口服是最常用的给药途径。老年人胃黏膜细胞数量减少，胃排空缓慢，胃酸分泌减少，小肠黏膜表面积减少，胃肠道血流减少。对于大多数经被动转运机制吸收的药物（如阿司匹林、对乙酰氨基酚等），一方面，因老年人胃肠道运动减慢，药物在胃肠道内停留的时间延长，有利于药物吸收；另一方面，又因吸收面积减少，药物的吸收减少。因此，这类药物吸收的变化不大。但对于通过主动转运吸收的药物（如维生素 B_1、维生素 C 等）来说，这些药物吸收需要酶和糖蛋白等载体参与，而老年人这些蛋白的分泌减少，故吸收减弱。

2. 分布 因老年人脂肪比例增加，药物的分布随之发生变化。如脂溶性药物（苯巴比妥、地西泮等），因其表观分布容积增大，血药浓度降低，易在脂肪组织内蓄积，产生持久作用。另外，随着年龄的增长，老年人血浆蛋白储量降低，使部分药物的血浆蛋白结合率降低，游离型药物浓度升高，对药物效应的影响意义重大。其中，血浆蛋白结合率高的药物，药效变化更加明显。例如，老年人使用正常剂量的华法林后，由于游离型药物浓度高，出血的危险增加。

3. 代谢 老年人肝血流量减少，功能性肝细胞数量减少，肝微粒体酶系的活性降低，导致老年人肝脏代谢药物的能力下降，药物血浆半衰期延长。一些药物（如普萘洛尔）的首关消除减少，生物利用度提高，但不良反应的发生也相应增多。

4. 排泄 肾功能随年龄的增长而下降。老年人肾功能降低，肾血流量减少，肾小球滤过率降低，使主要经肾排泄的药物排泄减慢，半衰期延长，血药浓度增加，容易产生药物毒性反应。例如，地高辛、氨基糖苷类、苯巴比妥、四环素类、头孢菌素（一代）、磺胺类、普萘洛尔等，老年人应用以上药物时应适当减少剂量，个别药物有条件时可进行血药浓度监测，根据血药浓度制定个体化给药方案。

（三）老年人药效学特点

1. 神经系统变化对药效学的影响 神经组织发育较迟，萎缩及功能衰退较早，且无再生能力。老年人学习和记忆能力均减退，用药依从性差。老年人对中枢神经系统药物的反应性增强：吗啡的镇痛作用时间显著长于年轻人，但更易发生呼吸抑制；地西泮引起的醒后困倦或定位不准的现象，相对年轻人来说更加明显。

2. 心血管系统变化对药效学的影响 老年人的心血管系统具有一定的特点，使用吩噻嗪类抗精神病药、左旋多巴、利尿药、三环类抗抑郁药、抗高血压药等药物时，引起直立性低血压的概率及程度均较年轻人高。另外，因为老年人肝合成凝血因子能力减退，加之血管发生退行性病变，导致止血反应减弱。因此，老年人对肝素和口服抗凝药非常敏感，一般治疗量即可引起持久性血凝障碍，并有自发性出血危险。

3. 内分泌系统变化对药效学的影响 糖皮质激素对老年人葡萄糖代谢的抑制作用较年轻人降低，是年轻人的1/5～1/3，而对促进蛋白异化作用的敏感性增高，易致骨质疏松或自然骨折。老年人对胰岛素和葡萄糖的耐受能力下降，大脑耐低血糖能力也较差，故应用胰岛素时易引起低血糖反应或昏迷。

考点提示

老年人药动学和药效学特点

二、老年人用药的基本原则

由于老年人特有的生理、生化与心理等特点，老年患者的药物治疗不同于一般患者。加上老年人的生活环境、家庭、经济条件等因素的影响，使得老年患者的药物治疗显得更为复杂。

1. 需有明确的用药指征 给老年人用药前，应了解其病史，以及前期所用药物种类、剂量、用法、疗程、不良反应、目前用药情况等。据此分析病情，做出正确的诊断，明确用药的指征，再选择疗效肯定、能缓解症状、纠正病理过程或消除病因的药物。无需用药时坚决不用，如失眠、抑郁等可先通过调整生活习惯、丰富生活内容和加强人际交流得以改善。对可用可不用的药物亦以不用为好。总之，老年人除急症或器质性病变外，应尽量少用药物。

2. 选用尽可能少的药物 明确诊断后，若必须进行药物治疗，则应贯彻应用最少药物品种和最小有效剂量的原则。根据患者体重、健康状况、用药史以及肝、肾功能等实际情况，以缓解症状、减轻痛苦或纠正病理过程为目的，选择不良反应少或轻的药物。若需联用药物，则不宜超过3～4种，否则极有可能导致不良反应的发生或加剧。如抗胆碱药、抗抑郁药、抗精神病药等都具有抗胆碱作用，合用后口干、视物模糊、便秘、尿潴留等不良反应具有相加性。

3. 选择合适的药物剂型 老年患者宜选用颗粒剂、口服液或喷雾剂，病情重且急的患者可选用静脉注射或静脉滴注给药，剧烈疼痛者可选择止痛药透皮贴剂，老年人习惯性便秘可用肛门栓剂。

4. 合理选择药物 可参考老年人合理用药的辅助工具，如Beers标准。

拓展阅读

Beers标准

1991年，由美国老年医学会（AGS）、药学、护理学及精神药理学专家在文献回顾的基础上形成专家共识，建立了判断老年患者潜在不适当用药的Beers标准。Beers标准几经修订，已广泛应用于世界各国养老院、门诊和住院老年人的药物使用调查，在识别潜在不适当用药问题、降低不合理用药引起的相关问题和治疗费用等方面发挥了积极作用。AGS发布了最新的2019版Beers标准，提供了更新、更实用的循证学依据，对医生及药师在选择药物方面具有指导意义，成为保障老年患者用药安全的有效工具之一。

三、老年人慎用的药物

老年患者作为特殊人群，因其自身生理、病理、免疫等方面的原因，成为药品不良事件的高发人群。老年人在使用以下药物时，应特别注意。老年人慎用的药物及原因见表4－4。

表 4-4　老年人慎用的药物及原因

药物	原因	建议
阿司匹林	阿司匹林大出血的风险在老年人中显著增加；阿司匹林用于心血管疾病一级预防的利弊尚无定论；阿司匹林通常适用于已患有心血管疾病的老年人的二级预防	≥70 岁患者慎用
达比加群 利伐沙班	当用于长期治疗≥75 岁患者静脉血栓栓塞症或房颤时，其消化道出血风险比华法林高，发病率比其他直接口服抗凝剂高	治疗≥75 岁患者静脉血栓栓塞症或房颤时慎用
普拉格雷	老年人出血风险增加；药物对于高风险老年患者（如有既往心肌梗死或糖尿病病史）经皮冠状动脉介入治疗急性冠状动脉综合征时利弊相抵	≥75 岁患者慎用
抗精神病药 SNRIs 类药物 SSRIs 类药物 三环类抗抑郁药 卡马西平 利尿药 米氮平 奥卡西平 曲马多	可能加剧或导致抗利尿激素分泌失调综合征和低钠血症；在开始用药或改变老年患者的剂量时需密切监测患者钠水平	慎用
右美沙芬/奎尼丁	痴呆症行为症状患者疗效甚微（不适用于假性延髓情绪治疗）；可能会增加跌倒、临床显著药物相互作用的风险；不适用于治疗假性延髓情绪	慎用
复方磺胺甲噁唑（TMP-SMZ）	当肌酐清除率降低时，与 ACEI 或 ARB 同时使用时，高钾血症的风险增加	内生肌酐清除率低的服用 ACEI 或 ARB 患者慎用

第四节　肝、肾功能不全患者用药

肝脏和肾脏是药物在体内最重要的代谢和排泄器官，其功能异常或者障碍必然会影响药物的药动学和药效学。肝功能不全是指体内肝脏代谢功能受到损伤，转氨酶升高，有时会出现黄疸、肝炎或者厌食等症状。肾功能不全一般是指肾小球被各种原因损坏，使身体不能正常排泄毒素而出现无力、恶心等症状。出现肝、肾功能不全时，药物的代谢和排泄会受到一定程度的影响，治疗方案应做相应的调整。

一、肝功能不全患者用药

肝脏是许多药物代谢的主要场所，当肝功能不全时，药物代谢必然受到影响，药物的生物转化减慢，血中游离型药物增多，从而影响药物的使用效果并增加毒性。因此，必须减少用药剂量及用药次数，特别是使用具有肝毒性药物时更需慎重。

（一）肝功能不全患者的药动学特点

许多肝脏疾病最终都可产生相似的病理生理学变化，造成肝血流量减少、肝外或肝内血液分流、血浆蛋白含量减少、肝细胞代谢酶活性下降、胆汁分泌量减少等，进而影响药物的吸收、分布、代谢和排泄过程。

1. 吸收　肝功能不全时，肝脏血流减少、清除率下降，首关消除减少，有些经肝脏代谢的药物生物利用度增加，从而使药效增强或不良反应增加。

2. 分布　肝功能不全时，肝脏蛋白合成功能减退，白蛋白减少；肝功能受损时，血胆汁酸、胆红素升高，与药物竞争血浆蛋白，使游离型药物浓度增加，从而使药效增强或不良反应增加。

3. 代谢　肝脏是药物代谢最重要的器官。在肝脏疾病时，肝细胞的数量减少、功能受损，肝细胞内的多数药物酶，特别是细胞色素 P450 酶系的活性和数量均有不同程度的减少，使主要通过肝脏代谢的药物代谢速度和程度降低，消除半衰期延长，血药浓度增高，长期用药还可引起蓄积性中毒。对于某些肝脏高摄取的药物，如阿司匹林、普萘洛尔等，在肝脏摄取后由于生物转化速率降低，口服药物后大量原型药通过肝脏进入血液循环，血药浓度上升，生物利用度增加。另外，某些需要在体内代谢后才具有药理活性的前体药，如可待因、依那普利、环磷酰胺等则由于肝脏的生物转化功能减弱，这些药物活性代谢产物的生成减少，使其药理效应降低。

（二）肝功能不全患者的药效学特点

严重肝脏功能不全的患者在服用某些药物时，药物的效果会发生明显的变化。

1. 对镇静类药物的敏感性增高　苯二氮䓬类药物在常用剂量下即可导致肝病患者出现定向障碍，甚至诱发昏迷。肝性脑病时脑内 γ－氨基丁酸介导的抑制性神经传导增强。血－脑脊液屏障功能减退、药物清除率下降等因素，使得中枢对镇静药的敏感性增高。

2. 对袢利尿药的反应性降低　肝腹水患者体内钠潴留增多，重症肝病患者常伴有一定的肾功能降低，袢利尿剂转运到达作用部位的药量减少，从而造成袢利尿药反应性降低。肝病患者常伴有醛固酮水平的升高，螺内酯的作用与肾小球滤过无关，可作为肝病患者的主要用药。

> **考点提示**
>
> 肝脏疾病对药物作用的影响

（三）肝功能不全患者的用药原则

（1）尽量选择不经肝脏清除并且对肝脏几乎无毒性的药物。

（2）严格把控用药种类，对于无特异性的“保肝药”应该减少或者停用，让肝脏充分休息，利用肝脏的再生功能恢复。

（3）有些前体药物需要在肝脏中代谢活化才能起效，对于肝功能障碍的患者，避免使用该类前体药物，而应该直接使用活性母药。

（4）结合 Child－Pugh 分级标准及有关生化检查，评估肝功能受损程度，综合考虑药物对肝脏的依赖度和对肝脏的毒性，平衡选择用药。

（5）充分考虑肝功能不全时机体对某些药物敏感性的变化，调整用药方案。

（四）肝功能不全患者的给药方案调整

1. 肝功能的评估方法　肝脏的生理功能复杂，目前尚无用于评价肝脏消除药物能力并作为药物剂量调整依据的内源性指标，临床常用生化指标综合评价肝功能受损程度。常用的指标有谷丙转氨酶（alanine amino tranasferase，ALT）、谷草转氨酶（aspartate amino transferase，AST）、碱性磷酸酶（alkaline phosphatase，ALP）和胆红素（bilirubin，BIL）。可用 Child－Turcotte－Pugh（CTP）评分作为肝功能不全分级的评估系统，以腹水、脑病、营养状况、血清胆红素和血清白蛋白等 5 项指标为依据。CTP 的评分计分标准见表 4－5。

表 4－5　CTP 的评分计分标准

项目	1 分	2 分	3 分
血清白蛋白（g/L）	>35	28～35	<28
血清总胆红素（μmol/L）	>34.2	34.2～51.3	>51.3
凝血酶原时间（秒）	<4	4～6	>6

续表

项目	1分	2分	3分
肝性脑病（级）	0	Ⅰ/Ⅱ	Ⅲ/Ⅳ
腹水	无	少量/中量	大量

注：5～6分为CTP A级或轻度肝功能不全，7～9分为CTP B级或中度肝功能不全，10～15分为CTP C级或重度肝功能不全。

2. 肝功能不全调整剂量的方法

（1）根据生化指标调整剂量　一般认为，当ALT＞8～10ULN（ULN：正常范围上限）或ALT＞3ULN且BIL＞2ULN时，表明出现了肝功能损害。基于生化检验结果，查阅相关文献对药物进行剂量调整。

（2）根据CTP评分调整剂量　根据CTP评分，查阅相关文献对药物进行剂量调整。对于未经研究的药物，属于肝功能Child－Pugh分类A级的患者，用正常患者50%的维持剂量；对于肝功能Child－Pugh分类B级的患者，用维持剂量的25%，且根据药效和毒性调整剂量；对Child－Pugh分类C级患者，应使用经临床试验证实安全性好，或药动学不受肝病影响或可进行有效监测的药物。

（五）肝功能不全患者慎用的药物

肝功能不全患者慎用的药物见表4－6。

表4－6　肝功能不全患者慎用的药物

损害类型		影响药物
代谢性肝损伤		异烟肼、三环类抗抑郁药、氯丙嗪、抗癫痫药、抗菌药、抗甲状腺药、抗风湿药、免疫抑制剂、口服避孕药、甲睾酮和其他蛋白同化激素、甲基多巴
急性实质性肝损伤	剂量依赖性肝细胞坏死	对乙酰氨基酚、非甾体类抗炎药
药物引起的脂肪肝	以胆汁淤积性损害为主	异烟肼、甲氨蝶呤、苯妥英钠、苯巴比妥、糖皮质激素、四环素、水杨酸类等
	肝肉芽肿浸润	异烟肼、青霉素衍生物、磺胺类、抗癫痫药、阿司匹林、金盐、别嘌醇、保泰松、雷尼替丁、氯磺丙脲、氯丙嗪、奎尼丁、地尔硫䓬、丙吡胺、肼屈嗪等
慢性实质性肝损伤	活动性慢性肝炎	甲基多巴、呋喃妥因、异烟肼、对乙酰氨基酚
	慢性胆汁淤积	氯丙嗪、丙米嗪、甲苯磺丁脲、红霉素等
	肝纤维化和肝硬化	甲氨蝶呤、烟酸、维生素A
药物引起的胆管病变（硬化性胆管炎）		氟尿嘧啶
药物引起的肝血管病变	布加综合征	口服避孕药、达卡巴嗪
	静脉栓塞性疾病	硫唑嘌呤、噻苯达唑、硫鸟嘌呤、环磷酰胺、环孢素、多柔比星、丝裂霉素、卡莫司汀
	肝窦状腺损害，包括扩张、紫癜肝、周边窦状腺纤维化、非硬化性门静脉高压、小节再生性增生、肝动脉和门静脉血栓	硫唑嘌呤、口服避孕药、雌激素、蛋白同化激素、维生素A、甲氨蝶呤、巯嘌呤
肝脏肿瘤	良性肿瘤	口服避孕药、雄激素和蛋白同化激素
	肝细胞瘤	

二、肾功能不全患者用药

肾脏是人体的重要排泄器官，具有排泄体内代谢产物、药物、毒物和解毒产物，以及调节体内水、电解质、酸碱平衡的功能。对维持人体内环境的稳定起着重要的作用。当各种病因引起肾功能严重障碍时，人体内环境就会发生紊乱，主要表现为代谢产物在体内蓄积，水、电解质和酸碱平衡紊乱，并伴有尿量和尿质的改变，以及肾脏内分泌功能障碍等一系列病理生理变化，这就是肾功能不全。肾功能不全时，药物吸收、分布、代谢、排泄以及机体对药物的敏感性均可能发生改变。

（一）肾功能不全患者的药动学和药效学特点

1. 吸收 肾功能不全患者肾单位数量减少、肾小管酸中毒，维生素 D 羟化不足，可导致肠道钙吸收减少。慢性尿毒症患者常伴有胃肠功能紊乱，如腹泻、呕吐等，这些均可影响药物的吸收。

2. 分布 肾功能损害能改变药物与血浆蛋白的结合率。一般而言，酸性药物（如苯妥英钠、呋塞米等）血浆蛋白结合率下降，而碱性药物（如普萘洛尔、筒箭毒碱等）血浆蛋白结合率一般不变。此外，肾功能不全时，药物表观分布容积也可能发生改变，大多数药物表现为表观分布容积增加，某些蛋白结合率低的药物，如庆大霉素、异烟肼等表观分布容积无改变，个别药物（如地高辛）表观分布容积减少。

3. 代谢 肾脏含有多种药物代谢酶，氧化、还原、水解及结合反应在肾脏均可发生。因此，肾功能不全时，经肾脏代谢的药物生物转化会出现障碍。如尿毒症患者维生素 D_3 的第二次羟化障碍。

4. 排泄 肾功能损害时，主要经肾脏排泄的药物消除减慢，血浆半衰期延长，药物在体内蓄积增加，甚至产生毒性反应。其主要原因如下：①肾小球滤过率降低。如地高辛、普鲁卡因胺、氨基糖苷类抗感染药物都主要经肾小球滤过而排出体外。急性肾小球肾炎及严重肾缺血患者，肾小球滤过率下降，上述药物排泄减慢。②肾小管分泌减少。尿毒症患者体内蓄积的内源性有机酸可与弱酸性药物在转运上发生竞争而使药物经肾小管分泌减少。轻、中度肾衰竭时，这种竞争所致的有机酸排出减少可能比功能性肾单位减少更重要。③肾小管重吸收增加。肾功能不全患者体内酸性代谢产物增加，尿液 pH 值下降，弱酸性药物解离度降低，重吸收增加。④肾血流量减少。某些疾病，如休克、心力衰竭、严重烧伤等均可致肾血流量减少。由于肾血流量减少，肾小球滤过、肾小管分泌、肾小管重吸收功能均可能发生障碍，从而导致经肾排泄的药物减少。

5. 肾功能不全患者机体对药物的敏感性改变 镇静催眠药对慢性尿毒症患者的中枢抑制作用明显增强，肾功能不全患者对甲基多巴的降压作用更敏感，尿毒症患者常伴有电解质及酸碱平衡紊乱。如低血钾可降低心脏传导性，从而增强洋地黄类、奎尼丁、普鲁卡因胺等药物的心脏传导抑制作用；酸血症和肾小管酸中毒可对抗儿茶酚胺的升压作用。这些现象是敏感性发生改变的典型例子。

（二）肾功能不全患者用药原则

（1）明确诊断，合理选药。

（2）避免或减少使用对肾脏毒性大的药物。

（3）注意药物相互作用，特别避免与有肾毒性的药物合用。

（4）肾功能不全而肝功能正常者可选用具有双通道排泄的药物。

（5）必要时进行血药浓度监测，设计个体化给药方案。

（6）定期检查肾功能，依据肾小球滤过率、肌酐清除率及时调整治疗方案和药物剂量。

（三）肾功能不全患者的给药方案调整

当肾功能不全者必须使用主要经肾脏排泄并具有明显的肾毒性药物时，应按肾功能损害程度严格调整剂量，有条件的可做血药浓度监测，实行个体化给药。剂量调整通常以减量法、延长给药时间间隔和两者结合三种方式调整给药方案。减量法即减少每次给药剂量，给药时间间隔不变，该法的血药浓度波动幅度较小。延长给药时间间隔即每次给药剂量不变，但间隔延长，血药浓度波动大，可能影响疗效。

临床比较常用的是按肾功能试验结果估计肾功能损害程度调整剂量。其中内生肌酐清除率最具参考价值，血肌酐（serum creatinine，Scr）其次，血尿素氮影响因素较多。肾功能轻度、中度和重度损害时，抗菌药物每日剂量分别减低至正常剂量的 1/2 ~ 2/3，1/5 ~ 1/2，1/10 ~ 1/5。也可按药物说明书上介绍的各种图、表、公式确定用药剂量与给药间期。当使用治疗窗窄的药物时，有条件的应进行血药浓度监测，使峰浓度与谷浓度控制在有效且安全的范围内。

（四）肾功能不全患者慎用的药物

肾功能不全患者慎用的药物见表4-7。

表4-7 肾功能不全患者慎用的药物

损害类型	影响药物
肾小球功能障碍	非甾体类抗炎药、四环素类抗生素、抗高血压药（如普萘洛尔、可乐定、利血平、硝普钠、甲基多巴、哌唑嗪、尼卡地平、卡托普利及硝苯地平等）、两性霉素B、环孢素等
急性肾小球肾炎	利福平、青霉胺、依那普利等
肾小管损害	头孢菌素、丝裂霉素、口服避孕药、甲硝唑（儿童）、磺胺类、噻嗪类利尿剂、别嘌醇、卡马西平等
肾小管功能障碍	锂制剂、格列本脲、四环素类抗生素、两性霉素B、秋水仙碱、利福平、长春新碱等
急性肾小管坏死	氨基糖苷类抗生素、鱼精蛋白、氢化可的松、卡托普利（低钾及血容量降低可加重毒性）、抗肿瘤药（如顺铂等）、卡莫司汀、洛莫司汀、甲氨蝶呤、丝裂霉素
渗透性肾病	甘露醇、右旋糖酐-40、甘油及大量葡萄糖
间质性肾炎	头孢菌素、青霉素类、庆大霉素、对氨基水杨酸、利福平、异烟肼、乙胺丁醇、多黏菌素、多西环素、磺胺类、氢氯噻嗪、呋塞米、丙磺舒、非甾体类抗炎药等
肾结石	维生素D、维生素A及过量抗酸药（如三硅酸镁）、非甾体类抗炎药、大剂量维生素C、磺胺类、丙磺舒及甲氨蝶呤
尿潴留	吗啡、阿片、哌替啶、可待因、罗通定、吲哚美辛、肾上腺素、麻黄碱、阿托品、山莨菪碱、东莨菪碱、溴丙胺太林、喷托维林、异丙嗪、苯海拉明、氯苯那敏、赛庚啶、羟嗪等
尿失禁	氟哌啶醇、氯丙嗪、甲基多巴、哌唑嗪
血尿	头孢菌素、多肽抗生素、诺氟沙星、甲硝唑、氨基糖苷类、多黏菌素、青霉素类、磺胺类、抗结核药、西咪替丁、雷尼替丁、环磷酰胺、甲苯咪唑等

第五节 驾驶员用药

在日常各项工作中，驾驶员（包括驾驶飞机、车船，操作机械、农机具和高空作业人员）会因服药而影响其驾驶过程中的正常反应，出现不同程度的疲倦、嗜睡、困乏和精神不振、视物模糊、辨色困难、多尿、平衡力下降等，容易出现危险和人身安全事故。医生、药师在指导驾驶员用药过程中，既要保证治疗效果，又要保证驾驶安全，必须采取必要的防范措施，坚持合理用药。

一、驾驶员的用药原则

1. 了解禁用和慎用的药物 药师应指导驾驶人员了解禁用、慎用药物的名称，特别要注意复方制剂的成分是否含有禁用和慎用药物，注意药物的通用名和商品名的关系。在出现疑惑或不确定时，应及时进行专业咨询，特别要求驾驶人员切忌抱有侥幸心理而使用禁用、慎用的药物。

2. 合理使用药物 驾驶人员如果由于病情需要而用药，要在医生或药师指导下合理使用，既要保证药物疗效，又要保证驾驶安全。药师应认真、详细了解药物作用、服用方法、可能产生的不良反应和注意事项，严禁患者自行随意用药。要采取合理的给药方法，以避免或者减轻药物的不良影响，如含有中枢抑制作用药物的抗感冒药，应在睡前半小时服用，2～4小时内不要驾车，或者选用没有中枢神经抑制作用的药物；糖尿病患者在使用降糖药之后，血糖会一过性降低，出现四肢无力、头晕，从而影响判断力，故口服降糖药应休息1小时以上。如服药后出现身体不适等异常情况，应立即就诊，以免发生交通事故。

二、驾驶员应慎用的药物 微课

1. 可引起驾驶员嗜睡的药物　驾驶过程中需要保持清醒的注意力，若出现困倦，极易造成驾驶危险。对易产生嗜睡的药物，服用的最佳时间为睡前半小时，既减少对日常生活带来的不便；也能促进睡眠。有些感冒药分为日片和夜片，日片不含抗过敏药，极少引起嗜睡，如需开车宜尽量服用日片。可引起驾驶员嗜睡的药物见表 4－8。

表 4－8　可引起驾驶员嗜睡的药物

药品	会引起的不良反应
抗感冒药	多采用复方制剂，组方有解热药、鼻黏膜血管收缩药或抗过敏药，后两者可缓解鼻塞、打喷嚏、流鼻涕和流泪等症状，但服药后易使人嗜睡
抗过敏药	可拮抗致敏物组胺，同时也抑制大脑的中枢神经，引起镇静，服后表现为神志低沉、嗜睡，其强度因个人的敏感性、品种和剂量而异
镇静催眠药	所有的镇静催眠药对中枢神经都有抑制作用，可诱导睡眠
抗偏头痛药	苯噻啶服后可有嗜睡和疲乏
质子泵抑制剂	奥美拉唑、兰索拉唑、泮托拉唑服后偶有疲乏、嗜睡的反应

2. 可使驾驶员出现眩晕或幻觉的药物　该类药物主要有镇咳药、解热镇痛药、抗病毒药、抗血小板药及降糖药等。若驾驶员患有糖尿病，在注射胰岛素和服用降糖药后稍事休息，如血糖过低或头晕、眼花、手颤，可进食少量食物或巧克力、水果糖。可使驾驶员出现眩晕或幻觉的药物见表 4－9。

表 4－9　可使驾驶员出现眩晕或幻觉的药物

类别	药品名称	会引起的不良反应
镇咳药	右美沙芬、那可丁	可引起嗜睡、眩晕；喷托维林（咳必清）于服后 10min 可出现头晕、眼花、全身麻木，并持续 4～6h
解热镇痛药	双氯芬酸	服后可出现腹痛、呕吐、眩晕，发生率约 1%，极个别人可出现感觉或视觉障碍、耳鸣
抗病毒药	金刚烷胺	可刺激大脑与精神有关的多巴胺受体，服后有幻觉、精神错乱、眩晕、嗜睡、视力模糊
抗血小板药	双嘧达莫	服后约 25% 的人出现头痛、眩晕
周围血管扩张药	氟桂利嗪	常使人有抑郁感、嗜睡、四肢无力、倦怠或眩晕
降糖药		可以引起低血糖反应，出现眩晕、心悸和大汗等表现

3. 可使驾驶员视物模糊或辨色困难的药物　正常的辨色力对于安全驾驶尤为重要，因此药物对辨色力的影响应引起特别重视。具体药物名称见表 4－10。

表 4－10　可使驾驶员视物模糊或辨色困难的药物

类别	药品名称	会引起的不良反应
解热镇痛药	布洛芬 吲哚美辛	偶见头晕、头昏、头痛，少数人可出现视力降低和辨色困难 可出现视力模糊、耳鸣、复视
解除胃肠痉挛药	东莨菪碱 阿托品	可扩大瞳孔，持续 3～5 天，出现视物不清 可使睫状肌调节麻痹，导致驾驶员视近物不清或模糊，约持续 1 周
扩张血管药	二氢麦角碱	除偶发呕吐、头痛外，还使视力模糊而看不清路况
抗心绞痛药	硝酸甘油	可出现视力模糊
抗癫痫药	卡马西平、苯妥英钠	在发挥抗癫痫病作用的同时，可引起视力模糊、复视或眩晕使驾驶员看路面或视物出现重影
抗精神病药	利培酮	偶见头晕、视力模糊、注意力下降等反应

4. 可使驾驶员出现定向力障碍的药物 可使驾驶员出现定向力障碍的药物包括镇痛药、抑酸药、避孕药等。具体药物的作用见表4-11。

表4-11 可使驾驶员出现定向力障碍的药物

类别	药品名称	会引起的不良反应
镇痛药	哌替啶	注射后偶致定向力障碍、幻觉
避孕药		长期服用可使视网膜血管发生异常，出现复视、对光敏感、疲乏、精神紧张，并使定向能力发生障碍左右不分

三、防范措施

由于驾驶员服药后出现不良反应的时间和程度不易控制，对驾驶员来说，生病时既要服药，又要保证驾驶安全，因此，采取必要的防范措施，坚持合理用药就显得格外重要。

（1）开车前4小时慎用上述药物，或服药后休息6小时再开车。

（2）注意复方制剂中有无对驾驶能力有影响的成分，尤其是感冒药中大多含有同种成分的抗过敏药和解热镇痛药，应避免重复应用。如复方盐酸伪麻黄碱缓释胶囊中含有盐酸伪麻黄碱、马来酸氯苯那敏等；复方氨酚烷胺片中含有对乙酰氨基酚、盐酸金刚烷胺、人工牛黄、咖啡因、马来酸氯苯那敏等。这些感冒药均含有抗过敏作用的氯苯那敏和解热镇痛作用的对乙酰氨基酚。

（3）对易产生嗜睡的药物，服用的最佳时间为睡前半小时，既减少对日常生活带来的不便，也能促进睡眠。有些感冒药分为日片或夜片，日片不含抗过敏药，极少引起嗜睡，在白天宜服用日片，晚上服用夜片。

（4）改用替代药，如过敏时尽量选用对中枢神经抑制作用小的第二代H_1受体阻断药如阿司咪唑、氯雷他定、阿伐斯汀等。感冒时选用不含镇静成分和第一代H_1受体阻断药的日片。

（5）糖尿病患者在注射胰岛素和服用降糖药后注意休息，并随身携带糖果或点心，如血糖过低或头晕、眼花、手颤，可进食少量食物或巧克力、水果糖等预防低血糖。

（6）禁饮酒或含酒精饮料，乙醇是一种中枢神经抑制剂，可增强镇静催眠药、抗精神病药等中枢抑制药的药效甚至引起中毒。

（7）注意药品的通用名和商品名，有时同一药品有不同的商品名，尤其是感冒药，需要向患者交代清楚，避免重复使用。

实训四 老年人药物治疗方案评定

实训提示

【实训目的】

1. 掌握老年人用药基本原则和老年人用药注意事项。
2. 能结合老年人药动学和药效学改变进行用药指导。
3. 养成团队协作的工作习惯，具备关爱患者的药学服务职业道德。

【实训内容】

患者，女，65岁，常感到乏力3个月，近半个月来乏力加重，感觉易饥、口渴，体重无明显下降，多尿且夜间小便次数增加。体检时发现体重指数32，其他无异常。生化检测结果显示空腹血糖水平明显升高（13.2mmol/L），HbA1c为8.5%，尿糖阳性，无尿蛋白和酮体。医生给予二甲双胍进行治疗。

请结合以上病例，完成以下几个方面的实训。

1. 向患者详细询问病情。

2. 对患者进行合理用药指导。

3. 对患者进行健康教育。

【实训步骤】

1. 问病　进入实训室，首先由教师讲解实训要求和安排，将学生按 2 人一组进行分组实训，分别模拟担任药师和患者。每组分别进行问病演示。

问病内容。①病情：近期不适症状、持续时间。②诱因：有无明显的诱因及缓解因素。③伴随症状：是否伴有其他不适症状。④诊疗过程：是否测过血糖，是否自行或医院监测过血糖，是否做过血脂、血压检查。是否用药，药物剂型、剂量、用法及疗效如何。⑤一般情况：工作及生活习惯及环境，饮食、睡眠、大小便、体重的变化及病情是否影响工作。⑥家族史、既往病史：有无高血糖家族史，是否有药物过敏史、感染病史、外伤史、手术史、用药史等。⑦病情评估：疾病情况，可能出现的并发症、预后判断告知患者，并进行针对老年人的健康教育。

2. 讨论　分组讨论，指出各组问病过程中的优、缺点，每组推出 1 名学生进行总结，各组对问病环节进行优化，带教老师挑选 1 ~2 组再次问病演示。

3. 制定用药指导方案

（1）分组对案例进行讨论，根据处方药物制定用药指导方案。

（2）各组代表发言。

（3）老师对各组的药物治疗方案进行点评、总结。

4. 用药指导与健康教育　两位同学为一组，一人扮演老年患者，一人扮演药师，就治疗方案中的药物进行介绍，并就用法用量、不良反应及用药注意事项等方面进行用药指导。

【实训考核】

由教师扮演老年患者，学生扮演药师，考核学生根据病情制定药物治疗方案并进行用药指导和健康教育。

考核项目	考核内容	分值	得分
实训准备 （15 分）	着装： 学生着工作服，仪表规范得体（1 分） 女生不得披头发，男女生不得穿拖鞋（1 分）	2	
	报告班级、姓名、操作项目	1	
	举止得体，语言清晰	2	
	理论知识： 老年人用药原则（4 分） 治疗药物的药理作用和用途（3 分） 老年人用药注意事项（3 分）	10	

续表

考核项目	考核内容		分值	得分
实训操作（75分）	沟通能力（10分）	与患者的沟通技巧： 参考人际沟通知识，考生回答沟通技巧的内容（5分）	5	
		与患者的沟通的礼仪： 面对考官时，见面问候（2分），离开道别（3分）	5	
	专业能力（65分）	药物选择： 药品名称、剂型正确（5分） 药品规格正确（5分） 药品剂量正确（5分） 无遗漏药品（5分）	20	
		药物介绍： 介绍药品名称及数量（5分） 介绍用法用量（5分） 介绍不良反应（5分）	15	
		用药指导： 是否符合老年人的用药原则（5分） 用药注意事项（15分） 给出用药指导策略（5分）	25	
		健康教育 健康教育是否符合老年患者治疗原则	5	
实训报告（10分）	实训结果记录字迹工整，项目齐全，并能针对实训思考题目认真进行分析讨论		10	
合计			100	

【实训思考】

药师应从哪些方面指导老年患者合理用药？

简答题

1. 简述妊娠期妇女用药的基本原则。
2. 简述小儿用药基本原则。
3. 简述肝功能不全患者给药方案的调整方法。

（黄　逸）

书网融合……

扫一扫，抒一抒　　微课　　习题

各 论

第五章 神经系统疾病的药物治疗

PPT

学习目标

知识目标：

1. 掌握 缺血性脑血管病、出血性脑血管病、癫痫和帕金森病的药物治疗原则、常用治疗药物及治疗药物的选用。

2. 熟悉 缺血性脑血管病、出血性脑血管病、癫痫和帕金森病的临床表现、用药注意事项。

3. 了解 缺血性脑血管病、出血性脑血管病、癫痫和帕金森病的一般处理。

能力目标：

1. 能识别脑卒中早期症状。

2. 能结合医生的诊断和处方对缺血性脑血管病及出血性脑血管病患者进行用药指导和健康教育。

素质目标：

1. 认识常见神经系统疾病的危害，培养学生养成共情意识，传递人文关怀。

2. 培养学生与患者之间的沟通交流和表达能力。

神经系统疾病是一类累及脑血管及神经组织的急、慢性进行性加重的重要疾患。大多数神经系统疾病的病因不详，发病原因呈多样性，但药物基本可以控制症状。近年来，随着人们生活水平的提高，饮食结构的不合理、生活压力的增加，基础病的增多等因素，致使神经系统疾病呈现发病率较高、危险性大的态势。根据国家卫生健康委于2023年发布的《2022中国卫生健康统计年鉴》，2021年城市居民主要疾病死亡率及构成中，脑血管疾病的死亡率位居第三，达到140.02/10万人，神经系统疾病则排在第八，为9.44/10万人，均较上一年有上升（分别为135.18和9.06）。本章主要介绍神经系统疾病中常见的缺血性脑血管病、出血性脑血管病、癫痫和帕金森病等的临床药物治疗。

案例导入

案例： 患者，男，55岁，体重80公斤。因“短暂性言语不利及右上肢无力1天”就诊。患者1天前突然发生短暂性言语不利及右上肢无力，持续15～20分钟后迅速缓解。查体：神经系统检查正常，患者否认有任何无力感。该患者既往有长期高血压病史，血压165/100mmHg。每日抽烟2包，饮啤酒3～6听。实验室检查：血红蛋白165g/L，红细胞比容51%，血胆固醇2.75mmol/L。颈动脉多普勒超声检查提示左侧颈动脉90%狭窄，右侧颈动脉40%狭窄。临床诊断：短暂性脑缺血发作（TIA）。

扫一扫，知解析

讨论： 请为该患者制定合适的药物治疗方案。

第一节 缺血性脑血管病

缺血性脑血管病（ischemic cerebrovascular disease，ICVD）是指在脑动脉管腔狭窄或血流动力学障碍的基础上发生脑部血液循环障碍，导致相应供血区脑组织因缺血、缺氧而出现坏死或软化，并引起短暂或持久的局部或弥漫性损害，造成一系列神经功能缺损症状。缺血性脑血管病是导致人类死亡的三大主要疾病之一，仅次于心脏病和癌症，具有发病率高、致残率高、死亡率高的特点。缺血性脑血管病约占脑血管病的80%，包括短暂性脑缺血发作（transient ischemic attack，TIA）和脑梗死（cerebral infarction）。老年人高发，男性多于女性。

一、短暂性脑缺血发作

短暂性脑缺血发作（TIA）是脑、脊髓或视网膜局灶性缺血所致的、未发生急性脑梗死的短暂性神经功能障碍。该病好发于34~65岁，65岁以上占25.3%，男性多于女性。

TIA的发病与脑动脉粥样硬化、微栓塞、血流动力学改变、心脏病、血液黏度增高、椎动脉-锁骨下动脉盗血等因素有关。临床表现主要取决于受累血管的分布，症状多样。①颈内动脉TIA：表现为单眼（同侧）或大脑半球症状；视觉症状表现为一过性黑矇、视野中有黑点、雾视、阴影摇晃；大脑半球症状多为一侧面部或肢体的无力或麻木、失语、认知的改变。②椎-基底动脉TIA：表现为眩晕、头晕、构音障碍、跌倒和共济失调。起病突然，一般持续10~15分钟，多在1小时内，不超过24小时。发作后可完全恢复，不遗留神经功能缺损体征。TIA患者发病后第2天、第7天、第30天和第90天内的脑卒中发生风险分别为3.5%、5.2%、8.0%和9.2%，上述数据证实TIA是急性缺血性脑血管病之一，是缺血性脑卒中的高危信号。多数病例就诊前有反复发作病史。选择性动脉导管脑血管造影是评估颅内外动脉血管病变最准确的诊断方法。TIA以药物治疗为主，同时还要积极控制危险因素，必要时行外科手术治疗或血管介入治疗。

【药物治疗原则】

1. 药物选择 根据病因、临床类型及药物作用特点、不良反应等合理选用抗凝药或抗血小板聚集药。

2. 个体化用药 根据TIA患者的患病类型、严重程度、并发症等情况，选择合适的药物及给药剂量。

【常用治疗药物】

1. 抗血小板聚集药

（1）阿司匹林 小剂量阿司匹林是防治缺血性脑血管病的基础药。主要通过抑制TXA_2生成、促使PGI_2作用增强而产生抑制血小板聚集作用和黏附而预防血栓形成。常见不良反应为胃肠道反应。

（2）双嘧达莫 常与阿司匹林合用于防治缺血性脑血管病。主要通过抑制血小板内的磷酸二酯酶活性，使血小板内cAMP水解减少，提高cAMP含量，以及增强PGI_2活性而产生抑制血小板聚集作用，从而预防血栓形成。不良反应主要有胃肠道反应和血管扩张引起的血压下降、面部潮红、头晕等。

（3）噻氯匹定 临床上主要用于预防脑卒中，疗效优于阿司匹林。主要通过选择性干扰ADP介导的血小板活化，不可逆地抑制血小板的聚集和黏附作用。不良反应主要有血栓性血小板减少性紫癜、中性粒细胞减少、骨髓抑制等。

（4）氯吡格雷 是第二代ADP受体阻断药。选择性抑制ADP与血小板受体的结合及抑制ADP介导的糖蛋白GPⅡa/Ⅲb复合物的活化，从而抑制血小板聚集，常与阿司匹林合用于治疗急性脑梗死，也适用于阿司匹林不耐受者。不良反应较少，但肝肾功能不全者慎用。

2. 抗凝药

（1）华法林　临床上主要用于预防脑卒中，尤其病变累及桥脑和延髓的患者，主要通过对抗维生素 K 抑制肝脏合成凝血因子，从而发挥抗凝和防治缺血性脑血管病的作用，因对已合成的凝血因子无效，故抗凝作用起效慢，但停药后抗凝作用仍可维持数日。过量使用易致自发性出血，还可影响胎儿发育，故妊娠期妇女禁用。

（2）肝素　激活由 AT－Ⅲ介导的抗凝作用，临床上主要用于预防和治疗各类血栓性疾病。抗凝作用强大，体内外均抗凝。常见不良反应有出血、血小板减少症、过敏反应、骨质疏松和骨折等。

3. 溶栓药

（1）链激酶和尿激酶　为急性期主要治疗药物，直接激活纤溶酶原转变为纤溶酶，发挥溶解血栓作用，同时还可以提高血管 ADP 活性，抑制 ADP 诱导的血小板聚集而预防血栓形成，尤其对新形成的血栓起效快、效果好。链激酶具有一定的抗原性，可引起皮疹、药热等过敏反应；尿激酶无抗原性，不引起过敏反应。

（2）组织型纤溶酶原激活剂（tissue plasminogen activator，t－PA）　常用药物有阿替普酶、瑞替普酶等。在血浆中与纤溶酶原和纤维蛋白形成复合物，裂解纤溶酶原转变成纤溶酶，将纤维蛋白和血栓中的纤维蛋白交联网溶解。

4. 降纤药　代表药物为巴曲酶和降纤酶。可通过降低纤维蛋白原水平，改变血液成分发挥抗凝作用，预防血栓效果好。

【治疗药物选用】

TIA 是急症，在发病后 2 日或 7 日内为脑卒中的高风险期。应积极实施抗血小板、抗凝、溶栓等药物治疗。

1. 抗血小板治疗　对于非心源性 TIA 患者，建议给予口服抗血小板药物，而非抗凝药物预防脑卒中复发及其他心血管事件的发生。

对发病在 24 小时内、非心源性高风险 TIA 患者，如无药物禁忌，推荐给予氯吡格雷（75mg）联合阿司匹林（75～100mg）双联抗血小板治疗 21 天（首次剂量给予氯吡格雷负荷剂量 300mg 和阿司匹林 75～300mg），后改为单药抗血小板治疗。

发病 30 日伴有症状性颅内动脉严重狭窄的 TIA 患者，应尽早给予阿司匹林联合氯吡格雷治疗 90 日。此后阿司匹林或氯吡格雷均可作为长期二级预防一线用药。

伴有主动脉弓动脉粥样硬化斑块证据的 TIA 患者，推荐抗血小板及他汀类药物治疗。

其他 TIA 一般单药治疗。用法用量：阿司匹林 50～325mg/d；或氯吡咯雷 75mg/d；或阿司匹林（25mg）双嘧达莫（200mg）缓释制剂，2 次/日。

2. 抗凝治疗　心源性栓塞性 TIA 一般推荐抗凝治疗，可在影像学检查排除脑出血后尽早实施。可选择的药物包括肝素、低分子量肝素、华法林及新型口服抗凝血药（如达比加群、利伐沙班等）。一般短期使用肝素后改为口服华法林治疗。华法林的治疗目标为国际标准化比值（international normalized ratio，INR）达到 2.0～3.0，药量根据结果调整。高卒中风险的 TIA 患者选用肝素；生物瓣置换术后患者，评估为低出血风险者，可给予华法林（INR 1.8～2.5）抗凝治疗 3～6 个月；其后可改为阿司匹林（100mg/d）长期服用。对于存在严重出血风险者可以直接给予阿司匹林 75～100mg/d，若存在其他需要抗凝的因素，如房颤、深静脉血栓、高凝状态、左心室射血分数 <0.35，则建议长期抗凝，其目标 INR 为 2.0～3.0。

3. 溶栓治疗　TIA 溶栓治疗仍缺乏循证医学证据，建议对于合并大动脉狭窄、NIHSS 评分高的患者，参考缺血性脑卒中急性期血管再通治疗原则进行静脉溶栓或机械取栓等治疗。

4. 其他治疗 对于有高纤维蛋白原血症的 TIA 患者，可用降纤酶治疗；血流动力学型 TIA，还应扩容治疗，纠正低血流灌注；活血化瘀的中药制剂对 TIA 也有一定的治疗效果。

> **考点提示**
>
> 短暂性脑缺血发作药物治疗

【用药注意事项】

1. 溶栓药和抗凝药 溶栓药和抗凝药易导致出血，故应用时须严格控制剂量、滴速和时间，并监测出凝血时间、做好解救准备。使用溶栓药一旦出血可选用氨甲苯酸防治；若患者使用肝素后出现出血，可选择碱性鱼精蛋白防治；若选用华法林，可选择维生素 K 来对抗。也可中断溶栓治疗、抗栓治疗、扩容及人工压迫损伤血管控制出血。

2. 抗血小板聚集药 患者出现口腔黏膜出血、上腹部疼痛、便血等情况时，可采用饭后服药的方式，也可改用阿司匹林肠溶片或者同服米索前列醇，必要时给予抑酸药（如奥美拉唑、兰索拉唑、雷尼替丁等）。也可以用噻氯匹定替代阿司匹林，噻氯匹定也是一种抗血小板药，其预防再次 TIA 和降低可能引起的消化道出血疗效优于阿司匹林。同时，由于阿司匹林和氯吡格雷对血小板的抑制作用可持续数日，可增加手术出血风险。低剂量阿司匹林因减少尿酸消除而诱发痛风，易感者可考虑减量使用或换药治疗。

3. 治疗药物相互作用

（1）阿司匹林与华法林 可通过竞争血浆蛋白提高血浆游离药物浓度而引起出血；阿司匹林与糖皮质激素，不但能竞争性与血浆蛋白结合，还有药效学协同作用，更易诱发溃疡及出血，所以二者不适合联合用药。

（2）阿司匹林与呋塞米 由于竞争肾小管主动分泌载体，增加各自的游离血药浓度，引起出血和（或）水电解质紊乱，可适当调整剂量。

二、脑梗死

脑梗死（cerebral infarction）又称缺血性脑卒中，也叫中风，是指由各种脑血管病所致脑部血流供应障碍，导致局部脑组织缺血、缺氧、坏死，进而迅速出现相应神经功能缺损的一类临床综合征。脑梗死是卒中的最常见类型，占 70% ~80%。

动脉粥样硬化、血液成分和血流动力学改变等是脑梗死的主要原因。根据局部脑组织发生缺血坏死的机制可将脑梗死分为脑血栓形成、脑栓塞和血流动力学改变所致的脑梗死等三种病理生理类型。脑梗死多于安静或睡眠时急性起病，部分患者在发病前可有 TIA 发作。病情多在数小时或几日内达到高峰，部分病例症状可出现进行性加重或波动。脑梗死的临床表现取决于梗死灶的部位和面积，可出现偏瘫、偏身感觉障碍、失语、共济失调等，部分患者可有头痛、恶心、呕吐等症状。脑 CT 是疑似脑卒中患者首选的影像学检查方法，除此之外，脑梗死的影像学检查还可选择头颅磁共振、经颅多普勒超声、CT 血管成像、数字减影血管造影等。脑梗死的治疗应以挽救缺血半暗带，避免或减轻原发性脑损伤为最根本的治疗目标，包括一般处理、针对缺血损伤病理生理机制中的某一特定环节进行干预的特异性治疗、急性期并发症的处理及康复治疗等。

【药物治疗原则】

（1）根据病因、发病机制、临床类型、发病时间等，制定以分型、分期为核心的最佳个体化药物治疗方案。

（2）脑梗死的药物治疗应遵循分期治疗策略，即超早期、急性期和恢复期三个阶段的治疗。

【常用治疗药物】

脑梗死在治疗过程中，常用药物有：溶栓药（如尿激酶、rt-PA 等）、抗血小板药（如阿司匹林、氯吡格雷、双嘧达莫等）、降纤药（如巴曲酶、降纤酶等）、抗凝药（如肝素、低分子量肝素、华法林等）、中药制剂（如丹参、川穹嗪、三七等）。见本章第一节（短暂性脑缺血发作的“常用治疗药物”）。

拓展阅读

快速识别中风　守护家人健康

2021 年，中国卒中学会正式发布了识别卒中早期症状的“BE FAST”口诀。

B-Balance 是指平衡，平衡或协调能力丧失，突然出现行走困难。

E-Eyes 是指眼睛，突发的视力变化，视物困难。

F-Face 是指面部，面部不对称，口角歪斜。

A-Arms 是指手臂，手臂突然无力感或麻木感，通常出现在身体一侧。

S-Speech 说话：让患者说三句连贯短话。

T-Time 时间：若发现上述 3 条中的 1 条或多条症状，应立即拨打 120。

掌握“BE FAST”口诀是每个公民的责任，这不仅是对个人健康的重视，也是对家庭幸福的负责。我们应该积极推广这种急救知识，提高全民的健康意识和应急能力，共同构建一个健康安全的社会环境。

【治疗药物选用】

1. 超早期　急性脑梗死溶栓治疗的时间窗非常短暂（约 3 小时），在时间窗内应迅速明确诊断，无禁忌证者应给予溶栓治疗；腔隙性脑梗死患者不宜脱水，以改善循环为主；大、中型脑梗死应积极抗脑水肿降颅压，防止脑疝形成。在一般内科支持治疗的基础上，可选用改善脑循环、脑保护、抗脑水肿降颅压等措施。

（1）溶栓治疗　目前认为溶栓治疗适用于超早期及进展期卒中。①对缺血性脑卒中发病 3 小时内和 3.0～4.5 小时的患者，应按照适应证、禁忌证和相对禁忌证，尽快静脉给予阿替普酶溶栓治疗。使用方法：阿替普酶，0.9mg/kg（最大剂量为 90mg）静脉滴注，其中 10% 在最初 1 分钟内静脉推注，其余持续滴注 1 小时，用药期间及用药 24 小时内应严密监护患者。②发病在 6 小时内，可根据适应证和禁忌证标准严格选择患者给予尿激酶静脉溶栓。使用方法：尿激酶 100 万～150 万 IU，溶于生理盐水 100～200mL，持续静脉滴注 30 分钟，用药期间应严密监护患者。

（2）抗血小板治疗　对于未接受静脉溶栓治疗的轻型脑卒中患者（NIHSS≤3），在发病 24 小时内应尽早启动双重抗血小板治疗（阿司匹林和氯吡格雷）并维持 21 天，有利于降低发病 90 天内的脑卒中复发风险，但应密切观察出血风险。

2. 急性期

（1）抗血小板治疗　对于不符合静脉溶栓适应证且无禁忌证的缺血性脑卒中患者，应在发病后尽早给予口服阿司匹林 150～300mg/d 治疗，急性期后可改为预防剂量（50～300mg/d）。溶栓治疗者，阿司匹林等抗血小板药物应在溶栓 24 小时后开始使用，氯吡格雷：75mg/d；阿司匹林（25mg）双嘧达莫（200mg）缓释制剂：2 次/日；西洛他唑 200mg，2 次/日。

（2）抗凝治疗　对大多数急性缺血性脑卒中患者，不推荐无选择地早期进行抗凝治疗。对少数特殊急性缺血性脑卒中患者（如放置心脏瓣膜）是否进行抗凝治疗，需综合评估（如病灶大小、血压控制、肝肾功能等），如出血风险较小，致残性脑栓塞风险高，可在充分沟通后谨慎选择使用。

（3）降纤治疗　对于不适合溶栓并经过严格筛选的脑梗死患者可选择降纤治疗。降纤酶急性发作期：每次10U，一日1次，连用3～4日。非急性发作期：首次10U，维持量5～10U，一日或隔日1次，2周为1疗程。

（4）扩容治疗　对于一般缺血性脑卒中患者不推荐扩容治疗，而对于低血压或脑血流低灌注所致脑梗死患者，方可考虑扩容治疗。①脑血管扩张药及扩容药：0.4%培他啶（或培他啶20mg加入5%葡萄糖500mL）静脉滴注，1次/日；低分子右旋糖酐500mL静脉滴注，1次/日。②钙通道阻滞药：尼莫地平每次20～40mg，3次/日，口服；氟桂利嗪每次5mg，1次/日，睡前服用。

（5）其他　①血压管理：缺血性脑卒中后24小时内血压升高的患者应谨慎处理。对收缩压≥200mmHg或舒张压≥110mmHg、未接受静脉溶栓及血管内治疗、无需紧急降压处理的严重合并症的患者，可在发病后24小时内将血压降低15%。②血糖管理：血糖超过10mmol/L时可给予胰岛素治疗。应加强血糖监测，可将高血糖患者血糖控制在7.8～10mmol/L。血糖低于3.3mmol/L时，可给予10%～20%葡萄糖口服或注射治疗。目标是达到正常血糖。③调血脂：对于非心源性缺血性脑卒中或TIA患者，无论是否伴有其他动脉粥样硬化证据，推荐予高强度他汀类药物长期治疗，以减少脑卒中和心血管事件的风险。

3. 恢复期　以康复锻炼、改善功能为目的，进行心脑血管疾病的二级预防，控制血压、血糖、抗血小板、抗凝、调血脂等治疗。

【用药注意事项】

（1）急性脑梗死患者不推荐常规立即使用抗凝治疗，溶栓24小时内不主张使用抗凝治疗，同时也不进行抗血小板治疗。

（2）对既往有颅内出血，近2周内进行过大的外科手术，近1周内有不可压迫部位的动脉穿刺，近3个月有脑梗死或心肌梗死病史，严重心、肝、肾功能不全或严重糖尿病者，有活动性出血或外伤，已接收过抗凝治疗，妊娠期妇女等，禁用溶栓治疗。

（3）钙通道阻滞药。患者一旦出现脚踝水肿和低血压，前者通过局部热敷可缓解，后者则必须明确低血压的原因，若为直立性低血压，使用此类药物时要观察20～30分钟，并卧床休息、缓慢变更体位，一旦出现直立性低血压应平卧，采用头低足高位，必要时补液或选用去甲肾上腺素等，严禁使用肾上腺素。

（4）脱水药。用药期间要定期监测血钾、血钠、血氯等。

（5）糖皮质激素。主要关注停药“反跳”，用药期间不能突然停药，应逐渐减量。

第二节　出血性脑血管病

出血性脑血管病（hemorrhagic cerebral vascular disease）是指脑血管破裂出血，压迫脑组织使血液循环受阻，颅内压升高，甚至脑疝的急性脑血管病。主要包括脑出血、蛛网膜下腔出血和其他颅内出血三种类型。占脑血管病的20%～30%。本节主要介绍脑出血和蛛网膜下腔出血的药物治疗。

脑出血（intracerebral hemorrhage，ICH）又称出血性脑卒中，是指非外伤性脑实质内出血。常见于50岁以上患者，男性多于女性，发病率为每年（60～80）/10万，在西方国家占卒中的10%～15%，在我国占到20%～30%。虽然脑出血发病率低于脑梗死，但其病死率却可高达30%～40%，是急性脑血管病中病死率最高的。脑出血的最常见病因为高血压合并细小动脉硬化。脑内细小动脉在长期高血压的作用下，发生玻璃样变、纤维素样坏死，甚至形成微动脉瘤或夹层动脉瘤，在此基础上血压骤升时易导致血管破裂出血。70% 的 ICH 发生于基底核的壳核和内囊区，脑叶、脑干和小脑等部位的出血各占约 10%。脑出血多于冬春寒冷季节或情绪激动时突然发病，前驱症状一般不明显，局限性定位表现取决于出血量和出血部位，常伴有头痛、呕吐和不同程度的意识障碍，如嗜睡、昏迷等。

蛛网膜下腔出血（subarachnoid hemorrhage，SAH）是指颅内血管破裂，血液流入蛛网膜下腔，分为外伤性和自发性两种情况。其中，自发性 SAH 包括原发性 SAH 和继发性 SAH 两种类型。颅内动脉瘤是原发性 SAH 最常见的病因，占 75% ~80%。除此之外，血管畸形、颅内肿瘤、血液系统疾病等也是 SAH 发生的重要原因。在剧烈运动、过度疲劳、用力排便或咳嗽等诱因下，血管瘤破裂，进而引起一系列病理生理改变，其临床表现主要取决于出血量、积血部位、脑脊液循环受损程度，主要表现为突发剧烈头痛，伴有恶心、呕吐等颅内压升高的症状；可有短暂的意识障碍和烦躁、谵妄等精神症状；还可出现视网膜出血、脑疝、脑积水、脑血管痉挛等。SAH 的主要并发症包括：再出血、脑血管痉挛脑积水、癫痫发作等。

头颅 CT 是 ICH 和 SAH 最有效、最迅速也是首选的诊断方法。脑出血和蛛网膜下腔出血的治疗重点是支持治疗，使神经功能的恢复最大化，预防进一步出血，并控制并发症的发生。

【药物治疗原则】

（1）脑出血治疗的首要原则是保持安静，稳定血压，防止再出血；根据病情，适当降低颅内压，防止脑水肿，维持水电解质、血糖、体温稳定；同时加强呼吸道管理及护理，预防及治疗各种颅内及全身并发症。

（2）蛛网膜下腔出血的急性期药物治疗原则为防治再出血、降低颅内压，防治继发性血管痉挛及脑积水，减少感染、水电解质和酸碱平衡紊乱等并发症。

【常用治疗药物】

出血性脑血管病的常用治疗药物主要包括降低颅内压的脱水药、降压药、止血药和钙通道拮抗剂等。

1. 脱水药　常用药物有 20% 甘露醇、甘油果糖、25% 山梨醇、高渗葡萄糖、七叶皂苷钠等。其作用机制是提高血浆晶体渗透压，产生组织细胞的脱水作用。甘露醇不良反应比较少见，注射速度过快时可引起一过性头痛、眩晕、畏寒和视物模糊。高渗葡萄糖停药后，可出现颅内压回升而引起反跳。

2. 降压药　常用药物有尼卡地平、拉贝洛尔、艾司洛尔等。尼卡地平为钙通道阻滞剂，拉贝洛尔为 α、β 肾上腺素受体阻断药，艾司洛尔为选择性 β_1 受体阻断药。尼卡地平的不良反应主要有恶心、呕吐、颜面潮红、体位性低血压等；拉贝洛尔常见不良反应有眩晕、乏力、恶心等。

3. 止血药　常用药物有：①纤维蛋白溶解抑制药。如氨甲苯酸、氨甲环酸和氨基己酸，通过竞争性抑制纤溶酶原激活因子，使纤溶酶原不能变为纤溶酶，抑制纤维蛋白的溶解，产生止血作用。②酚磺乙胺。使血管收缩，降低毛细血管通透性，也能促进血小板的聚集性和黏附性。③维生素 K。通过参与肝脏合成凝血因子Ⅱ、Ⅶ、Ⅸ、Ⅺ等的活化过程，使血液凝固正常进行，常见不良反应为恶心、呕吐等胃肠道反应。

4. 钙通道阻滞剂　常用药物为尼莫地平。通过抑制钙离子内流，降低血管平滑肌内钙离子浓度，舒张血管平滑肌，解除血管平滑肌痉挛。常见不良反应有颜面潮红、头晕、便秘等。

【治疗药物选用】

出血性脑血管病的药物治疗主要用于防治并发症，目前无有效药物直接干预。

1. 脑出血 脑出血发生后一般应卧床休息2~4周，保持安静，避免情绪激动和血压升高。有意识障碍、消化道出血者宜禁食24~48小时，必要时清空胃肠道。注意水电解质平衡、预防吸入性肺炎、早期积极控制感染。明显头痛、过度烦躁不安者，可酌情给予镇静催眠药。除此之外，还应使用药物积极实施降低颅内压、调整血压、止血等治疗。

（1）降低颅内压 脑水肿可使颅内压增高，导致脑疝形成，是影响脑出血死亡率和功能恢复的主要因素，应积极控制脑水肿，降低颅内压。可选用的药物有：①20%甘露醇125~250mL，快速静脉滴注，6~8小时1次，一般情况5~7日为宜。②甘油果糖250~500mL，静脉滴注，1~2次/日，对于肾功能不全患者也适用。③七叶皂苷钠5~10mL加入5%葡萄糖或生理盐水100mL中静脉滴注，2次/日。不建议应用糖皮质激素治疗脑水肿。

（2）调整血压 急性脑出血患者常伴有明显血压升高，血压升高的幅度与死亡、残疾、血肿扩大、神经功能恶化等不良预后密切相关。一般认为，随着颅内压的下降血压也会下降，因此，降低血压应首选以进行脱水降颅压治疗为基础。然而，过度强化降压并不能改善患者预后，还会增加患者肾功能损害的风险。当收缩压>200mmHg或平均动脉压>150mmHg时，需用持续静脉降压药物积极降压；但收缩压>180mmHg或平均动脉压>130mmHg时，若颅内压增高，需监测颅内压，可用间断或持续静脉降压药物来降压，但需保证脑灌注压>60~80mmHg；若颅内压不高，降压目标则为160/90mmHg或平均动脉压110mmHg。可选用：尼卡地平0.5~6μg/(kg·min)，静脉滴注；拉贝洛尔1~2mg/min，静脉滴注；艾司洛尔0.05mg/(kg·min)，静脉滴注。

（3）谨慎止血 止血药物如氨基己酸和氨甲环酸是氨基酸衍生物，具有抗纤溶的作用，但增加了迟发性脑缺血及其他血栓事件的危险，总体上并不能改善患者的预后。由于止血药物治疗脑出血临床疗效尚不确定，且可能增加血栓栓塞的风险，不推荐常规使用。若有凝血功能障碍，可针对性选择止血药物治疗。例如，肝素治疗并发的脑出血可用鱼精蛋白中和，华法林治疗并发的脑出血可用维生素K拮抗等。

（4）其他 如稀释性低钠血症，可限制水摄入量在800~1000mL/d，补钠9~12g/d。

2. 蛛网膜下腔出血 SAH的一般处理包括：保持生命体征稳定、降低颅内压、避免用力和情绪波动、保持大便通畅、对症支持治疗等。除此之外，还应积极施行预防再出血（包括卧床休息、调控血压、止血等）、防治脑血管痉挛和癫痫、处理低钠血症和低血容量等治疗。

（1）调控血压 如果收缩压>180mmHg或平均动脉压>125mmHg，可在血压监测下静脉持续输注短效安全的降压药。控制目标为收缩压<160mmHg。可选用尼卡地平、拉贝洛尔和艾司洛尔治疗。用法用量：尼卡地平0.5~6μg/(kg·min)，静脉滴注；拉贝洛尔1~2mg/min，静脉滴注；艾司洛尔0.05mg/(kg·min)，静脉滴注。

（2）止血 SAH不同于脑出血，止血部位没有脑组织的压迫止血作用，应适当应用止血药。可选择：①氨基己酸，静滴：初始用量4~6g，以5%~10%葡萄糖或等渗盐水100mL稀释，15~30分钟内滴完，维持量1g/h，1日量不超过20g，可连用3~4日；口服：成人每次2g，小儿0.1g/kg，3~4次/日，按照病情服用7~10日。②氨甲苯酸，静脉注射：每次0.1~0.3g，一日量不超过0.6g，儿童不超过每次0.1g；口服：0.25~0.5g，3次/日。③酚磺乙胺，肌内或静脉注射：每次0.25~0.5g，0.5~1.5g/d；静脉滴注：每次0.25~0.75g，2~3次/日。

（3）脑血管痉挛防治 推荐早期使用口服或静脉泵入尼莫地平改善患者预后。用法用量：静脉给药，若患者体重<70kg或者血压不稳定，治疗开始的2小时可按照尼莫地平0.5mg/h给药。如果患者耐受且血压下降不明显，2小时后增加至1mg/h；若患者体重>70kg，起始剂量为1mg/h，2小时后若无不适剂量可增至2mg/h。口服给药时给予尼莫地平每次60mg，4次/日。

（4）其他 如可在SAH出血后的早期，预防性应用抗惊厥药防治癫痫；使用等张溶液来纠正低血容量；使用醋酸氢化可的松和高张盐水纠正低钠血症。

【用药注意事项】

（1）脱水药使用过程中，应重点关注水电解质失衡，用药期间应定期查血钾、血钠、血氯等电解质。20% 甘露醇遇冷易析出结晶，使用前需仔细检查并置于热水中或用力震荡使之溶解后方可使用，短时间内反复用药，要防止心脏负担加重，长时间高剂量使用甘露醇，容易引起颅内压反跳。甘油果糖静脉滴注时注意控制输液速度，每 250mL 需控制在 1～1.5 小时内，并与体温相近时使用。

（2）使用钙通道阻滞药期间，患者可出现脚踝水肿和直立性低血压，所以使用此类药物时要观察 20～30 分钟，并卧床休息、缓慢变更体位，一旦出现直立性低血压应平卧，采用头低足高位，必要时给去甲肾上腺素，严禁使用肾上腺素。

（3）对脑出血患者，使用降压药降压不能过快，要加强监测，防止血压过快下降引起脑低灌注。

第三节　癫　痫

癫痫（epilepsy）是一组以反复性癫痫发作为特征的慢性脑部疾病。癫痫发作是指脑神经元反复性、自限性、过度和（或）超同步化放电，导致一过性神经功能障碍的表现。全球每年有 500 万人被诊断为癫痫。在高收入国家，估计每年每 10 万人中有 49 人被诊断为癫痫。

癫痫的病因复杂，发病机制尚未完全阐明。婴幼儿发病多考虑围生期损伤、高热惊厥、中枢神经系统感染等，老年人发病多考虑脑血管病、脑肿瘤、阿尔兹海默病等。癫痫发作多具有短时、刻板和反复发作的特点，并伴有脑电图的异常。临床上通常依据病因学特征将癫痫分为原发性癫痫和继发性癫痫；又依据临床表现分为痫性发作和癫痫症。痫性发作包括：①部分性发作，包括单纯部分性发作（局灶性癫痫）和复杂部分性发作（精神运动性发作）；②全面性发作，包括全面性强直－阵挛发作（癫痫大发作）、肌阵挛性发作和失神性发作（癫痫小发作）；③癫痫持续状态。癫痫大发作表现为突然意识丧失，肌肉则先强直继而阵挛性痉挛，常伴尖叫、面色青紫、尿失禁、舌咬伤、口吐白沫或血沫、瞳孔散大等，数十秒或数分钟后停止发作进入昏睡状态，若全身症状数分钟后未停止则患者进入癫痫大发作持续状态；癫痫小发作表现为精神活动中断，意识丧失、并伴有肌阵挛或自动症，一次发作数秒至数十秒；精神运动性发作表现为精神感觉性、精神运动性及混合型发作，常伴有不同程度意识障碍、思维、感觉、情感及精神运动障碍；癫痫持续状态是指大发作持续 5 分钟以上，反复抽搐，持续昏迷，甚至危及生命。

目前，癫痫的治疗主要包括药物治疗、手术治疗和饮食调整等三个方面。癫痫的治疗可针对性采用药物治疗，尤其早期控制癫痫发作极为重要，不仅能够保证患者的正常生活，还可避免急性的身体伤害，以及调整因癫痫反复发作产生的长期病态心理。

> **考点提示**
> 癫痫的类型

【药物治疗原则】

1. 确定是否用药　一般说来，半年内发作两次以上者，已经诊断明确，就应尽早开始药物治疗。首次发作或间隔半年以上发作者，根据患者及家属的意愿，酌情选择用或不用抗癫痫药。

2. 正确选择药物　根据癫痫发作类型、癫痫和癫痫综合征类型选用抗癫痫药物。治疗初始的药物选择至关重要，可增加治疗成功的可能性。

3. 尽可能单药治疗　70%～80% 的癫痫患者可通过单药治疗控制发作。单药治疗应从小剂量开始，缓慢增加剂量至能最大限度地控制癫痫发作而无不良反应或不良反应较轻，即为最低剂量。

4. 合理联合治疗 约20%患者在两种单药治疗后仍不能控制发作，此时应考虑合理的联合治疗。联合用药的指征包括：①有多种类型的发作；②针对药物的不良反应，如苯妥英钠治疗部分性发作时出现失神发作，可联用氯硝西泮；③针对患者的特殊情况，如月经性癫痫患者可在月经前后加用乙酰唑胺，以提高疗效；④对部分单药治疗无效的患者。

5. 增减药物、停药及换药原则 ①增减药物：增药可适当地快，减药一定要慢，必须逐一增减。②抗癫痫药控制发作后必须坚持长期用药，除非出现严重的不良反应，否则不宜随意减量或停药。③换药：如果一种一线药物已达到最大可耐受剂量，但仍然无法控制发作，可加用另一种一线或二线抗癫痫药，至发作控制或达到最大可耐受剂量后逐渐减掉原来的药物，转换为单药治疗，换药期间应有5~7日的过渡期。④停药：应遵循缓慢和逐渐减量的原则，全面强直-阵挛性发作、强直性发作、阵挛性发作完全控制4~5年后，失神发作停止半年后可考虑停药，但停药前应用缓慢减量的过程，一般不少于1~1.5年。

【常用治疗药物】

抗癫痫药是指用于防治癫痫发作的药物，主要通过两种方式来消除或减轻癫痫发作：①抑制病灶神经元异常过度放电；②阻止病灶异常放电向周围正常神经组织扩散。常用抗癫痫药包括传统抗癫痫药和新型抗癫痫药两类。

1. 传统抗癫痫药 微课

（1）苯妥英钠 又称大仑丁，属乙内酰脲类药物。通过阻滞电压依赖性 Na^+ 通道和 Ca^{2+} 通道，抑制钙调素激酶活性和突触前膜、后膜磷酸化，共同产生稳定细胞膜的作用。常见不良反应有局部刺激、牙龈增生、小脑-前庭系统功能失调、巨幼细胞贫血、低钙血症、过敏反应等。

（2）卡马西平 作用机制类似于苯妥英钠，可阻滞 Na^+ 通道，降低细胞的兴奋性，也可抑制T型 Ca^{2+} 通道，抑制病灶及其周围神经元放电，同时增强中枢 γ-氨基丁酸（γ-aminobutyric acid，GABA）在突触后膜的作用。是治疗单纯部分性发作和大发作的首选药物之一。常见不良反应有眩晕、视物模糊、恶心呕吐、共济失调、手指震颤、水钠潴留等。

（3）丙戊酸钠 属广谱抗癫痫药，对各类癫痫均有一定疗效，是大发作合并小发作的首选药物。其抗癫痫作用与GABA有关，可通过减少GABA的代谢和增加GABA的合成，提高脑内GABA含量，并提高突触后膜对GABA的反应性，从而增强GABA能神经突触后抑制作用。常见消化系统不良反应，如恶心、呕吐、腹痛等，严重者可出现肝损害。

（4）苯巴比妥 巴比妥类药物，除具有镇静催眠作用外，抗癫痫作用强、广谱。作用机制除通过兴奋其受体后增加 Cl^- 内流导致细胞膜超极化外，还与阻断突触前膜对 Ca^{2+} 的摄取，减少 Ca^{2+} 依赖性神经递质（ACh、NE和谷氨酸等）的释放有关。主要用于治疗癫痫大发作和癫痫持续状态。用药初期易产生嗜睡、精神萎靡等副作用，长期使用易产生耐药性。

（5）扑米酮 化学结构及作用机制均与苯巴比妥相似，但价格昂贵，仅用于其他药物无效的患者。常见不良反应有镇静、嗜睡、复视、共济失调、白细胞和血小板减少等。

（6）乙琥胺 低浓度时通过抑制丘脑神经元低阈值 Ca^{2+} 电流，抑制3Hz异常放电的发生（与小发作有关），高浓度时还可抑制GABA转氨酶的活性，减少GABA的代谢。对小发作疗效较好，但略逊于氯硝西泮。常见不良反应为胃肠道反应和焦虑、抑郁、短暂意识丧失等精神行为异常。

（7）氯硝西泮 属苯二氮䓬类药物，可抑制病灶神经元放电向周围的扩散，但不能消除异常放电，且能增强脑内GABA的抑制功能，可用于癫痫持续状态、小发作、肌阵挛性发作等。不良反应较轻，常见中枢神经系统反应和胃肠道反应。

2. 新型抗癫痫药

（1）托吡酯　作用机制包括抑制电压依赖性 Na^+ 通道；提高 GABA 激活 $GABA_A$ 受体的频率，增加 Cl^- 内流；减少谷氨酸释放，抑制谷氨酸介导的兴奋作用等。主要用于局限性发作和大发作，也可辅助治疗难治性癫痫。常见不良反应主要有共济失调、嗜睡、精神错乱等中枢神经系统症状。

（2）拉莫三嗪　作用机制类似于苯妥英钠和卡马西平，用于成人部分性发作的辅助治疗药物，单独使用可治疗全身性发作，也可与其他抗癫痫药合用于治疗难治性癫痫。常见不良反应有头晕、头痛、嗜睡、视物模糊、共济失调、恶心、呕吐等。

（3）奥卡西平　对大脑皮层运动有高度选择性抑制作用。奥卡西平及其代谢产物可阻滞电压依赖性 Na^+ 通道，阻止病灶放电的扩布。主要用于对卡马西平有过敏反应的癫痫患者，作为卡马西平的替代物。不良反应轻，过量使用后可出现共济失调。

（4）其他　其他新型抗癫痫药还有非尔氨脂、加巴喷丁、氨己烯酸、替加宾、唑尼沙胺、左乙拉西坦、普瑞巴林等。

【治疗药物选用】

根据《临床诊疗指南——神经内科学分册》，目前癫痫治疗方法仍以药物为主，药物治疗目标是在无明显的不良反应前提下控制临床发作，使患者保持或恢复原有的生理、心理状态和生活工作能力。

1. 初始治疗　70%左右新诊断的癫痫患者可以通过服用单一抗癫痫药使发作得以控制，所以初始治疗的药物选择非常重要，选药正确可以增加治疗的成功率。根据发作类型和综合征分类选择药物是癫痫治疗的基本原则。中国抗癫痫协会编著的《临床诊疗指南—癫痫病分册》（2015 修订版）建议的选药原则见表 5－1，用法用量见表 5－2。

表 5－1　根据发作类型的选药原则

发作类型	一线药物	添加药物	可以考虑的药物	可能加重发作的药物
全面强直阵挛发作	丙戊酸 拉莫三嗪 卡马西平 奥卡西平 左乙拉西坦 苯巴比妥	左乙拉西坦 托吡酯 丙戊酸 拉莫三嗪 氯巴占*		
强直或失张力发作	丙戊酸	拉莫三嗪	托吡酯 卢菲酰胺*	卡马西平 奥卡西平 加巴喷丁 普瑞巴林 替加宾* 氨己烯酸*
失神发作	丙戊酸 乙琥胺* 拉莫三嗪	丙戊酸 乙琥胺* 拉莫三嗪	氯硝西泮 氯巴占* 左乙拉西坦 托吡酯 唑尼沙胺	卡马西平 奥卡西平 苯妥英钠 加巴喷丁 普瑞巴林 替加宾* 氨己烯酸*

续表

发作类型	一线药物	添加药物	可以考虑的药物	可能加重发作的药物
肌阵挛发作	丙戊酸 左乙拉西坦 托吡酯	左乙拉西坦 丙戊酸 托吡酯	氯硝西泮 氯巴占 * 唑尼沙胺	卡马西平 奥卡西平 苯妥英钠 加巴喷丁 普瑞巴林 替加宾 * 氨己烯酸 *
局灶性发作	卡马西平 拉莫三嗪 奥卡西平 左乙拉西坦 丙戊酸	卡马西平 左乙拉西坦 拉莫三嗪 奥卡西平 加巴喷丁 丙戊酸 托吡酯 唑尼沙胺 氯巴占 *	苯妥英钠 苯巴比妥	
儿童失神癫痫、青少年失神癫痫或其他失神综合征	丙戊酸 乙琥胺 * 拉莫三嗪	丙戊酸 乙琥胺 * 拉莫三嗪	氯硝西泮 唑尼沙胺 左乙拉西坦 托吡酯 氯巴占 *	卡马西平 奥卡西平 苯妥英钠 加巴喷丁 普瑞巴林 替加宾 * 氨己烯酸 *
青少年肌阵挛癫痫	丙戊酸 拉莫三嗪	左乙拉西坦 托吡酯	氯硝西泮 唑尼沙胺 氯巴占 * 苯巴比妥	卡马西平 奥卡西平 苯妥英钠 加巴喷丁 普瑞巴林 替加宾 *

注：标注 * 者为目前国内市场尚没有的抗癫痫药。

表 5-2　常用抗癫痫药物的用法用量

药品	人群	起始剂量	增加剂量	维持剂量	最大剂量	服药次数（次/日）
卡马西平	成人	100~200mg/d	逐渐增加	400~1200mg/d	1600mg/d	2~3
	儿童	<6 岁：5mg/(kg·d)	5~7 天增加 1 次	10~20mg/(kg·d)	400mg	2
		6~12 岁：50~100mg/d	每 2 周增加 1 次，100mg/d	400~800mg	1000mg	2
氯硝西泮	成人	1.5mg/d	0.5~1mg/3d	4~8mg/d	20mg/d	3
	儿童	<10 岁或体重 <30kg：0.01~0.03mg/(kg·d)	0.3~0.5mg/(kg·3d)	0.1~0.2mg/(kg·d)		2~3
苯巴比妥	成人			90mg/d	每次 250mg，500mg/d	1~3
	儿童	儿童		3~5mg/(kg·d)		1~3
苯妥英钠（大仑丁）	成人	200mg/d	逐渐增加	250~300mg/d		2~3
	儿童	5mg/(kg·d)	逐渐增加	4~8mg/(kg·d)	250mg	2~3

续表

药品	人群	起始剂量	增加剂量	维持剂量	最大剂量	服药次数（次/日）
扑米酮	成人	50mg/d，1次晚服	逐渐增加	750mg/d	1500mg/d	3
	儿童	<8岁：50mg/d，1次服或10～25mg/kg，分次服用； 8岁以上同成人	逐渐增加	375～700mg/d或10～25mg/(kg·d)		3
丙戊酸钠	成人	5～10mg/(kg·d)	逐渐增加	600－1200mg/d	1800mg/d	2～3
	儿童	15mg/(kg·d)	逐渐增加	20～30mg/(kg·d)		2～3
加巴喷丁	成人	300mg/d	300mg/d	900～1800mg/d	2400～3600mg/d	3
	儿童	儿童12岁以下剂量未定，12～18岁同成人				
拉莫三嗪	成人	50mg/d	25mg/w	100～200mg/d	500mg/d	2
	儿童	0.3mg/(kg·d)	0.3mg/(kg·d)	2～10mg/(kg·d)		2
左乙拉西坦	成人	1000mg/d	500～1000mg/2w	1000～4000mg/d		2
	儿童	10～20mg/(kg·d)	10～20mg/(kg·d)	20～60mg/(kg·d)		2
奥卡西平	成人	300mg/d	300mg/w	600～1200mg/d	2400mg/d	2
	儿童	8～10mg/(kg·d)	10mg/(kg·w)	20～30mg/(kg·d)	45mg/(kg·d)	2
托吡酯	成人	25mg/d	25mg/w	100～200mg/d		2
	儿童	0.5～1mg/(kg·d)	0.5～1mg/(kg·d)	3～6mg/(kg·d)		

2. 癫痫持续状态　癫痫持续状态是指癫痫发展频繁，间歇期意识障碍不恢复，或者1次发作持续30分钟以上者。癫痫持续状态威胁生命，尽快控制抽搐是抢救的关键。理想的癫痫持续状态的治疗药物应具备以下特点：①能静脉给药；②可快速进入脑内；③无难以接受的不良反应。控制癫痫持续状态的药物都应静脉给药，新生儿和儿童等难以静脉给药的患者，可通过直肠给药。

（1）地西泮　成人静脉用药时可考虑首剂10～20mg静脉缓慢推注；如无效，5分钟后可再次静脉推注；若有效（癫痫发作停止），则用80～100mg地西泮加入5%葡萄糖水中静脉滴注（12小时）；若用药有效，但维持中复发，可再推注10～20mg地西泮；若治疗无效，应停药并改用其他推荐药物。儿童首次剂量为0.25～0.5mg/kg，一般不超过10mg。

（2）地西泮+苯妥英钠　首先用地西泮10～20mg静脉注射取得疗效后，再用苯妥英钠0.3～0.6g加入500mL生理盐水中，静脉滴注，速度不超过50mg/min。

（3）苯妥英钠　部分患者可单用苯妥英钠，剂量、方法同上。

> **考点提示**
> 癫痫的治疗药物选用

（4）10%水合氯醛　肝功能不全或不宜选用苯妥英钠的患者，可用10%水合氯醛20～30mL加等量植物油保留灌肠，每8～12小时1次。

【用药注意事项】

1. 苯妥英钠　对于局部刺激反应，如胃肠道反应和血栓性静脉炎，通过饭后服药和“Z”字型注射可缓解；患者一旦出现齿龈增生，可同服维生素C或者局部按摩来防治。同时注意患者代谢差异性，若患者出现眼球震颤、眩晕、共济失调等症状，一般停药3～6个月可消退。必要时还要监测造血功能、肝功能，妊娠期妇女禁用。

2. 巴比妥类　患者服药后次晨会出现头晕、困倦、精神不振等症状，所以应避免高空作业，驾驶员慎用。长期服用可产生耐受性和依赖性，故避免长期用药。同时注意剂量、浓度，避免药物中毒，一旦出现中毒症状可采用呼吸兴奋剂（如尼可刹米等）解救。

3. 苯二氮䓬类 小剂量连续使用可出现头晕、乏力和嗜睡等症状。大剂量可有共济失调、言语不清，重者昏迷和呼吸抑制等，故驾驶员及其他机械操作人员禁用。应用时应严格控制输液速度，一旦出现呼吸困难、血压下降、面色苍白、尿量减少等中毒症状可用氟马西尼解救。久用或滥用也可产生耐受性和依赖性，注意疗程。地西泮可透过胎盘屏障和随乳汁分泌，有致畸性，故妊娠期及哺乳期妇女慎用或禁用。

4. 开始用药前应做脑电图、血常规及肝肾功能检查 用药过程中，每 3 个月检测 1 次肝功能、血常规，应用丙戊酸钠的患者每月监测肝功能 1 次；每 6 个月检查 1 次脑电图，发作次数增多时应及时做脑电图检查。

5. 有下列情况的可以监测血药浓度 ①治疗开始估计已达到稳态血药浓度时，作为基础值；②确定依从性；③多药治疗加用或停用 1 种抗癫痫药；④确定剂量相关性不良反应；⑤未能控制或治疗中发作次数增多者；⑥患者具有可能使血药浓度发生改变的情况时，如妊娠、肝肾功能不全、低蛋白血症等。

6. 治疗药物相互作用 苯妥英钠血浆蛋白结合率高达 90%，具有肝药酶诱导作用，可与其他药物（如保泰松、避孕药、糖皮质激素、双香豆素等）产生药动学和药效学相互作用，注意剂量调整。

第四节 帕金森病

帕金森病（Parkinson disease，PD）又称震颤麻痹，是一种中老年人常见的慢性进行性中枢神经系统退行性疾病，是锥体外系疾病之一。我国是世界上人口最多的国家，有预测指出我国帕金森病患病人数将从 2005 年的 199 万人上升到 2030 年的 500 万人，几乎占到全球帕金森病患病人数的一半。帕金森病的病因及发病机制尚未明确。近年来，研究表明帕金森病可能与感染（如病毒性脑炎）、药物（如抗精神病药）、环境（如除草剂百草枯、杀虫剂三氯乙烯等）、老化（老年人体内多巴胺递质含量减少）、遗传（如常染色体显性遗传或隐性遗传，CYP2D6 型基因人群易感）等因素有关。帕金森病的发病机制是以黑质多巴胺能神经元进行性退变和路易小体形成为主要病理变化，以纹状体区多巴胺递质含量降低、多巴胺与乙酰胆碱递质失衡为主的生化改变。帕金森病的典型临床表现有静止性震颤、肌肉强直、运动减少或自发性运动减少（如面具脸）和姿势平衡障碍等。目前，帕金森病的治疗主要包括药物治疗、心理治疗、手术治疗、康复疗法等在内的综合治疗。锻炼、物理疗法和良好的营养供应，对于早期患者增进灵活性、改善肌力、情绪以及提高适应能力有益。通过心理治疗可以调节患者的情绪，减少其恐惧不安和陌生感，从而树立对疾病治疗的信心，增加患者的用药依从性。

【药物治疗原则】

（1）提倡早期诊断、早期治疗、长期用药，改善症状，可能会达到延缓疾病进展的效果，几乎所有的患者需终身用药。

（2）坚持剂量滴定，即从小剂量开始，缓慢加量，直至起效并能耐受，待病情缓解后，逐步减少剂量至维持量。力求以尽可能小的剂量达到满意的临床效果，避免或降低运动并发症（异动症）的发生率。

（3）一般情况下不能突然停药，加减剂量应缓慢，须密切观察，正确评价疗效药物种类、剂量和用法均应注意个体化，同时需全程治疗，包括起始治疗和其他症状的治疗。

（4）一般主张采用单一药物治疗；若单一药物治疗无效者，可换用或合并使用另一类化学结构或作用机制不同的药物，作用机制相同的药物原则上不宜合用。

【常用治疗药物】

1. 拟多巴胺药 包括多巴胺的前体药、多巴胺受体激动药、氨基酸脱羧酶（amino acid decarboxylase，AADC）抑制药、儿茶酚胺氧位甲基转移酶（catechol－*O*－methyltransferase，COMT）抑制药、单胺氧化酶B（monoamine oxidase B，MAO－B）抑制药、促多巴胺释放药等。

（1）多巴胺的前体物质 常用药物为左旋多巴（L－DOPA）。左旋多巴在脑内多巴脱羧酶的作用下生成多巴胺，从而补充纹状体中多巴胺的不足而发挥治疗作用。吸收入血的左旋多巴约98%被外周的多巴脱羧酶转变为多巴胺，而多巴胺不易透过血－脑屏障，外周循环中的左旋多巴只有1%会进入中枢转变为DA发挥作用。常见不良反应有胃肠道反应、心血管反应、运动过多症、症状波动及精神错乱等。

（2）AADC抑制药 常用药物有卡比多巴和苄丝肼。通过抑制外周氨基酸脱羧酶，减少左旋多巴在外周脱羧生成多巴胺，从而使进入中枢的左旋多巴增加，增加中枢多巴胺的生成。不良反应较少，主要有恶心、呕吐、厌食、失眠等。与左旋多巴按照不同的比例组成各种复方制剂，如：复方卡比多巴1号片（卡比多巴10mg：左旋多巴100mg），复方卡比多巴2号片（卡比多巴25mg：左旋多巴250mg），多巴丝肼（苄丝肼25mg：左旋多巴100mg）等。

（3）多巴胺受体激动药 常用药物有溴隐亭、培高利特、普拉克索、罗匹尼罗等。通过激动黑质纹状体多巴胺通路的D_2受体，增强多巴胺功能。不良反应较多，包括胃肠道反应、直立性低血压、无痛性手指血管痉挛、心律失常、精神错乱等。

（4）COMT抑制药 常用药物有托卡朋、恩他卡朋、硝替卡朋等。该类药物通过抑制COMT的活性，减少左旋多巴的降解，提高左旋多巴的生物利用度和其在纹状体中的浓度。托卡朋的主要不良反应为肝损害，甚至出现暴发型肝衰竭。因此，用药过程中，需严密监测肝功能。

（5）MAO－B抑制药 常用药物有司来吉兰、吗氯贝胺等。该类药物通过抑制MAO活性，抑制多巴胺的降解，使脑内多巴胺浓度增加。与左旋多巴合用，可减少左旋多巴的用量。司来吉兰的代谢产物可引起焦虑、失眠、幻觉等精神系统不良反应。

（6）促多巴胺释放药 常用药物为金刚烷胺。金刚烷胺可促进左旋多巴进入脑循环，增加多巴胺合成、释放，并减少多巴胺再摄取，从而提高多巴胺在脑内的浓度。在抗帕金森病方面，具有显效快、作用持续时间短的特点。长期用药可出现下肢皮肤网状青斑，还可引起精神不安、失眠、运动失调等不良反应。

2. 抗胆碱药 常用药物有苯海索、苯扎托品等。该类药物通过阻断中枢部位M胆碱受体，降低胆碱能神经功能。抗震颤效果好，也可改善运动障碍和肌肉强直。不良反应与阿托品相似，但症状较轻。

3. 抗组胺药 代表药有苯海拉明、奥芬那君等。该类药物通过阻断H_1受体，减少腺体分泌和抑制中枢神经系统，进而改善症状。常见不良反应有中枢抑制、胃肠道反应等。

4. 抗精神病药 代表药物为非典型抗精神病药，如氯氮平。通过选择性作用于边缘系统和大脑皮层的D_3、D_4、D_5受体，在不影响帕金森病症状的前提下控制精神症状，缓解患者抑郁、精神性激越等症状。主要不良反应为粒细胞减少症。

【治疗药物选用】

依据《2020中国帕金森病治疗指南》（第4版），帕金森病的治疗无论是药物或手术治疗，只能改善患者的症状，并不能阻止病情的发展和达到治愈的目的。所以，目前仍需继续采用支持治疗、药物治疗、并发症治疗等手段。其中，药物治疗包括早期PD治疗和中晚期PD治疗两方面。

1. 早期 PD 治疗 有证据提示在 PD 早期阶段的病情进展较后期阶段要快。因此，一旦早期确诊，即应尽早开始治疗。早期药物治疗多予单药治疗，也可采用小剂量多种药物联合应用，力求达到疗效最佳、维持时间更长且运动并发症发生率更低的目标。

（1）早发型患者 在不伴有智力减退的情况下，可选择药物见表 5 - 3。

表 5 - 3 早发型帕金森（不伴智力减退）患者可选药物

给药方案	药物	剂量	用药调整
①	甲磺酸溴隐亭片	1.25mg/d	每 2 ~ 4 周增加 1.25mg，在 6 ~ 8 周内未达到满意的疗效，可尝试每周增加剂量 2.5mg/d，每日总量 20mg
	盐酸普拉克索片	0.375mg/d	每 5 ~ 7 日增加一次剂量，若患者耐受，每周增加 0.75mg/d，直至 4.5mg/d
	甲磺酸培高利特片	0.05mg/d	维持 2 ~ 3d，以后每日增加 0.05mg，直至 0.2mg/d
②	司来吉兰	5mg/d	可增至每天 10mg（早晨一次服用或分早、中 2 次服用）
③	卡比多巴/左旋多巴（1∶10）	每次 110mg，t. i. d.	每 3 ~ 7 日增加 110mg，维持量为 330 ~ 1650mg/d，分 3 ~ 4 次服用
	卡比多巴/左旋多巴（1∶4）	每次 125mg，b. i. d.	每 3 ~ 7 日增加 110mg，维持量为 250 ~ 2500mg/d，分 4 次服用
④	恩他卡朋双多巴片（100mg∶25mg∶100mg）	1 片/次，t. i. d.	
⑤	金刚烷胺	每次 100mg，b. i. d.	每 1 ~ 2 周增加 100mg
⑥	苯海索	1 ~ 2mg/d	每 3 ~ 5 日增加 2mg，不超过 10mg/d，分 3 ~ 4 次服用

首选药物并非按照以上顺序，需根据不同患者的具体情况，而选择不同方案。若顺应欧美治疗指南首选①方案，也可首选②方案，或可首选③方案；若因特殊工作之需，力求显著改善运动症状，则可首选③或④方案；也可小剂量应用①或②方案时，同时小剂量合用③方案；若考虑药物经济因素，对强直少动型患者可首选⑤方案，对震颤型患者也可首选⑥方案。

（2）晚发型或伴有智力减退的 PD 患者 一般首选复方左旋多巴治疗，剂量同上。随着症状的加重，疗效减退时可联用多巴胺受体激动药、MAO - B 抑制剂或 COMT 抑制剂。尽量不用抗胆碱能药物，尤其对于老年男性患者，否则易产生较多的副作用。

2. 中晚期 PD 治疗 中晚期 PD 患者病情较为复杂，既有疾病本身的进展，又有药物副作用或运动并发症的因素参与其中。对于中晚期 PD 患者，一方面要继续改善患者的运动症状，另一方面还要妥善处理运动并发症和非运动症状。

运动并发症包括症状波动和异动症，是中晚期 PD 患者较为常见的症状，主要通过调整药物种类、剂量和服用次数，也可以通过手术治疗来改善。症状波动的药物处理原则包括：增加复方左旋多巴的给药次数；换用左旋多巴控释剂；加用多巴胺受体激动药；加用 COMT 抑制剂或 MAO - B 抑制剂；换用左旋多巴水溶剂等。异动症的药物处理原则包括：以仍能有效改善运动症状为前提，减少单次复方左旋多巴的剂量增加给药次数；减少复方左旋多巴的剂量并加用多巴胺受体激动药或 COMT 抑制剂；加用金刚烷胺或加用非典型安定剂，如氯氮平 25mg，2 ~ 3 次/日。

【用药注意事项】

1. 复方左旋多巴 可出现恶心、呕吐等症状，从小剂量开始逐渐增加剂量可减少反应，也可服用多潘立酮或莫沙必利控制症状。个别患者使用美多巴会出现白天睡眠过多或发作性睡眠，故驾驶员、操纵机械、高空作业者禁用。长期大量服用左旋多巴，患者可出现张口、咬牙、伸舌、点头等异动症，减少剂量可缓解，也可用普拉克索替代。对于症状加重者可以与维生素 B_6 合用。

2. 多巴胺受体激动药 在治疗早期约30%患者会出现轻度直立性低血压、脚踝水肿，由于患者对此反应有耐受性，继续服药可自然减轻。约15%患者会出现精神行为异常（幻觉、妄想、食欲亢进等），停药或减量可缓解。

3. 盐酸苯海索 可出现口干、皮肤干燥、便秘、吞咽困难等症状，停药可缓解。

4. 治疗药物相互作用

（1）左旋多巴与抗精神病药物氯丙嗪、奋乃静等合用，后者具有中枢多巴胺受体阻断作用，影响左旋多巴的治疗效果。

（2）左旋多巴与维生素 B_6 合用，因为吡哆醇作为左旋多巴脱羧酶的辅酶，可以增加左旋多巴的外周代谢，导致进入脑内的左旋多巴的量减少。

（3）美多巴不宜与利血平、α-甲基多巴合用，会产生拮抗作用。

实训五 急性缺血性脑卒中的药物治疗方案评定

实训提示

【实训目的】

1. 掌握急性缺血性脑卒中的常用治疗药物及其用法用量，熟悉急性缺血性脑卒中的临床表现。
2. 学会制定与评价急性缺血性脑卒中的药物治疗方案。
3. 养成团队协作的工作习惯，具备关爱患者的药学服务职业道德。

【实训内容】

李某，男，54岁，身高170cm，体重64kg。因“右侧肢体活动不灵3.5小时”入院。患者于2019年12月02日17：30左右患者出现右侧肢体活动不灵，上肢可抬举，持物不稳，下肢无力，家属搀扶可行走，头CT示多发腔隙性梗塞，脑干受累。急诊以“急性脑梗塞”收于神经内科；患者病来未进食水，无尿失禁。既往史：高血压病史1年，血压最高可达200/120mmHg，平素口服“缬沙坦氢氯噻嗪”降压，血压控制在160~170/90~100mmHg左右。吸烟史40年，平均7~8支/日，饮酒史40年。体温：36.6℃，心率：92次/分，呼吸：18次/分，血压：203/126mmHg；入科查体：神清，言语含糊不清，双侧额纹对称，右侧鼻唇沟浅，示齿口角左偏、伸舌右偏，右侧肢体肌力4级，右侧Babinski（+），NIHSS评分：3分。头CT示：多发腔隙性梗塞，脑干受累。

结合以上病例，完成以下几个方面的实训。

1. 向患者详细询问病情。
2. 根据病情制定药物治疗方案。
3. 对患者进行合理用药指导。

【实训步骤】

1. 问病 进入实训室，首先由教师讲解实训要求和安排，将学生按2人一组进行分组实训，分别模拟担任药师和典型的急性缺血性脑卒中患者。每组分别进行问病演示。

问病内容。①主要症状：发病时的症状，发病时长；②病史与诱因：吸烟史，情绪、饮酒等，有无明显的诱因及缓解因素；③体格检查：言语情况、肌力、病理征等；④诊疗过程：是否做过 CT、血常规、生化检查等；⑤家族史、既往病史：家中有无相同症状的患者，是否有过敏史、感染病史、外伤史、手术史、用药史等；⑥病情评估：病情轻重、急缓、营养状况，可能出现的并发症、预后判断告知患者。

2. 讨论 分组讨论，指出各组问病过程中的优、缺点，每组推出 1 名学生进行总结，各组对问病环节进行优化，带教老师挑选 1 ~2 组再次问病演示。

3. 制定药物治疗方案

（1）分组对案例进行讨论，给出诊断结果及依据，并制定药物治疗方案。

（2）各组代表发言。

（3）老师对各组的药物治疗方案进行点评、总结。

4. 用药指导 指导学生分别扮演“急性缺血性脑卒中”患者，每位同学就治疗方案中的药物进行介绍，并就用法用量、不良反应及用药注意事项等方面进行用药指导。

【实训考核】

由教师扮演“急性缺血性脑卒中”标准化患者，学生扮演药师，考核学生根据病情制定药物治疗方案并进行用药指导。

<table>
<tr><th>考核项目</th><th colspan="2">考核内容</th><th>分值</th><th>得分</th></tr>
<tr><td rowspan="4">实训准备
（15 分）</td><td colspan="2">着装：
学生着工作服，仪表规范得体（1 分）
女生不得披头发，男女生不得穿拖鞋（1 分）</td><td>2</td><td></td></tr>
<tr><td colspan="2">报告班级、姓名、操作项目</td><td>1</td><td></td></tr>
<tr><td colspan="2">举止得体，语言清晰</td><td>2</td><td></td></tr>
<tr><td colspan="2">理论知识：
治疗急性缺血性脑卒中的药物治疗原则（4 分）
治疗药物的药理作用和用途（3 分）
药物的不良反应（3 分）</td><td>10</td><td></td></tr>
<tr><td rowspan="6">实训操作
（75 分）</td><td rowspan="2">沟通能力
（10 分）</td><td>与患者的沟通技巧：
参考人际沟通知识，考生回答沟通技巧的内容</td><td>5</td><td></td></tr>
<tr><td>与患者的沟通的礼仪：
面对考官时，见面问候（2 分），离开道别（3 分）</td><td>5</td><td></td></tr>
<tr><td rowspan="4">专业能力
（65 分）</td><td>临床诊断：
诊断正确（2 分）
诊断依据陈述正确（3 分）</td><td>5</td><td></td></tr>
<tr><td>药物选择：
药品名称、剂型正确（5 分）
药品规格正确（5 分）
药品剂量正确（5 分）
无遗漏药品（5 分）</td><td>20</td><td></td></tr>
<tr><td>药物介绍：
介绍药品名称及数量（5 分）
介绍用法用量（5 分）
介绍不良反应（5 分）</td><td>15</td><td></td></tr>
<tr><td>用药指导：
是否符合急性缺血性脑卒中的用药原则（5 分）
用药注意事项（15 分）
给出用药指导策略（5 分）</td><td>25</td><td></td></tr>
</table>

续表

考核项目	考核内容	分值	得分
实训报告（10分）	实训结果记录字迹工整，项目齐全，并能针对实训思考题目认真进行分析讨论	10	
合计		100	

【实训思考】

1. 急性缺血性脑卒中静脉溶栓治疗的时间窗是什么？
2. 溶栓治疗的用药监护点有哪些？
3. 药师要从哪些方面对急性缺血性脑卒中患者进行健康教育？

简答题

1. 简述短暂性脑缺血发作（TIA）的药物治疗原则。
2. 简述帕金森病的起始治疗方案。

（王　琴　李卓恒）

书网融合……

扫一扫，拧一拧　　微课　　习题

第六章　精神疾病的药物治疗

PPT

学习目标

知识目标：

1. 掌握　失眠症、焦虑症、心境障碍、精神分裂症常用治疗药物、治疗原则及治疗方法。

2. 熟悉　失眠症、焦虑症、心境障碍、精神分裂症的临床表现、治疗药物的不良反应及用药注意事项。

3. 了解　失眠症、焦虑症、心境障碍、精神分裂症的病因、发病机制及常用治疗药物的作用机制。

能力目标：

1. 能正确合理选用精神疾病药物。
2. 能为精神疾病患者开展用药指导和健康教育。
3. 能正确判断精神系统疾病药物治疗的疗效和疾病转归。

素质目标：

1. 培养学生尊重和维护患者的隐私和尊严，避免歧视和偏见。
2. 培养学生对精神疾病患者的耐心和关爱，并提供心理支持和安慰。

精神疾病（mental disorders）又称精神障碍，是指在各种生物、心理及社会环境等因素的影响下，大脑功能失调，导致认知、情感、意志、行为、智力等精神活动出现不同程度障碍，需用医学方法进行治疗的一类疾病。大多数功能性精神疾病没有明确的病因，发病机制不详，也无明显的体征和实验室指标异常。本章主要介绍失眠症、焦虑症、心境障碍、精神分裂症等常见功能性精神疾病的药物治疗。

案例导入

案例：患者，女，30岁。以失眠1个月为主诉来院就诊。患者1个月前因工作变动和感情问题，感到压力大，开始出现入睡困难，开始需要1～2个小时才能入睡，白天能正常工作，但后来逐渐加重，有时几乎整夜无法入睡，每天都为睡眠困扰。白天头晕、困倦乏力、精力不足、记忆力差、脾气急躁易怒，并有时伴有心慌、气短等症状。曾自服中药但无明显效果。既往史：体健，无肝、肾、糖尿病病史，无药物过敏史，月经史、无精神病家族史。查体：T 37.2℃，P 81次/分，R 20次/分，BP 120/70mmHg。无皮疹，浅表淋巴结未触及，巩膜不黄，颈软，颈静脉无怒张，心肺无异常。腹平软，肝脾未触及。临床诊断：亚急性失眠伴有焦虑。

扫一扫，知解析

讨论：请为该患者制定合适的药物治疗方案。

第一节　失眠症

微课1

睡眠障碍（sleep disorders）是指睡眠的数量、质量、时间或节律紊乱，睡眠量不正常以及睡眠中出现异常行为的表现，包括失眠症（insomnia）、发作性睡病、阻塞性睡眠呼吸暂停综合征、不宁腿综合征、周期性肢体运动障碍等。其中，失眠症是最常见的睡眠障碍性疾病，是以入睡和（或）睡眠维持困难所导致的睡眠质量或数量无法达到正常生理需求，从而影响日间社会功能的一种主观体验。失眠症多见于女性和老年人，长期失眠对于正常生活和工作会产生严重负面影响，甚至会导致恶性意外事件的发生。

失眠症可由多种原因引起，主要病因包括心理因素（如焦虑、抑郁、紧张等）、环境因素（如环境嘈杂、空气污浊、居住拥挤或睡眠环境突然改变等）、睡眠节律改变及生活因素（如饥饿、疲劳、性兴奋等）等。此外，药物因素、疾病因素（高血压、糖尿病、月经不调等）也会引起失眠。多种躯体疾病可以导致失眠，但有时很难确定这些疾病与失眠之间的因果关系。失眠症的主要临床表现包括入睡困难、睡眠维持障碍（易醒）、早醒（醒后不能再睡）及睡眠质量差（次日晨醒后仍困倦，无精力恢复感）等。多数患者因过度关注自身睡眠问题而产生焦虑，出现紧张、不安、情绪低落，严重者有心率加快、体温升高、周围血管收缩等自主神经紊乱症状。焦虑又可加重失眠，从而导致症状的恶性循环。失眠症的治疗主要有躯体治疗（如药物治疗、物理治疗等）、心理治疗及综合治疗等。

【药物治疗原则】

1. 个体化 小剂量开始给药，达到有效剂量后不可轻易调整药物剂量。

2. 按需服药、间断治疗 可以每周选择3～5日服药，而非连续每晚用药；需长期药物治疗的患者宜“按需服药”；抗抑郁药不能采用间断治疗的方法。

3. 疗程 短于4周的药物干预可连续治疗；超过4周的药物干预需每月定期评估，每6个月或旧病复发时，需对睡眠情况全面评估；必要时变更给药方案，或者根据患者的睡眠状况适时采用间歇治疗。

4. 特殊人群 妊娠期妇女、哺乳期妇女、儿童、重症肌无力患者、重度睡眠呼吸暂停综合征患者、肝肾功能不全者不宜使用催眠药治疗。

【常用治疗药物】 微课2

治疗失眠症的理想药物应具有迅速导眠、维持足够睡眠时间、提高睡眠质量且无宿醉反应和成瘾性等特征。目前，临床治疗失眠的药物主要包括苯二氮䓬受体激动剂、褪黑素受体激动剂和具有催眠效果的抗抑郁药物。巴比妥类药物、水合氯醛虽被FDA批准治疗失眠，但临床不推荐。抗癫痫药、抗精神病药仅适用特殊情况人群。

1. 苯二氮䓬受体激动剂（benzodiazepine receptor agonists，BZRAs） 包括传统的苯二氮䓬类药物（benzodiazepine drugs，BZDs）和新型非苯二氮䓬类药物（nonbenzodiazepine drugs，non－BZDs）两类。

（1）苯二氮䓬类药物 常用药物有地西泮、氯氮䓬、艾司唑仑、阿普唑仑、氯硝西泮等。BZDs通过非选择性激动γ－氨基丁酸受体A（$GABA_A$）而发挥抗焦虑、催眠、解痉和肌肉松弛等药理作用，能够缩短入睡时间、减少觉醒时间和次数、增加总睡眠时间。不良反应主要有日间困倦、头昏、肌张力下降、跌倒和认知功能减退等。老年患者应用时尤须注意跌倒风险。使用中－短效BZDs治疗失眠时有可能引起反跳性失眠。持续使用BZDs后，在停药时可能会出现戒断症状，长期大量使用会产生耐受性和依赖性。BZDs禁用于妊娠期或哺乳期妇女、肝肾功能损害者、阻塞性睡眠呼吸暂停综合征患者以及重度通气功能缺损者。

（2）非苯二氮䓬类药物 常用药物有唑吡坦、佐匹克隆、右佐匹克隆和扎来普隆等。与BZDs相比，本类药物为选择性$GABA_A$受体激动剂，仅有单一的催眠作用，无肌肉松弛和抗惊厥作用。non－

BZDs 半衰期短，次日残余效应被最大程度地降低，一般不产生日间困倦，产生药物依赖性的风险也较传统 BZDs 低，目前被推荐作为治疗失眠的一线药物。长期和（或）大量使用唑吡坦可出现宿醉效应和耐受性增加。佐匹克隆不良反应较少，偶见嗜睡、口苦、口干、肌无力、遗忘、醉态，长期服药后突然停药会出现戒断症状。

2. 褪黑素和褪黑素受体激动剂 褪黑素参与调节睡眠－觉醒周期，可以改善时差症状、睡眠时相延迟综合征和昼夜节律失调性睡眠障碍。不良反应较小，可在老年人群中使用，也可用于倒时差。褪黑素受体激动剂包括雷美尔通、阿戈美拉汀等。雷美尔通是目前临床使用的褪黑素受体 MT_1 和 MT_2 激动剂，可缩短睡眠潜伏期、提高睡眠效率、增加总睡眠时间，用于治疗以入睡困难为主的失眠以及昼夜节律失调性睡眠障碍。由于没有药物依赖性，也不会产生戒断症状，已获准长期使用治疗失眠。阿戈美拉汀既是褪黑素受体激动剂，也是 5－HT 受体阻断剂，因而具有抗抑郁和催眠双重作用，能够改善抑郁症相关性失眠，缩短睡眠潜伏期，增加睡眠连续性。

3. 抗抑郁药物 部分抗抑郁药同时具有催眠镇静作用，在失眠伴随抑郁、焦虑心境时应用较为有效。

（1）低剂量（3～6mg/d）多塞平 因具有专一性抗组胺机制，可以改善中青年和老年慢性失眠患者的睡眠状况，具有临床耐受性良好、无戒断效应的特点。

（2）选择性 5－HT 再摄取抑制剂 没有特异性催眠作用，但可通过治疗抑郁和焦虑来改善失眠症状。反之，对于部分镇静催眠药物无效的慢性失眠患者，虽然其有关量表评分并未达到抑郁或焦虑的诊断标准，但某些抗抑郁药物能够显著改善或治愈其失眠症状。

（3）小剂量（15～30mg/d）米氮平 可增加睡眠的连续性和慢波睡眠，缩短入睡潜伏期，增加总睡眠时间，改善睡眠效率，尤其是对于伴有失眠的抑郁症患者，能缓解失眠症状。常见不良反应有口干、便秘、食欲及体重增加等。

（4）抗抑郁药物与 BZRAs 联合应用 慢性失眠常与抑郁症状同时存在，在应用抗抑郁药物治疗的开始阶段，联用短效 BZRAs 有益于迅速改善失眠症状，提高患者依从性，作用持久且安全性高。两类药物联用治疗的不良反应主要有头痛、困倦、口干等。

【治疗药物选用】

目前治疗失眠症的推荐用药顺序为：①短、中效苯二氮䓬受体激动剂或褪黑素受体激动剂；②其他 BZRAs 或褪黑素受体激动剂；③具有镇静作用的抗抑郁药（如曲唑酮、米氮平、氟伏沙明、多塞平等），尤其适用于伴抑郁和（或）焦虑症的失眠患者；④联用 BZRAs 和具有镇静作用的抗抑郁药；⑤抗癫痫药、抗精神病药不作为首选药物使用，仅适用于某些特殊情况和人群；⑥临床不推荐使用巴比妥类、水合氯醛、抗组胺药。常用助眠药的用法用量见表 6－1。

表 6－1 常用助眠药的用法用量

类别	药物	给药剂量和方法
苯二氮䓬类	三唑仑	口服给药，每次 0.25～0.5mg，睡前服用
	奥沙西泮	口服给药，每次 15～30mg，3 次/日
	阿普唑仑	口服给药，每次 0.4～0.8mg，睡前服用
	劳拉西泮	口服给药，每次 1～2mg，2～3 次/日
	艾司唑仑	口服给药，每次 1～2mg，睡前服用

续表

类别	药物	给药剂量和方法
非苯二氮䓬类	地西泮	口服给药，每次 2.5 ~ 5mg，3 次/日
	氟西泮	口服给药，每次 15 ~ 30mg，睡前服用
	唑吡坦	口服给药，每次 5 ~ 10mg，睡前服用
	佐匹克隆	口服给药，每次 7.5mg，睡前服用
	扎来普隆	口服给药，每次 10mg，睡前服用

1. 原发性失眠患者　首选 non－BZDs，如唑吡坦、佐匹克隆、右佐匹克隆和扎来普隆等；如首选药物无效或无法依从，可更换另一种短－中效 BZDs 或褪黑素受体激动剂；若治疗效果不佳，可添加具有镇静作用的抗抑郁药物（如多塞平、曲唑酮、米氮平或帕罗西汀等），尤其适用于伴随焦虑和抑郁症状的失眠患者；若疗效仍不理想，可联用 BZRAs、褪黑素受体激动剂和抗抑郁药。

2. 长期应用镇静催眠药物的慢性失眠患者　不提倡药物连续治疗，提倡 non－BZDs 药物间歇治疗（推荐 3 ~ 5 次/周）或按需治疗，同时建议每 4 周进行 1 次评估。抗组胺药、抗过敏药及其他辅助睡眠的非处方药不适用慢性失眠的治疗。

3. 老年患者　首选非药物治疗手段，如睡眠卫生教育，尤其强调接受认知行为治疗。当针对原发疾病的治疗不能缓解失眠症状或无法依从非药物治疗时，可考虑药物治疗，推荐应用 non－BZDs 药物或褪黑素受体激动剂，可选用雷美尔通 4 ~ 32mg/d，1 次/日，睡前服用。必须使用 BZDs 时需谨慎，若发生共济失调、意识模糊、反常运动、幻觉、呼吸抑制等症状时，应立即停药并妥善处理。BZDs 引起的肌张力降低有可能产生跌倒等意外伤害，需特别关注。老年患者的药物治疗剂量应从最小有效剂量开始，短期应用或采用间歇疗法，不主张大剂量给药，用药过程中需密切观察药品不良反应。

4. 妊娠期及哺乳期失眠患者　首选非药物治疗手段，如睡眠卫生教育。由于妊娠期妇女使用镇静催眠药物的安全性缺乏证据资料，故尽可能选用安全性高的药物，尽量单药、小剂量、短疗程使用。

5. 围绝经期和绝经期失眠患者　首先需鉴别和处理该年龄组中影响睡眠的常见疾病，如抑郁症、焦虑症和睡眠呼吸暂停综合征等，按照症状和激素水平给予必要的激素替代治疗，失眠症状处理与普通成人相同。

6. 伴有呼吸系统疾病的失眠患者　由于 BZDs 具有呼吸抑制作用，慢性阻塞性肺病（chronic obstructive pulmonary disease，COPD）及睡眠呼吸暂停低通气综合征患者应慎用。Non－BZDs 受体选择性强，次晨残余效应发生率低，使用唑吡坦和佐匹克隆治疗稳定期的轻、中度 COPD 的失眠者，尚未有呼吸功能障碍的不良反应报道，但扎来普隆对伴呼吸系统疾病的失眠患者疗效尚不确定。老年睡眠呼吸暂停患者以失眠为主，复杂性睡眠呼吸紊乱者较多，单用唑吡坦等短效助眠药物可减少中枢性睡眠呼吸暂停的发生，在无创呼吸机治疗的同时应用可提高顺应性，减少诱发阻塞型睡眠呼吸暂停的发生。对高碳酸血症明显的 COPD 急性加重期、限制性通气功能障碍失代偿期的患者禁用 BZDs，必要时可在机械通气支持（有创或无创）的同时应用并密切监护。褪黑素受体激动剂雷美尔通可用于治疗睡眠呼吸障碍合并失眠的患者，但需要进一步的研究。

> **考点提示**
>
> 治疗不同类型失眠的首选药物

7. 共病精神障碍的失眠患者　精神障碍患者常存在失眠症状，应由精神科医师专科治疗和控制原发病，同时治疗失眠症状。抑郁症常与失眠症共病，不可单独治疗失眠症，以免进入恶性循环的困境，推荐组合治疗方法：①认知行为治疗失眠的同时选用具有催眠作用的抗抑郁药（如多塞平、阿米替林、米氮平或帕罗西汀等）。用法用量：多塞平睡前服用，3 ~ 6mg/d；米氮平睡前服用，7.5 ~ 30mg/d；②抗抑郁药单用或合并镇静催眠药如 non - BZDs 药物或褪黑素受体激动剂。

【用药注意事项】 微课3

（1）治疗前，告知患者及其家属药物性质、作用、可能发生的不良反应及解决方案；治疗期间密切观察患者病情变化和不良反应，长期用药时应定期评估治疗的必要性；治疗初期和长期治疗中需要定期监测血常规、肝肾功能。

（2）抗抑郁药和助眠药的使用有可能加重睡眠呼吸暂停综合征和周期性腿动；焦虑症患者存在失眠时，以抗焦虑药物为主，必要时在睡前加用镇静催眠药；精神分裂症患者存在失眠时，应选择抗精神病药物治疗为主，必要时可辅以镇静催眠药治疗失眠。

（3）助眠药能引起嗜睡，在从事驾驶、仪器操作或其他需要集中注意力才能完成的操作时，应谨慎使用，以免发生事故。

（4）不能过量使用助眠药，并避免与酒精或其他能引起嗜睡的药物合用。

（5）长期应用苯二氮䓬类药物不能突然停药，以免发生症状“反跳”和戒断综合征。

第二节　焦虑症

焦虑症（anxiety disorders）又称焦虑障碍，是一组以焦虑为主要临床表现的精神障碍。焦虑症通常有家族聚集性，故有一定程度的遗传性。女性患病率较高，大多数焦虑症都起病于儿童或青春期。

个体环境因素对焦虑症的起病非常重要，如丧偶、离异、单身等焦虑症的患病率高于已婚者；失业和无业者、教育程度低和低收入者的焦虑症患病率高；负性生活事件（如早年遭遇强暴、虐待，遭受创伤性事件等）与焦虑症相关。社交焦虑症可能与童年时期父母的拒绝或过度保护有关。临床研究认为，脑内 GABA 和 5 - HT 递质系统的功能异常可能在焦虑症的发病机制中起关键作用。焦虑症的临床表现包括精神症状和躯体症状。精神症状是指一种提心吊胆、恐惧和忧虑的内心体验，伴有紧张不安。躯体症状是在精神症状基础上伴发的自主神经系统功能亢进症状，如心悸、气短、胸闷、口干、出汗，肌紧张性震颤、颤抖或颜面潮红、苍白等。临床上常见的焦虑症包括急性焦虑（惊恐发作）、慢性焦虑（广泛性焦虑）和社交焦虑障碍三类。焦虑障碍常用的治疗方法有心理治疗、药物治疗及其他治疗方法相结合的全程综合治疗，其中药物治疗侧重于对症治疗，心理治疗侧重于对因治疗。

【药物治疗原则】

（1）明确诊断，尽早治疗，应根据焦虑症的不同亚型和临床表现选择用药。药物治疗前，应告知患者及其家属药物起效时间、疗程和可能的不良反应，提醒患者需要遵医嘱服药，不可突然停药，否则可能出现停药反应。

（2）考虑患者生理情况，如妊娠期和哺乳期，注意潜在风险。同时考虑病理情况，如可能合并躯体疾病以及药物相互作用、药物耐受、有无并发症等情况，制定个体化治疗方案。

（3）一般不主张联用两种以上的抗焦虑药，应尽可能单一用药，足剂量和足疗程治疗；单一药物治疗无效时，可联用两种作用机制不同的抗焦虑药；急性期治疗 12 周，如果有效，继续巩固和维持治疗 6 ~ 12 个月。

（4）如果一线药物治疗效果差，可选择二线药物或其他药物治疗。治疗过程中，应加强疗效和耐受性监测，评估患者对治疗方案的依从性。药物治疗合并心理治疗的疗效优于单一治疗。

【常用治疗药物】

临床上根据药物作用机制，将治疗焦虑的药物分为抗焦虑药物和有抗焦虑作用的药物两类。抗焦虑药物包括苯二氮䓬类药物和 5 - HT_{1A}受体部分激动药。有抗焦虑作用的药物包括选择性 5 - HT 再摄取抑制药（selective serotonin reuptake inhibitors，SSRIs）、5 - HT 和 NA 再摄取抑制药（serotonin - norepinephrine reuptake inhibitors，SNRIs）、NA 及特异性 5 - HT 能抗抑郁药（noradrenergic armnd specific serotonergic antidepressants，NaSSAs）、三环类抗抑郁药（Tricyclic antidepressants，TCAs）、单胺氧化酶抑制药（monoamine oxidase inhibitor，MAO - Is）和可逆性单胺氧化酶 A 抑制药（reversible inhibitor of monoamine oxidase A，RIMAs）等。

1. 苯二氮䓬类药物 常用药物有阿普唑仑、劳拉西泮、艾司唑仑、氯硝西泮、地西泮等。本类药物可促进抑制性神经递质γ - 氨基丁酸（GABA）与 $GABA_A$受体的结合，从而增强这些受体介导的离子流，产生抑制中枢神经系统的作用。小剂量使用时有抗焦虑作用，可使患者的焦虑、恐惧、紧张、烦躁等症状缓解，其机制可能与药物作用于大脑边缘系统，如海马、杏仁核等有关。该类药物的最大缺点是容易产生耐受性，最常见和最突出的不良反应是中枢性不良反应，如镇静、白天困倦、药物过量时出现共济失调或言语不清。对有药物依赖的患者应首先考虑选用其他类的抗焦虑药，对此类药物过敏者、妊娠期妇女和哺乳期妇女禁用。

2. 5 - HT_{1A}受体部分激动药 常用药物为丁螺环酮和坦度螺酮。本类药物的作用机制包括：①与 5 - HT_{1A}受体结合，对突触后的 5 - HT_{1A}受体部分激活作用减轻 5 - HT 的神经传递，发挥抗焦虑作用；②对突触前 5 - HT 受体的部分激活作用，促进 5 - HT 从突触前膜释放，发挥抗抑郁作用。优点是镇静作用轻，较少引起运动障碍，无呼吸抑制，对认知功能影响小，但起效相对较慢，2 ~4 周，个别需要 6 ~7 周，持续治疗可增加疗效。常见不良反应有头晕、头痛、恶心、不安等。禁与单胺氧化酶抑制剂联用。

3. 三环类药物（TCAs） 常用药物有丙米嗪、阿米替林、氯米帕明、多塞平及四环类马普替林等。主要通过抑制突触前神经元对 NA 和 5 - HT 的再摄取，增加这两种神经递质在突触间隙的浓度，故有抗焦虑和抗抑郁双重作用。常见不良反应有过度镇静、直立性低血压等。禁与单胺氧化酶抑制剂联用。

4. 选择性 5 - HT 再摄取抑制药（SSRIs） 常用药物有氟西汀、帕罗西汀、舍曲林、氟伏沙明、西酞普兰、艾司西酞普兰等。通过抑制突触前 5 - HT 能神经末梢对 5 - HT 的再摄取，增加突触间隙 5 - HT 的浓度。帕罗西汀是临床上治疗焦虑症最广泛的一种药物。SSRIs 能减轻焦虑或焦虑伴发的抑郁症状，尤其适用于老年人。禁用于对 SSRIs 过敏者；严重心、肝、肾疾病患者慎用；禁与单胺氧化酶抑制剂、色氨酸联用。

5. 5 - HT 和 NA 再摄取抑制剂（SNRIs） 代表药物为文拉法辛和度洛西汀。文拉法辛缓释剂疗效显著，长期治疗药效稳定、耐受性好，常见不良反应有胃肠道反应、头痛、失眠、焦虑、性功能障碍等，严重肝肾疾病、高血压、癫痫患者慎用。度洛西汀禁用于对该药过敏、未经治疗的闭角型青光眼患者。SNRIs 禁与单胺氧化酶抑制剂及其他 5 - HT 受体激动药联用，避免出现 5 - HT 综合征。

6. 其他药物

（1）NA 和特异性 5 - HT 能抗抑郁药（NaSSAs） 代表药物为米氮平。适用于各种抑郁发作，尤其是重度抑郁和明显焦虑症、激越及失眠的患者。常见不良反应为镇静、倦睡、头晕、疲乏、食欲和体重增加。

（2）5 - HT 受体阻断和再摄取抑制药（SARIs） 代表药物为曲唑酮。具有 5 - HT 受体阻断和再摄取抑制作用，可治疗各种焦虑症。常见不良反应有口干、镇静、头晕、倦睡、阴茎异常勃起等。

（3）其他药物 ①抗精神病药：经典和非经典抗精神病药用于治疗焦虑症时，仅作为二线或三线药物，且最好与一线抗抑郁药合用；②β 受体阻断药：代表药物为普萘洛尔。主要用于解除焦虑症的各种躯体性症状，如心悸、震颤、心动过速等，单独用于治疗广泛性焦虑症的作用有限。

【治疗药物选用】

1. 惊恐障碍 根据《焦虑障碍防治指南》，治疗惊恐障碍可选择：一线药物艾司西酞普兰、帕罗西汀；二线药物氯米帕明，早期可以合用苯二氮䓬类药物。若上述药物治疗无效，可换用SSRIs、SNRIs、TCAs等药物，并联合心理治疗。

非苯二氮䓬类药物通常起效较慢，由于惊恐发作期的患者需要快速起效，在惊恐发作或治疗初期需合用苯二氮䓬类药物。苯二氮䓬类药物应从小剂量开始使用，1～2周后加量，在治疗1周时评价患者的耐受性、对医嘱的依从性和治疗效果，疗程一般不宜超过6周。一般选择口服给药，短效类2～3次/日，长效类1次/日。睡前服用，既有抗焦虑作用，又有催眠作用。停药时应当缓慢减量，经数周方可完全停药，否则可出现停药综合征。

苯二氮䓬类药物的使用不应超过3～4周，应及早减量直至停药。对于需长期、大量使用苯二氮䓬类药物的患者，减量过程需要8～24周。常用抗焦虑药物给药剂量及用法见表6－2。

表6－2 常用抗焦虑药物

类别	药物	常用剂量（mg/d）	用法用量
苯二氮䓬类药物			
	阿普唑仑	0.4～2	开始剂量0.5mg/d，分2～3次，口服，每3～4天加0.5mg，直至达到预期疗效，最大剂量6mg/d
	劳拉西泮	1～4	起始剂量2～3mg/d，分2～3次，口服，根据需要逐渐加量，从夜间剂量加大开始，最大剂量为10mg/d
	艾司唑仑	2～6	每日分3次用
	氯硝西泮	1～6	每日分2～3次口服
	地西泮	5～20	每日分2～3次口服
5－HT_{1A}受体部分激动剂			
	丁螺环酮	15～60	起始剂量15～30mg/d，第2周加至20～30mg/d，分2～3次口服
	坦度螺酮	20～60	每日分3次口服
三环类药物			
	阿米替林	50～250	分2～3次服用
	丙米嗪	50～250	分2～3次服用
	多塞平	50～250	分2～3次服用
选择性5－HT再摄取抑制剂			
	氟西汀	20～60	每日1次，早餐后，剂量大可分2次服用
	帕罗西汀	20～60	每日1次，早餐后，剂量大可分2次服用
	舍曲林	50～200	每日1次，早餐后，剂量大可分2次服用
	氟伏沙明	50～300	每晚或午、晚分次服用
	西酞普兰	20～60	每日1次，早餐后，剂量大可分2次服用
5－HT/NA再摄取抑制剂			
	文拉法辛	75～225	一日2次，缓释剂，早餐后顿服（每周增加75mg）

2. 广泛性焦虑障碍 可选择苯二氮䓬类、5－HT_{1A}受体部分激动剂、具有抗焦虑作用的抗抑郁药和其他药物。SSRIs、SNRIs较TCAs不良反应轻，可作为治疗广泛性焦虑障碍一线药物。根据《广泛性焦虑障碍基层诊疗指南》（2021年），治疗广泛性焦

> **考点提示**
>
> 治疗焦虑症的常用治疗药物、用药注意事项

虑障碍可选择：一线药物艾司西酞普兰、文拉法辛、帕罗西汀、舍曲林；二线药物度洛西汀、西酞普兰。广泛性焦虑障碍急性期坚持治疗 12 周，定期评价疗效；早期可以合用苯二氮䓬类药，若无效，可换用其他 SSRIs 或 TCAs。若仍无效，可采用药物治疗联合心理治疗、SSRIs/SNRIs 联用苯二氮䓬类药，或 SSRIs 联合非典型抗精神病药。文法拉辛的起始剂量为 75mg/d，单次服用最大剂量为 225mg/d，若需要增加剂量，应至少间隔 4 天。度洛西汀初始剂量为 60mg/d，治方剂量 60 ~ 120mg/d。

【用药注意事项】

（1）治疗期间应密切观察病情变化和药品不良反应，并告知患者药物作用、疗程、可能发生的不良反应及处理方法等。

（2）长期用药时应定期评估疗效，决定是否继续用药；监测血常规、肝肾功能。

（3）如果妊娠期或哺乳期接受药物治疗，必须权衡胎儿和婴儿暴露于药物的风险与母亲不用药的潜在风险。

（4）注意苯二氮䓬类药物的依赖性（如反跳性失眠、记忆受损和戒断综合征等），尤其是老年人，由于躯体功能受损，容易跌倒，应避免长期使用。与长半衰期药物比较，短 - 中半衰期药物更容易出现上述问题。苯二氮䓬类药物中毒的处理：①催吐，服用温开水 500mL 后刺激咽后壁催吐，有明显意识障碍者不宜催吐；②洗胃，以服药后 6 小时内为佳，洗胃后从胃管注入 10 ~ 20g 的药用炭可减少药物的吸收量；③导泻，常用的导泻药有甘露醇、硫酸钠。促进药物排泄的措施有补充血容量、碱化尿液、使用利尿药等方法；④可用解毒剂纳洛酮静脉注射，但高血压和心功能障碍患者慎用。其他包括对症和支持治疗。

（5）应尽可能单一用药，足量、足疗程治疗；一般不主张联用超过两种抗焦虑药；如果需要，可联用两种作用机制不同的抗焦虑药物。

（6）非典型抗精神病药被推荐用于焦虑症的二线或三线治疗，最好与一线抗抑郁药联用，同时权衡疗效与不良反应的利弊。

第三节 心境障碍

心境障碍（mood disorder），又称情感性精神障碍，是以显著而持久的情感或心境改变为主要特征的精神疾病，包括抑郁症（depressive disorder）、躁狂症（mania）和双向情感障碍（bipolar disorder）等几个类型。抑郁症或躁狂症是指仅有抑郁或躁狂发作而无相反相位者，称为单相障碍；既有躁狂发作，又有抑郁发作的一类心境障碍，称为双相情感障碍。多数人认为心境障碍的发病机制为：抑郁症患者脑内 5 - HT 和 NA 均减少；躁狂症则是脑内 5 - HT 缺乏，NA 增多。

心境障碍的治疗包括药物治疗、电抽搐治疗和心理治疗，以药物治疗为主。根据不同临床类型选用有效的抗抑郁药物和心境稳定剂治疗；对应用抗抑郁药物治疗无效的严重的抑郁症患者、急性重症躁狂发作或对锂盐治疗无效的躁狂发作患者，可选用电抽搐治疗；心理治疗应始终贯穿治疗的全过程，以提高疗效和治疗依从性，预防病情复发。

一、抑郁症

抑郁症（depression）是最常见的精神障碍之一，以心境低落、思维迟缓、认知功能损害、意志活动减退和躯体症状为主要临床特征。抑郁症具有高发病、高复发、高致残的特点，严重影响到患者的学习、生活和社会功能。抑郁症的病因及发病机制尚未完全明确，目前认为其发病机制主要包括以下三个方面：①单胺能神经通路信号异常；②下丘脑－垂体－肾上腺素轴功能亢进；③海马体体积减小和神经可塑性下降。其中，单胺假说认为中枢单胺类神经递质5－HT、NA和DA在重要脑区的绝对或相对缺乏与抑郁症关系密切，尤其是5－HT系统功能的减退被公认是抑郁症发生的生物学基础。

【药物治疗原则】

（1）早发现早治疗。在明确诊断后应尽早实施药物治疗，避免造成病程慢性化，影响功能恢复和预后。

（2）个体化用药。全面考虑患者的症状特点、年龄、身体状况、药物耐受性、有无并发症等，制定个体化治疗方案。

（3）剂量逐步增加。尽可能采用最小有效量，以减少不良反应的发生，以提高患者服药依从性。

（4）首选尽可能单一用药，足量、足疗程治疗。当单一药物治疗无效时，可考虑两种作用机制不同的抗抑郁药联合使用。

（5）实施全程治疗，同治其他疾病。

【常用治疗药物】

抗抑郁药是当前治疗各种抑郁症的主要药物，能有效解除抑郁心境及伴随的焦虑、紧张和躯体症状，有效率为60%～80%。根据《抑郁症基层诊疗指南》（2021年），常用治疗药物包括：SSRIs（如氟西汀、帕罗西汀、艾司西酞普兰等）、5－HT和NA再摄取抑制药（SNRIs，如文拉法辛等）、NA能和特异性5－HT抗抑郁药（NaSSAs，如米氮平等）等。

1. 三环类抗抑郁药（TCAs） 代表药物有丙米嗪、氯米帕明、阿米替林、多塞平等。TCAs为突触前摄取抑制剂，可使突触间隙中的NA和5－HT浓度增高从而达到治疗目的。此类药物疗效好，适用于各种类型及不同严重程度的抑郁障碍，主要不良反应有过度镇静、直立性低血压、抗胆碱能作用等，因不良反应多，现已少用。

2. 单胺氧化酶抑制药（MAOIs） 代表药物有吗氯贝胺。MAOIs通过抑制DA、5－HT、NA的代谢酶，使单胺类神经递质的浓度升高。新一代MAOIs为可逆性单胺氧化酶抑制剂，主要抑制单胺氧化酶A，对酶的抑制半衰期少于8小时，不良反应有头痛、头晕、恶心、口干、失眠、便秘等。

3. 选择性5－HT再摄取抑制药（SSRIs） 代表药物有氟西汀、帕罗西汀、舍曲林、氟伏沙明、西酞普兰和艾司西酞普兰。通过选择性抑制5－HT再摄取，使突触间隙5－HT浓度增高而达到治疗目的。适用于各种类型和不同严重程度的抑郁障碍。抗胆碱能不良反应和心血管不良反应比TCAs轻，是近年临床上应用广泛的抗抑郁药。本类药物主要不良反应有胃肠道反应、头痛、失眠、焦虑、性功能障碍等。

4. 选择性5－HT及NA再摄取抑制药（SNRIs） 代表药物有文拉法辛、度洛西丁和米那普仑。主要通过抑制突触前膜对5－HT和NA的再摄取，对DA再摄取也有轻度抑制作用。疗效与丙米嗪相当或更优，起效时间较快，对难治性抑郁也有较好治疗作用。不良反应较少。文拉法辛和度洛西丁在低剂量时与SSRIs疗效相当，在高剂量时疗效优于SSRIs。米那普仑在普通剂量时疗效与TCAs相当，优于SSRIs。本类药物主要不良反应有胃肠道反应、血压轻度升高、性功能障碍等。

5. 选择性NA再摄取抑制药（nNRIs） 代表药物为瑞波西汀。通过抑制突触前膜对NA的重摄取，升高突触间隙的NA浓度而发挥抗抑郁作用。抗抑郁疗效与氟西汀相似，但对严重抑郁症似乎更有效，对社会功能、动力缺乏及负性自我感觉的改善更好。

6. NA能及特异性5-HT能抗抑郁药（NaSSAs） 代表药物为米氮平。通过阻断中枢NA能神经元突触前膜α_2自身受体，增加NA和5-HT的释放；既能激活突触后的5-HT受体，介导5-HT能神经元的传导，又可阻断$5-HT_2$、$5-HT_3$受体以调节5-HT功能。适用于各种抑郁症，尤其适用于重度抑郁和伴明显焦虑、激越及失眠的患者。本类药物主要不良反应有镇静、口干、头晕、疲乏、体重增加、胆固醇升高等。

7. 5-HT受体阻断和再摄取抑制药（SARIs） 代表药物为曲唑酮和奈法唑酮。通过阻断$5-HT_{2A}$受体，从而兴奋其他受体特别是$5-HT_{1A}$受体对5-HT的反应，也可抑制突触前5-HT的再摄取。因同时具有抗组胺和阻断α_1受体的作用，故镇静作用较强，并能引起体位性低血压。适用于伴焦虑、失眠的轻、中度抑郁，对重度抑郁效果稍差。本类药物主要不良反应有口干、镇静、头晕、倦睡、阴茎勃起异常等。

> **考点提示**
> 抑郁症的常用治疗药物

【治疗药物选用】

抗抑郁药的选择主要取决于患者的躯体状况、疾病类型和药品不良反应，要综合考虑下列因素。①既往用药史：如有效仍可用原药，除非有禁忌证；②药物遗传学：近亲中使用某种抗抑郁药有效，该患者也可能有效；③药物的药理学特征：如有的药物镇静作用较强，对明显焦虑激越的患者可能较好；④药物相互作用：无药效学或药动学相互作用；⑤患者躯体状况和耐受性：如非典型抑郁可选用SSRIs或MAOIs，精神病性抑郁可选用阿莫沙平；⑥药物的可获得性及药物的价格和成本问题。常用抗抑郁药物的用法用量见表6-3。

表6-3 常用的抗抑郁药物的用法用量

类别	药物	给药剂量和方法
三环类药物（TCAs）	丙米嗪	50~250mg/d，每日3次，口服
	氯米帕明	50~250mg/d，每日3次，口服
	阿米替林	50~250mg/d，每日3次，口服
	多塞平	50~250mg/d，每日3次，口服
单胺氧化酶抑制药（MAOIs）	吗氯贝胺	300~600mg/d，分2~3次，饭后服用
选择性5-HT再摄取抑制药（SSRIs）	氟西汀	20~80mg/d，早晨饭后服用
	帕罗西汀	20~50mg/d，早餐时顿服
	舍曲林	50~200mg/d，每日1次，与食物同服
	氟伏沙明	200~300mg/d，晚餐后顿服或午、晚分次服用
	西酞普兰	20~60mg/d，早餐后顿服，剂量大可分2次服用
5-HT/NA再摄取抑制药（SNRIs）	文拉法辛	75~350mg/d，分1~2次，与食物同服
NA/特异性5-HT能抗抑郁药（NaSSAs）	米氮平	15~45mg/d，分1~2次，口服
5-HT受体拮抗和再摄取抑制药（SARIs）	曲唑酮	50~400mg/d，分2~3次，餐后口服

1. 伴有明显激越的抑郁症治疗 抑郁症患者可伴有明显激越，激越是女性更年期抑郁症的特征。治疗时可考虑选用有镇静作用的抗抑郁药，如SSRIs中的氟伏沙明、帕罗西汀，NaSSAs中的米氮平，SARIs中的曲唑酮，以及TCAs中的阿米替林、氯米帕明等，也可选用SNRIs中的文拉法辛。在治疗的早期，可考虑抗抑郁药合并苯二氮䓬类的劳拉西泮（1~4mg/d）或氯硝西泮（2~4mg/d）。当激越

焦虑的症状缓解后可逐渐停用苯二氮䓬类药物，继续用抗抑郁药治疗。

2. 伴有强迫症状的抑郁症治疗 抑郁症患者可伴有强迫症状，强迫症的患者也可伴有抑郁症，两者相互影响。可选用TCAs中的氯米帕明，或SSRIs中的氟伏沙明、舍曲林、帕罗西汀、氟西汀等。

3. 伴有精神病症状的抑郁症治疗 在使用抗抑郁药治疗的同时，可合用第二代抗精神病药或第一代抗精神病药物，如利培酮、奋乃静、舒必利等。剂量可根据精神病症状的严重程度适当进行调整。当精神病症状消失后，仍需继续治疗1~2个月，若症状未再出现，可考虑减药，直至停药。减药速度不宜过快，避免出现撤药综合征。

4. 伴有躯体疾病的抑郁症治疗 伴有躯体疾病的抑郁症，其抑郁症状可为脑部疾病的症状之一。抑郁症的治疗可选用不良反应少，安全性高的SSRIs或SNRIs药物。如有肝肾功能障碍者，抑郁药的剂量不宜过大。若是躯体疾病伴发抑郁症，经治疗抑郁症状缓解，可考虑逐渐停用抗抑郁药。若是躯体疾病诱发的抑郁症，抑郁症状缓解后仍须继续治疗至足够疗程。

5. 难治性抑郁症治疗 难治性抑郁症占抑郁症患者的10%~20%。治疗策略如下：

（1）增加抗抑郁药的剂量 增加原用的抗抑郁药的剂量至最大治疗剂量。在加药过程中应注意药物的不良反应，有条件的应监测血药浓度。但对TCAs的加量，应持慎重态度，严密观察心血管系统不良反应，避免过量中毒。

（2）抗抑郁药物与其他类别的药物联用 ①抗抑郁药与锂盐合用：锂盐的剂量不宜太大，通常在750~1000mg/d。一般在合用治疗后的7~14日见效，抑郁症状可获缓解。②三环类抗抑郁药与甲状腺素联用：加服三碘甲状腺素（T_3）25μg/d，一周后加至37.5~50μg/d。可在1~2周显效，有效率20%~50%，疗程1~2个月。③抗抑郁药与丁螺环酮联用：丁螺环酮的剂量逐渐增加至20~40mg/d，分3次口服。④抗抑郁药与苯二氮䓬类联用：可缓解焦虑，改善睡眠，有利于疾病康复。⑤抗抑郁药与新型抗精神病药联用：如利培酮（1~2mg/d）、奥氮平（5~10mg/d），主要用于精神病性的难治性抑郁。⑥抗抑郁药与抗癫痫药联用：如卡马西平（0.2~0.6g/d）、丙戊酸钠（0.4~0.8g/d）。

（3）两种不同类型或不同药理机制的抗抑郁药联用 ①TCAs与SSRIs联用：如白天用SSRIs，晚上服多塞平、阿米替林。SSRIs和TCAs联用因药动学的相互作用，可引起TCAs血药浓度升高，可能会诱发中毒反应，联用时TCAs的剂量应适当减小；②TCAs和MAOIs联用：一般不主张将两药联用，因为有发生严重并发症的可能；③TCAs和安非他酮联用；④抗抑郁药合并电休克疗法，或采取生物-心理-社会综合干预措施。

6. 联合用药 一般不推荐两种以上抗抑郁药联用，但对难治性病例在足量、足疗程、同类型和不同类型抗抑郁药治疗无效或部分有效时才考虑联合用药，以增强疗效，弥补某些单药治疗的不足和减少不良反应。

拓展阅读

关爱抑郁症患者 合理指导用药

1. 所有的抗抑郁药物都同样有效 任何一种抗抑郁药物的有效率均可达到60%。

2. 多数接受抗抑郁药物治疗的患者在用药初期都会感受到药物的某些不良反应 医务人员可为患者解答这方面的问题。

3. 抗抑郁药物必须在每天的同一时间服用 这种方法可避免药物漏服，并减少药物的不良反应。

4. 抗抑郁药物的疗效不会立即出现 患者感到症状有所减轻可能需要2~4周，4~6周后方能出现明显疗效。

5. 抗抑郁药物至少需要服用6～9个月　研究显示，尽管患者已经感到症状完全缓解，在治疗开始的6个月内停药更容易导致抑郁症的复发。

6. 抗抑郁药物不是成瘾性物质　虽然抗抑郁药物可提高抑郁症患者的心境，但并不会导致患者对药物的需求感，也无成瘾性。

【用药注意事项】

1. 三环类抗抑郁药　因三环类抗抑郁药对多种神经递质均有作用，故不良反应较多。①抗胆碱能反应：最常见且突出，必要时用拟胆碱药对抗。前列腺增生、青光眼患者禁用。②心血管系统反应：用药期间应进行心电图检查，一旦发生较严重的反应，应立即停药，并对症处理。禁用于严重心血管疾病患者。③中枢神经系统反应：本类药物可致过度镇静，采取每日1次睡前服用的给药方式可避免。出现震颤时可减少剂量或换用其他抗抑郁药物，癫痫患者慎用。④性功能障碍：本类药物可致阳痿、射精障碍、性兴趣和性快感降低。性功能障碍会随抑郁症状的好转和药量的减少而改善。⑤过量中毒：过量服用可发生严重的毒性反应，服用剂量为常规日剂量的10倍时可致死。发生死亡的常见原因为心脏毒性反应，其次是惊厥和中枢抑制。处理措施包括催吐、洗胃、导泻、输液、缓解心律失常和心力衰竭等，用毒扁豆碱缓解抗胆碱能症状，每0.5～1小时重复给药1～2mg。

2. 选择性5－HT再摄取抑制药　可致5－HT综合征，虽罕见但可危及生命，主要发生在与单胺氧化酶抑制剂同时或先后应用时。最初主要表现为激越、恶心、呕吐、腹泻、高热、肌强直、心动过速、高血压、意识障碍，严重者可致死。一旦出现5－HT综合征，应立即停药，需用5－HT受体阻断剂赛庚啶、氯丙嗪配合物理降温、抗惊厥等措施治疗。选择性5－HT再摄取抑制剂禁止与单胺氧化酶抑制剂合用。

3. 单胺氧化酶抑制药　服药期间不宜进食大量富含酪胺的食品，如干酪、酸牛奶、巧克力、酒类等，因食物中的酪胺不能被肝脏代谢，造成酪胺蓄积，从而引起血压升高，故高血压患者应特别注意，以免发生高血压危象。嗜铬细胞瘤患者、意识障碍者、甲亢患者禁用。

4. 5－HT受体阻断和再摄取抑制药　可加强中枢抑制剂作用，不宜与降压药联用；与其他5－HT类药联用可引起5－HT综合征，禁与单胺氧化酶抑制药联用。

> **考点提示**
> 抑郁症的用药注意事项

二、躁狂症

躁狂症以情感高涨、思维奔逸或活动增多为主要临床表现，伴随精力旺盛、言语增多、活动增多，严重时伴有幻觉、妄想、紧张症状等精神病性症状。情绪高涨是躁狂症的主要症状，常表现为自我感觉良好，自我评价过高，有明显夸大行为，严重者可达妄想程度，部分患者以易激惹、发怒为主要症状。思维奔逸表现为联想迅速，意念飘忽，言语明显增多，注意力不集中，可有音联、意联或随境转移表现。活动增多表现为整日忙碌不停，好管闲事，行为轻率，甚至不顾后果或冒险。躁狂发作时间可持续1周以上，一般呈发作性病程，每次发作后进入精神状态正常的间歇缓解期，大多数患者有反复发作倾向。躁狂症的主要病因包括遗传因素、体质因素、精神因素和中枢神经介质的功能及代谢异常。躁狂症的治疗包括药物治疗、躯体治疗、物理治疗、心理治疗和危机干预等措施综合运用。

【药物治疗原则】

（1）以心境稳定剂为主，必要时在疾病治疗的早期可联合使用抗精神病药或苯二氮䓬类药。

（2）治疗应遵循小剂量开始用药、剂量逐步递增、个体化合理用药及全程治疗等原则。

（3）治疗目标为减少发作频率，减轻发作程度，改善发作间期的心理功能。

【常用治疗药物】

抗躁狂药也称心境稳定剂，是指对躁狂或抑郁发作具有治疗和预防复发的作用，且不会引起躁狂与抑郁相互转相或导致频繁快速循环发作的一类药物。

1. 常规心境稳定剂 代表药物有碳酸锂、丙戊酸盐、卡马西平等。

（1）碳酸锂 为治疗躁狂发作的首选药物，既可用于躁狂的急性发作，也可用于缓解期的维持治疗。作用机制包括：①抑制神经末梢 Ca^{2+} 依赖性的 NA 和 DA 释放，促进神经细胞对突触间隙 NA 的再摄取，增加其转化和灭活，从而使 NA 浓度降低；②促进 5 - HT 合成，使其含量增加，有助于情绪稳定；③增加神经末梢对胆碱的重吸收，促进乙酰胆碱的生物合成，提高中枢乙酰胆碱的功能，缓解躁狂症状；④抑制肌醇磷酸激酶活性，抑制脑组织中肌醇的生成，减少二磷酸磷脂肌醇（PIP2）的含量，干扰脑内 PIP2 系统第二信使的代谢，抑制细胞应答，发挥抗躁狂作用；⑤抑制腺苷酸环化酶，而降低环磷酸腺苷含量，从而降低多巴胺受体的敏感性，产生药效。锂盐对躁狂的复发也有预防作用，对轻症躁狂比重症躁狂效果好。锂盐的不良反应呈现剂量相关性，其治疗量与中毒量之间范围窄。治疗初期不良反应有多尿、烦渴、口干、手部细颤、肌肉无力、胃肠反应等。用药 1 ~ 2 周后，上述症状多可减轻或消失，绝大部分患者可耐受。长期使用可出现粒细胞增多、心电图非特异性 T 波改变、体重增加、甲状腺功能减退以及黏液性水肿等，减量或停药可恢复。

（2）丙戊酸盐 主要药物有丙戊酸钠和丙戊酸镁。用于治疗双相情感障碍的躁狂发作，特别是快速循环发作及混合性发作效果较好，对双相情感障碍有预防复发的作用。疗效与碳酸锂相仿，对碳酸锂反应不佳或不能耐受者是较为理想的替换药物。

（3）卡马西平 用于急性躁狂发作的治疗，适用于碳酸锂治疗无效或快速循环发作或混合发作患者，对双相情感障碍有预防复发的作用。

2. 候选心境稳定剂 在常规心境稳定剂疗效不好时，可以考虑换用或加用候选心境稳定剂，主要有拉莫三嗪、托吡酯、加巴喷丁及部分第二代抗精神病药。

（1）拉莫三嗪 为兴奋性氨基酸谷氨酸受体阻断剂，可抑制谷氨酸与天门冬氨酸的释放。可与其他心境稳定剂合用治疗双相快速循环型及双相抑郁发作，也可作为难治性抑郁的增效剂。主要不良反应有皮疹、共济失调、抑郁、复视、困倦、无力、呕吐及眼球震颤等。

（2）托吡酯 为电压敏感性钠离子通道调节剂，可与其他心境稳定剂合用治疗双相障碍。常见的不良反应有食欲减退、认知损害、乏力、嗜睡等。

（3）加巴喷丁 可与其他心境稳定剂合用治疗双相躁狂发作。不良反应主要有嗜睡、眩晕、共济失调等。

（4）第二代抗精神病药 如氯氮平、利培酮、奥氮平、喹硫平等，具有抗躁狂与抗抑郁的心境稳定作用，在双相障碍躁狂发作的急性期治疗阶段，可作为补充或辅助治疗措施与常规心境稳定剂联合使用。

【治疗药物选用】

治疗躁狂症的药物选择应结合临床症状特点、双相障碍的发作类型、躯体状态、年龄、过去的治疗反应、药物相互作用及经济状况来考虑。一般急性期治疗 6 ~ 8 周，巩固期治疗 2 ~ 3 个月，维持期治疗 2 ~ 3 年或更长。躁狂发作的药物治疗方案介绍如下。

1. 第一步 设 3 种治疗方案，以心境稳定剂单药治疗为主。

（1）方案 1 首选锂盐治疗。碳酸锂的剂量为 600 ~ 2000mg/d，一般从小剂量开始，3 ~ 5 天内逐渐增加至治疗剂量，分2～3次饭后服用，一般1周见效。

维持治疗剂量为500～1500mg/d。老年人及体弱者剂量适当减少，与抗抑郁药或抗精神病药合用时剂量也应减少。急性期治疗的血锂浓度应维持在0.8～1.2mmol/L，维持治疗时为0.4～0.8mmol/L，血锂浓度的上限不宜超过1.4mmol/L，以防锂盐中毒。

（2）方案2　混合性发作对锂盐反应差，可选用抗惊厥药如丙戊酸盐、卡马西平或奥氮平中的一种治疗。丙戊酸盐应从小剂量开始，每次200mg，2～3次/日，有效血药浓度范围为50～100mg/L。卡马西平的治疗剂量为600～1200mg/d，分2～3次口服，治疗的血药浓度为6～12μg/mL；维持剂量为300～600mg/d，血药浓度为6μg/mL。

（3）方案3　对躁狂及混合性发作伴严重兴奋、行为紊乱及精神病性症状，选用1种第二代抗精神病药物治疗。若兴奋性症状突出，也可在方案1、2或3中临时加用苯二氮䓬类药物，如氯硝西泮口服或肌内注射，控制症状后逐渐减量后停用。

一般情况下，各方案中的所有药物均应在患者可以耐受的条件下尽快达到有效治疗剂量。如经2～3周的治疗无明显效果，应将该药加至最大治疗剂量。经上述治疗后，多数患者可逐渐缓解，尤其是轻度躁狂患者。若加大剂量治疗1～2周后仍无明显效果，经检查如无治疗方案以外的因素影响疗效，则应转入第二步，选择适当的方案继续治疗。

2. 第二步　联合治疗策略。一般继续沿用第一步所选择的方案，加用另一种药物（包括第一代抗精神病药物）进行联合治疗。因第一代抗精神病药物的不良反应多，且有引发抑郁的可能。因此，原则上以合用第二代抗精神病药物为宜，建议在症状缓解后逐渐停用，再以心境稳定剂维持治疗。联合用药时应注意药物相互作用对药效和安全性的影响。绝大多数患者经联合治疗后可完全缓解，但也有极少数患者联合治疗2周后仍无效或仅部分缓解，此时应采用更积极的手段加强治疗。

3. 第三步　加用ECT（电休克）或MECT（无抽搐电休克）强化治疗，可每周治疗3次，一般多在6次以内可达到完全缓解，以后可用第二步中的药物进行维持治疗。临床上严重的兴奋状态可能导致严重后果，为尽快控制症状，也可在治疗的第一、二步便施行ECT。在合并电抽搐治疗时，由于锂盐具有加强肌肉松弛的作用，使呼吸恢复缓慢，故剂量宜小。

4. 躁狂症复发的预防　经药物治疗病情缓解者，应继续原治疗方案2～3个月，以防复燃，然后给予维持治疗。此期间可在密切观察下适当减少药量或种类。在患者躁狂相痊愈的数月内，锂盐或其他可供选择的抗躁狂药通常需持续使用，因为在12个月内复发和转为抑郁症的风险很高。预防躁狂症复发的长期治疗中，锂盐一直是已确定的治疗措施中最安全的药物，但锂盐维持治疗间断数月后，躁狂症状极易复发，可通过合理减少锂盐的用量来降低复发风险。卡马西平和丙戊酸盐也用作双相障碍的预防药，当双相障碍患者经过单药治疗仍不能完全预防复发时，经常将锂盐和抗惊厥药物联合使用。

【用药注意事项】

（1）药物治疗之前或用药初期，应进行全面的体格检查，并检查血液和尿液、肝肾功能和甲状腺功能等。

（2）血锂的有效浓度与中毒浓度非常接近，要对血锂的浓度进行动态监测，并根据病情、治疗反应和血锂浓度调整剂量。

（3）锂在肾脏与钠竞争重吸收，缺钠或肾脏疾病易导致体内锂的蓄积中毒。不良反应与血锂浓度相关，一般发生在服药后的1～2周，有的出现较晚。常饮淡盐水可以减少不良反应。根据不良反应出现的时间可分为早期不良反应、后期不良反应以及中毒症状。

1）早期不良反应：包括无力、疲乏、嗜睡、手指震颤、畏食、上腹不适、恶心、呕吐、稀便、腹泻、多尿、口干等。

2）后期不良反应：由于锂盐的持续摄入，患者持续多尿、烦渴、体重增加、甲状腺肿大、黏液性水肿、手指细微震颤。粗大震颤提示血药浓度已接近中毒水平，应即刻检测血锂浓度，当血锂浓度超过1.4mmol/L时应减量。血锂浓度2.0mmol/L以上可出现严重中毒。血锂浓度越高，脑电图改变越明显，因而监测脑电图有一定价值。

3）中毒症状：包括共济失调、肢体运动协调障碍、肌肉抽动、言语不清和意识模糊，重者昏迷、死亡。一旦出现毒性反应需立即停用锂盐，大量给予生理盐水或高渗钠盐加速锂的排泄，或进行人工血液透析，一般无后遗症。

（4）锂盐可干扰甲状腺素的合成，女性患者可能引起甲状腺功能减退，还会发生类似于低钾血症的心电图改变。

第四节　精神分裂症

精神分裂症（schizophrenia）是一组常见的病因未明的严重精神疾病。多起病于青壮年，常有知觉、思维、情感和行为等方面的障碍，一般无意识及智能障碍。病程多迁延，约一半的患者最终结局为出现精神残疾，给家庭和社会带来严重的负担。

精神分裂症的病因尚不清楚，生物学因素和心理社会因素在其发生、发展过程中均起着重要作用。大多数精神分裂症患者初次发病的年龄在青春期至30岁之间。起病多较隐匿，急性起病者较少。精神分裂症的临床表现错综复杂，除意识障碍、智能障碍不常见外，可出现各种精神症状。①前驱期症状：在出现典型的精神分裂症症状前，患者常出现不寻常的行为方式和态度。②思维障碍：包括思维形式障碍和思维内容障碍。前者主要表现为思维联想过程缺乏连贯性和逻辑性，患者可出现思维散漫、思维破裂、病理性象征性思维、词语新作、逻辑倒错性思维、内向性思维、思维贫乏等。后者主要指妄想，以被害妄想和关系妄想最多见，可见于各个年龄层。③情感障碍：主要表现为情感迟钝或平淡。④感知觉障碍：表现为错觉、幻觉、感知综合障碍等。最突出的是幻觉，以言语性幻听常见。⑤意志与行为障碍：意志减退，较发病前显得明显孤僻、懒散，常闭门不出、社交退缩；行为障碍，可表现为行为怪异、愚蠢幼稚，也可表现为紧张症状群，如刻板、模仿动作，甚至木僵或突然兴奋冲动。精神分裂症根据临床表现分为偏执型、青春型、紧张型、单纯型、未定型（混合型或未分化型）和其他。根据阳性症状（精神功能的异常亢进）和阴性症状（精神功能的减退或缺失）分为Ⅰ型精神分裂症和Ⅱ型精神分裂症。

目前，精神分裂症还不能彻底治愈。治疗方法包括药物治疗、无抽搐电休克治疗及心理治疗等。其中，药物治疗的目的是降低发作频率、减轻症状的严重程度、减少对社会心理功能的不良影响，最大限度地维持缓解期的社会功能，使患者能够良好地回归社会。在精神分裂症患病初期确定预后是比较困难的，通常女性的预后要好于男性。

拓展阅读

不畏艰难抗“精神”　齐心协力终所成

20世纪，精神分裂症因缺乏疗效显著的药物治疗，不得已接受胰岛素休克法、水疗法、电击疗法、前脑叶白质切除术等治疗手段。直到氯丙嗪的问世才真正给予了精神分裂症患者重生的希望。

1950年，罗纳·普朗克公司从抗组胺类药物中寻找抗疟疾药物时合成了氯丙嗪，因这些产品中有一些具有抗组胺作用，公司将其中一种以“异丙嗪”的药名出售。同年，巴黎的外科医生亨利·拉伯里特得到了异丙嗪并发现患者应用后情绪发生了很大变化，显得平静，放松。于是拉伯里特发表一篇没有数据的论文，巧的是这篇论文也被罗纳·普朗克公司看到，公司立即将其转向开发作用于中枢神经系统的药物。同年12月，在异丙嗪的基础上，化学家P·卡本提合成了化合物RP－3277，即日后的氯丙嗪，且在1952年被建议用于精神病分裂症的治疗。通过了解氯丙嗪的发现过程，我们应当知道一种药物的发现并非一个人的功劳，而是很多人共同努力的结果，所以团队协作是将来工作中取得成绩的重要因素之一。

【药物治疗原则】

（1）一旦确诊为精神分裂症，应尽早开始抗精神病药物治疗。选用治疗药物时，应考虑药物的作用特点和不良反应，精神分裂症的临床特点、临床类型、病程、病期（急性或慢性阶段），以及患者的躯体状况、年龄、经济情况等。

（2）单一用药，个体化治疗。从小剂量起始，逐渐加至有效剂量。药物剂量滴定速度视药品不良反应及患者症状改善情况而定。

（3）定期评价疗效，指导治疗方案调整。同时，需定期评定药品不良反应，并对症处理。

【常用治疗药物】

1. 第一代抗精神病药物 常用药物包括吩噻嗪类（氯丙嗪、硫利达嗪、奋乃静、氟奋乃静、三氟拉嗪等）、硫杂蒽类（氯哌噻吨、三氟噻吨、氯普噻吨等）、丁酰苯类（如氟哌啶醇、五氟利多等）、苯甲酰胺类（如舒必利）。吩噻嗪类又分为高效价药物（如奋乃静、三氟拉嗪）、低效价药物（如氯丙嗪、硫利达嗪）。主要通过阻断中脑－边缘系统通路和中脑－皮质通路的多巴胺D_2受体而产生抗精神病作用，对幻觉、妄想、思维障碍、行为紊乱、兴奋、激越、紧张症候群具有明显疗效，对阴性症状及伴发抑郁症状疗效不确切。常见不良反应以锥体外系反应（extrapyramidal symptoms，EPS）和催乳素水平升高为主。

2. 第二代抗精神病药物 代表药有氯氮平、利培酮、奥氮平、喹硫平、齐拉西酮、阿立哌唑等。本类药物除具有与第一代抗精神病药相似的D_2受体阻断作用外，还可阻断大脑皮质前额叶及边缘叶的5－HT（5－HT_{2A}）受体和多巴胺D_3受体，又称5－HT－DA受体阻断剂（serotonin－dopamine antagonists，SDAs），具有5－HT_{2A}受体与多巴胺D_2受体的高阻断比是非典型抗精神病药的重要特征。与典型抗精神病药相比，非典型抗精神病药具有以下特点：①对精神分裂症的阳性和阴性症状均有效；②能够明显改善患者的认知功能；③不引起或者较少引起锥体外系反应；④几乎不影响催乳素水平。其中，氯氮平在国内应用比较广泛，但不良反应（EPS除外）较其他抗精神病药多见，特别是粒细胞缺乏症及致痉挛发作，故建议谨慎使用。常见不良反应有过度镇静、流涎、中枢或外周抗胆碱能作用、心率加快、体重增加等。

【治疗药物选用】

一般推荐第二代抗精神病药作为治疗精神分裂症的一线药物选用，第一代及第二代抗精神病药的氯氮平作为二线药物使用。根据我国目前实际用药情况调查，第一代抗精神病药物氯丙嗪、奋乃静、氟哌啶醇和舒必利也可作为首选药物使用。常用抗精神病药的用法用量见表6－4。

表6－4 常用抗精神病药的用法用量

抗精神病药	起始剂量（mg/d）	每天用药次数[a]	初发目标剂量（mg/d）	复发目标剂量（mg/d）	最大剂量（mg/d）[b]
第二代抗精神病药					
氨磺必利	100～200	（1）～2	100～300	400～800	1200
阿赛那平[c]	5	1	5～10	5～20	20
阿立哌唑	5～15	1	15～（30）	15～30	30
氯氮平	25	2（4）	100～250	300～800	900
伊潘立酮[c]	1～2	2	4～16	4～24	32
鲁拉西酮[c]	20～40	1	40～80	40～120	120
奥氮平	5～10	1	5～20	5～20	30
帕利哌酮[c]	3～6	1	3～9	3～12	12
喹硫平（IR/XR）	50～100	2/1	300～600	400～750	750
舍吲哚	4	1	12～20	12～24	24
利培酮	1～2	1～2	1～4	3～10	16
齐拉西酮	40	2	40～80	80～160	160
佐替平	25～50	2～（4）	50～150	100～250	450
第一代抗精神病药					
氯丙嗪	50～150	2～4	300～500	300～1000	1000
氟奋乃静	4～10	2～3	2.4～10	10～20	20～（40）
氟哌噻吨	2～50	1～3	2～10	25～50	75
氟哌啶醇	2～8	（1）～2	1～4	3～15	100
甲哌丙嗪	50～150	1～2	100～300	200～600	1000
奋乃静	4～12	1～3	6～36	12～42	56

注：a. 推荐的每日服药次数，每日1次＝1，每日2次＝2等。b. 许多国家批准的最大剂量在不同国家有所不同。在临床实践中，一些第一代和第二代抗精神病药在没有充分循证依据下甚至超剂量使用，在长期治疗中更是如此。增加剂量可能导致更多的副反应，继而可能会降低患者的依从性。c. 这些抗精神病药物尚未在首发精神分裂症患者中开展研究。

1. 急性期（首次发作）用药 宜采用积极的强化性药物治疗，争取最大限度地缓解精神症状，防止病情波动。

（1）以幻觉妄想为主要临床表现的患者 ①对于合作患者：第一步治疗，口服一种第二代抗精神病药物，如利培酮、奥氮平、喹硫平、齐拉西酮、阿立哌唑或第一代抗精神病药物如氯丙嗪、氟哌啶醇、奋乃静或舒必利治疗。小剂量起始，1～2周逐渐增加至治疗剂量，剂量增加速度过快易出现不良反应。达治疗剂量后，持续治疗6～8周，定期评定疗效，根据疗效和不良反应对剂量进行适量调整，进行个体化治疗。如治疗无效，换用另一种第二代抗精神药物或另一种第一代抗精神病药物，也可谨慎使用氯氮平。第二步治疗，如第一步治疗无效，则进行第二步治疗。采用联合用药治疗，如第二代抗精神病药物合用第一代抗精神病药物，或合用第一代抗精神病药长效制剂，如氟奋乃静癸酸酯、氟哌啶醇癸酸酯或氯氮平。第三步治疗，如第二步治疗无效，考虑进行ECT治疗。根据临床表现，如果属于ECT治疗适应证，可将ECT用于各个治疗步骤。②对于不合作患者：选择第一代抗精神病药物氯丙嗪或与等量异丙嗪混合注射，或齐拉西酮肌内注射，或氟哌啶醇5～10mg，肌内注射，每4～6小时一次，疗程最多3日；对于伴有躁动、兴奋的患者，可采用氯丙嗪、异丙嗪等量溶于生理盐水中，缓慢静脉注射或静脉滴注。或者口服第二代抗精神病药物，合并注射苯二氮䓬类药物，如氯硝西泮、劳拉西泮或地西泮等。小剂量开始快速增加至治疗剂量，维持7~10日。如果治疗有效，可选择相应药物继续口服治疗，药物治疗过程同合作患者。

（2）以兴奋、激越为主要临床表现的患者 宜选用控制兴奋和躁动作用较强的药物，首选第一代抗精神病药，如氯丙嗪或氟哌啶醇肌内注射；或口服第二代抗精神病药合并注射苯二氮䓬类药物。若治疗有效，继续口服药物治疗，同幻觉妄想症状合作者。如上述治疗无效，则换用氯氮平或合并心境稳定剂如丙戊酸钠。如上述治疗仍无效，考虑进行ECT治疗。

（3）以紧张症状为主要表现的患者 在进行治疗前，需要明确诊断，排除器质性脑病、恶性综合征或药源性紧张症。首选注射舒必利，3~5日内增加至治疗剂量（200~600mg/d），持续1~2周。若治疗有效，继续口服舒必利，或第二代抗精神病药。治疗过程同幻觉妄想症状合作者。对于紧张症患者应重视躯体营养状况及水、电解质平衡，应合并躯体支持治疗。根据临床表现，可在各个治疗步骤采用ECT治疗。

（4）以阴性症状为主要表现的患者 首选第二代抗精神病药物或者谨慎使用氯氮平。如果无效，考虑换用另一种第二代抗精神病药物或选用氯氮平。若上述治疗无效，采用联合治疗，如合并使用氯氮平和其他第二代抗精神病药物。

（5）以阳性症状为主要表现，同时伴有情感症状的患者 对伴有抑郁症状的患者，首选1种第二代抗精神病药，如利培酮、奥氮平或喹硫平，或第一代抗精神病药，如舒必利、硫利达嗪，有自杀倾向者谨慎使用氯氮平。若治疗无效，换用另一种第一代抗精神病药或第二代抗精神病药。如上述治疗无效，可在此基础上合用抗抑郁药。根据临床表现，可在各个治疗步骤采用ETC治疗。

2. 慢性精神分裂症患者急性恶化的用药 治疗过程同首次发作患者，但在药物选择上要参考患者以往的用药史，首选患者过去反应最好的药物和有效剂量，可适当增加药物剂量，如果治疗有效，继续治疗；同时进行家庭教育，提高患者的服药依从性。如治疗无效，根据患者的临床表现和用药史，接受首次发作患者的第二步和第三步治疗。

3. 恢复期治疗和维持治疗

（1）恢复期治疗 急性期患者经上述治疗有效，继续以该有效药物和有效剂量治疗，合并适当的心理治疗，促进患者对疾病的认识，增强患者对治疗的依从性，促进社会功能的恢复。疗程至少3~6个月，慢性患者疗程可适当延长6个月至1年。难治性精神分裂症患者以最有效药物有效剂量继续治疗，以稳定疗效，疗程1~2年。

（2）维持治疗 患者精神症状消失3个月（慢性复发性患者精神症状消失6个月）以上，患者自知力恢复，对自己精神状态认识客观，对将来有适当的计划，可以考虑降低药物剂量，减药过程需缓慢，维持剂量为最小有效剂量，继续治疗1~2年（多次复发患者可能需要更长时间）。对长期治疗依从性不好者，或难以保证按医嘱服药者，可选用第一代抗精神病药的长效制剂。

4. 难治性精神分裂症患者的用药 首选第二代抗精神病药氯氮平，或合并使用抗精神病药和增效剂，如苯二氮䓬类药物、心境稳定剂或抗抑郁药。若上述治疗无效，采用ETC治疗。

5. 药物更换 对疗效不满意或不良反应不能耐受者需要更换药物。换药方法：①骤停原药换药法：适用于出现严重不良反应的情况。立即停用原来的治疗药物，待缓解后再开始新的药物治疗。这种换药方法建议住院换药，但氯氮平不宜骤停，否则可出现疗效空档引起症状复发或撤药综合征；②骤停原药、骤加新药：适用于有较严重EPS者，二药重叠时间短，氯氮平不宜骤减。③缓减原药、缓加新药：可减少撤药反应及症状复发，但可能增加二药合用引发的不良反应。

【用药注意事项】

1. 锥体外系反应 与药物阻断多巴胺受体作用有关，为第一代抗精神病药治疗最常见的副作用，其中又以含氟化合物的发生较多，如氟奋乃静、三氟拉嗪、五氟利多等，发生率为25%～60%，多在用药后3～4周发生，最早可在0.5～48小时发生。锥体外系反应有4种表现形式。

（1）急性肌张力障碍 治疗1～5日发生，表现为舌、面、颈、背部肌肉痉挛，类似癫痫发作。处理方法：肌内注射东莨菪碱0.3mg或异丙嗪25～50mg，可迅速缓解。

（2）帕金森综合征 可能与多巴胺的阻断作用有关，最常见。治疗的最初1～2个月发生，发生率高达56%。最初表现为运动过缓、手足震颤和肌张力增高，严重者有协调运动的丧失、僵硬、佝偻姿势、拖行步态、面具脸、震颤、流涎和皮脂溢出等。处理方法：给予抗胆碱药物苯海索2～12mg/d，应在使用2～3个月后逐渐停用。抗精神病药的使用应缓慢加药或使用最低有效量。

（3）静坐不能 治疗1～2周出现，发生率约为20%。表现为无法控制的激越不安、不能静坐、反复走动或原地踏步。处理方法：使用苯二氮䓬类药物和普萘洛尔（20～80mg/d）有效，而抗胆碱能药通常无效。同时减少抗精神病药剂量或选用锥体外系反应轻的药物。

2. 精神方面的不良反应

（1）过度镇静 抗精神病药治疗早期最常见的不良反应有镇静、乏力、头晕等，发生率超过10%。氯丙嗪、氯氮平和硫利达嗪等多见，与药物阻断H_1受体作用有关。多见于治疗开始或增加剂量时，治疗几日或几周后常可耐受，也有不少长期服用氯丙嗪、硫利达嗪和氯氮平者，表现为多睡和白天嗜睡。处理方法：将每日剂量的大部分在睡前服用，可以避免或减轻白天的过度镇静。严重者应减量，并告诫患者勿驾车、操纵机器或从事高空作业。

（2）焦虑、激越作用 吩噻嗪类如氯丙嗪，苯甲酰胺类如舒必利、利培酮等，有轻度振奋作用，可以产生焦虑、激越。

（3）认知缺陷 镇静作用较强的吩噻嗪类可抑制精神运动和分散注意力，但一般不影响高级认知功能。如果加上抗胆碱能药物，记忆功能可暂时受影响。

（4）撤药反应 抗胆碱作用强的药物，如氯氮平、氯丙嗪等较易出现撤药反应，如失眠、焦虑和不安，应予注意。应逐渐减少用药剂量，切不可突然停药。

3. 自主神经系统不良反应

（1）抗胆碱能的不良反应 表现为口干、视力模糊、排尿困难和便秘等。硫利达嗪、氯丙嗪和氯氮平等多见。严重反应包括尿潴留、麻痹性肠梗阻和口腔感染，尤其是抗精神病药物合用抗胆碱药物及三环类抗抑郁药物治疗时更易发生。

（2）抗肾上腺素的不良反应 表现为体位性低血压、反射性心动过速以及射精延迟或抑制。体位性低血压在治疗的前几日最为常见，氯丙嗪肌内注射时最容易出现，有心血管疾病的患者，剂量增加应缓慢。应让患者头低脚高位卧床，严重病例应输液并给予NA、间羟胺等升压，禁用肾上腺素。

4. 内分泌和代谢不良反应

（1）第一代抗精神病药常引起催乳素水平升高及高催乳相关的功能障碍，如闭经和溢乳、性功能改变。舒必利多见，第一代高效价抗精神病药物较常见。第二代抗精神病药物利培酮也可导致催乳素水平增高及相关的功能障碍。奥氮平也有暂时性催乳素水平升高（呈剂量依赖性）的报道。氯氮平、喹硫平对血浆催乳素水平无明显影响。该不良反应的发生与药物阻断下丘脑－垂体结节漏斗区DA受体有关。目前尚无有效治疗方法，可通过减药、停药和（或）应用中药、DA受体激动剂和激素治疗。

（2）体重增加及其相关并发症（2型糖尿病、高血压和高脂血症）一般与抗精神病药的长期应用相关，氯氮平和奥氮平可明显增加体重，目前尚无有效方法预防和治疗抗精神病药诱发的体重增加。建议患者节制饮食，酌情增加活动。

5. 药物过量中毒　临床常见于误服或自杀等原因引起的急性中毒，抗精神病药的毒性比巴比妥类和三环类抗抑郁药低，死亡率亦较低。过量使用的最早征象是激越或意识混浊。可见肌张力障碍、抽搐和癫痫发作，脑电图显示突出的慢波。常有严重低血压及心律失常、低体温等。应采用对症治疗，大量输液，注意维持正常体温，应用抗癫痫药物控制癫痫。由于多数抗精神病药物蛋白结合率较高，血液透析用处不大。抗胆碱能作用使胃排空延迟，所以，即使过量用药数小时后都应洗胃。由于低血压是因 α 肾上腺素受体的阻断而引起，故应选用作用于 α 受体的升压药，如间羟胺、NA 等升压，禁用肾上腺素。

实训六　失眠的药物治疗方案评定

实训提示

【实训目的】

1. 掌握失眠的常用治疗药物及其用法用量，熟悉失眠的临床表现。
2. 学会制定与评价失眠的药物治疗方案、指导患者合理应用苯二氮䓬类药物及非苯二氮䓬药物。
3. 养成团队协作的工作习惯，具备关爱患者的药学服务职业道德。

【实训内容】

病例： 男，48 岁，入睡困难、易醒 2 年。请结合以上病例，完成以下几个方面的实训。

1. 向患者详细询问病情，并给出最可能的诊断。
2. 根据病情制定药物治疗方案。
3. 对患者进行合理用药指导。

【实训步骤】

1. 问病　进入实训室，首先由教师讲解实训要求和安排，将学生按 2 人一组进行分组实训，分别模拟担任药师和失眠患者。每组分别进行问病演示。

问病内容。①主要症状：睡眠诱导时间，睡眠持续时间，有无早醒。②诱因：近期有无精神刺激，有无突发作息规律改变和生活环境改变。③伴随症状：有无白日困倦疲劳、工作精力不足，有无梦魇、打鼾，有无肢体末端的“针刺感”或“虫爬感”。④诊疗过程：是否做过什么检查，有无确诊。发病后用过什么办法减轻症状的，效果如何。⑤一般情况：饮食、大小便、体重有无改变，工作是否受影响，有无吸烟、酗酒、饮茶等生活习惯。⑥家族史、既往病史：有无抑郁、癫痫、头痛、外伤、哮喘等疾病，手术史及相关精神疾病。⑦病情评估：病情轻重、急缓、营养状况，可能出现的并发症、预后判断告知患者。失眠会出现早醒，睡眠质量差，次日晨醒后仍困倦，无精力恢复感。多数患者因过度关注自身睡眠问题而产生焦虑，出现紧张、不安、情绪低落，严重者有心率加快、体温升高、周围血管收缩等自主神经素紊乱症状。而焦虑又可加重失眠，导致症状的恶性循环。

2. 讨论　分组讨论，指出各组问病过程中的优、缺点，每组推出 1 名学生进行总结，各组对问病环节进行优化，带教老师挑选 1～2 组再次问病演示。

3. 制定药物治疗方案

（1）分组对案例进行讨论，给出诊断结果及依据，并制定药物治疗方案。

（2）各组代表发言。

（3）老师对各组的药物治疗方案进行点评、总结。

4. 用药指导 教师扮演失眠患者，每位同学就治疗方案中的药物进行介绍，并就用法用量、不良反应及用药注意事项等方面进行用药指导。

【实训考核】

由教师扮演失眠患者，学生扮演药师，考核学生根据病情制定药物治疗方案并进行用药指导。

<table>
<tr><th>考核项目</th><th colspan="2">考核内容</th><th>分值</th><th>得分</th></tr>
<tr><td rowspan="4">实训准备
（15 分）</td><td colspan="2">着装：
学生着工作服，仪表规范得体（1 分）
女生不得披头发，男女生不得穿拖鞋（1 分）</td><td>2</td><td></td></tr>
<tr><td colspan="2">报告班级、姓名、操作项目</td><td>1</td><td></td></tr>
<tr><td colspan="2">举止得体，语言清晰</td><td>2</td><td></td></tr>
<tr><td colspan="2">理论知识：
失眠的药物治疗原则（4 分）
治疗药物的药理作用和用途（3 分）
苯二氮䓬类/非苯二氮䓬类药物的不良反应（3 分）</td><td>10</td><td></td></tr>
<tr><td rowspan="6">实训操作
（75 分）</td><td rowspan="2">沟通能力
（10 分）</td><td>与患者的沟通技巧：
参考人际沟通知识，考生回答沟通技巧的内容（5 分）</td><td>5</td><td></td></tr>
<tr><td>与患者的沟通的礼仪：
面对考官时，见面问候（2 分），离开道别（3 分）</td><td>5</td><td></td></tr>
<tr><td rowspan="4">专业能力
（65 分）</td><td>临床诊断：
诊断正确（2 分）
诊断依据陈述正确（3 分）</td><td>5</td><td></td></tr>
<tr><td>药物选择：
药品名称、剂型正确（5 分）
药品规格正确（5 分）
药品剂量正确（5 分）
无遗漏药品（5 分）</td><td>20</td><td></td></tr>
<tr><td>药物介绍：
介绍药品名称及数量（5 分）
介绍用法用量（5 分）
介绍不良反应（5 分）</td><td>15</td><td></td></tr>
<tr><td>用药指导：
是否符合荨麻疹的用药原则（5 分）
用药注意事项（15 分）
给出用药指导策略（5 分）</td><td>25</td><td></td></tr>
<tr><td>实训报告
（10 分）</td><td colspan="2">实训结果记录字迹工整，项目齐全，并能针对实训思考题目认真进行分析讨论</td><td>10</td><td></td></tr>
<tr><td colspan="3">合计</td><td>100</td><td></td></tr>
</table>

【实训思考】

1. 可用于催眠的药物种类有哪些？代表药物有哪些？
2. 长期大量使用苯二氮䓬类药物后突然停药引起的戒断症状有哪些？如何预防与处理？

简答题

1. 简述失眠症的药物治疗原则和治疗药物的选择及用药注意事项。
2. 简述各种抑郁症的治疗药物选择。

（李 嘉）

书网融合……

扫一扫，拇一拇　微课 1　微课 2　微课 3　习题

第七章 心血管系统疾病的药物治疗

PPT

学习目标

知识目标：

1. 掌握 冠心病、高血压、高脂血症、心律失常、心力衰竭的常用治疗药物和治疗药物选用方法。

2. 熟悉 冠心病、高血压、高脂血症、心律失常、心力衰竭的药物治疗原则和临床表现。

3. 了解 高血压、冠心病的流行病学特点。

能力目标：

1. 能结合医生诊断和用药方案对心血管疾病患者开展用药指导和健康教育。
2. 能熟练操作并指导患者正确使用血压计测量血压。
3. 能正确判断心血管疾病药物治疗的疗效和疾病转归。

素质目标：

1. 认识常见心血管系统疾病的危害，提升服务“健康中国”的职业使命感。
2. 认识心血管系统疾病治疗新方法带给患者的福音，树立积极探索创新的精神。

心血管病是一组心脏和血管疾患的总称，包括冠心病、脑血管疾病、高血压、周围动脉血管疾病、风湿性心脏病、先天性心脏病和心力衰竭。根据《中国心血管健康与疾病报告 2022》推算我国心血管病现患人数 3.3 亿，其中脑卒中 1300 万，冠心病 1139 万，心力衰竭 890 万，高血压 2.45 亿，心血管病死亡率居首位，高于肿瘤及其他疾病，特别是农村近几年来心血管病死亡率持续高于城市。中国心血管病负担日渐加重，已成为重大的公共卫生问题，防治心血管病刻不容缓。大多数心血管疾病可以通过面向全民的战略解决，如减少烟草使用、改善不健康饮食、减少体重、增加身体活动和避免过量摄入酒精等。

案例导入

案例： 患者，女，78 岁。以胸骨后压榨性疼痛主诉入院。患者 2 小时前因与丈夫吵架，突然胸骨后疼痛，自述为压榨性、紧缩性疼痛，伴濒死感。患者患高血压近 20 年，最高 220/100mmHg，平时常发胸骨后疼痛，多在劳累后或情绪激动时发作，也有安静时发作。就诊时正在服用复方罗布麻片 2 片，2 次/日。冠脉造影：近中段左前降支（LAD）70% 节段性狭窄，左回旋支（LCX）远端 50% 狭窄，运动核素心肌显像正常；就诊血压 170/96mmHg，心率 84 次/分；LDL－C 3.4mmol/L，血糖正常。诊断：冠心病心绞痛（劳力＋自发型），高血压 3 级、很高危，血脂异常。药物治疗方案为：阿司匹林 100mg，1 次/日；辛伐他汀 20mg，1 次/日；卡托普利 25mg，2 次/日；氨氯地平 5mg，1 次/日；美托洛尔 25mg，2 次/日；二硝酸异山梨醇酯 15mg，3 次/日。

扫一扫，知解析

讨论： 请分析该患者用药的合理性。

第一节 冠状动脉粥样硬化性心脏病

冠状动脉粥样硬化性心脏病（coronary atherosclerotic heart disease，CHD）简称冠心病或缺血性心脏病，是指由于冠状动脉粥样硬化使管腔狭窄或闭塞导致心肌缺血、缺氧或坏死而引发的心脏病，是动脉粥样硬化导致器官病变的最常见类型。冠心病多发生于中老年人群，男性多于女性，以脑力劳动者居多，是工业发达国家的流行病，已成为欧美国家最多见的病种，近10余年该病在我国的发病率也有明显升高的趋势。

冠心病的主要病因是冠状动脉粥样硬化，但动脉粥样硬化的原因尚不完全清楚，可能是多种因素共同作用的结果。由于脂质代谢异常，血液中的脂质沉着于动脉内膜上，逐渐形成粥样斑块，造成动脉腔狭窄，使血流受阻，导致心脏缺血，产生心绞痛。如果冠状动脉硬化引起血栓，使整个血管血流完全中断，将发生急性心肌梗死，甚至猝死。少数人可因冠状动脉痉挛（血管可以无粥样硬化）导致心绞痛的发生，如果痉挛超过30分钟，也会导致急性心肌梗死（甚至猝死）。

> **考点提示**
>
> 心绞痛与急性心肌梗死的临床表现

临床上常将冠心病分为无症状型冠心病、心绞痛型、心肌梗死型、缺血性心肌病型和猝死型。其中，常见类型是心绞痛型及心肌梗死型。心绞痛型包括稳定型心绞痛和不稳定型心绞痛；心肌梗死型分为ST段抬高型心肌梗死和非ST段抬高型心肌梗死。急性冠状动脉综合征（acute coronary syndrome，ACS）是冠心病中急性发病的临床类型，包括ST段抬高型心肌梗死、非ST段抬高型心肌梗死及不稳定型心绞痛。心绞痛以发作性胸痛为主要临床表现，主要位于胸骨体上段或中段之后可波及心前区，呈压榨性、紧缩性或窒息性疼痛，可放射至左上肢的尺侧，偶可伴有濒死感，疼痛持续数分钟，很少超过15分钟，休息或含服硝酸甘油后，疼痛多在5分钟内消失。心绞痛常在劳累、情绪激动、受寒、饱食、吸烟时发生，贫血、心动过速或休克亦可诱发。心肌梗死时胸痛部位与心绞痛部位一致，但胸痛持续时间更久，可持续30分钟以上，常达数小时，疼痛程度更重，休息和含化硝酸甘油不能缓解，常伴有低热、烦躁不安、多汗和冷汗、恶心、呕吐、心悸、头晕、极度乏力、呼吸困难及濒死感。心肌梗死易并发心力衰竭、心源性休克、心脏破裂、室间隔穿孔、各类心律失常、动脉栓塞、室壁瘤等。目前，冠状动脉造影检查是冠心病诊断的金标准。冠心病目前最主要的治疗方案包括药物治疗、内科介入治疗和外科冠脉搭桥术。提倡首先从生活方式上进行改变，戒烟、限酒、低盐、低脂饮食，适当体育锻炼，控制体重减肥，多吃新鲜蔬菜、水果。药物治疗主要目的有改善缺血、减轻症状的药物和预防心肌梗死、改善预后。

【药物治疗原则】 微课1

> **考点提示**
>
> 心绞痛与急性心肌梗死的药物治疗原则

（1）预防冠状动脉血栓形成，防止心肌梗死的发生。

（2）改善冠状动脉的供血和减轻心肌的耗氧量，缓解患者心绞痛等症状。

（3）改善预后，减少心肌梗死、脑卒中、死亡等心血管终点事件的发生。

【常用治疗药物】

治疗冠心病的药物主要有改善缺血、减轻症状的药物和预防心肌梗死、改善预后的药物两大类。前者包括硝酸酯类、β受体阻断药、钙离子通道阻滞药等；后者包括抗血小板药物、抗凝和防止血栓形成药物和降血脂药物等。

1. 改善缺血、减轻症状的药物

（1）硝酸酯类药物　常用药物主要有：硝酸甘油、硝酸异山梨酯（消心痛）、单硝酸异山梨酯、长效硝酸甘油制剂（硝酸甘油软膏或贴片）等。其作用机制是通过扩张静脉、外周动脉血管、冠状动脉，从而降低心肌氧耗量，增加心脏侧支循环血流，使心绞痛得到缓解。另外，本类药物还有降低血小板黏附的作用。不良反应有头晕、头胀痛、头部跳动感、面部潮红、心悸等，偶有血压下降。

（2）β受体阻断药　常用药物有美托洛尔、阿替洛尔、比索洛尔、卡维地洛、阿罗洛尔等。β受体阻断药能减慢心率，减低心肌收缩力，从而降低患者的氧耗量，减少因用力、激动引起的症状性及无症状性心肌缺血的发作，提高患者运动耐量。同时，β受体阻断药具有抑制交感神经过度活动的作用，减少由此引发的严重的甚至致命的心律失常。对不稳定型心绞痛的患者，可以降低急性心肌梗死的发生率，是非抗血小板治疗的首选药物，与硝酸酯类药物合用效果更佳。β受体阻断药可致恶心、呕吐、轻度腹泻等消化道症状及眩晕或头昏等神经系统症状，偶见过敏性皮疹和血小板减少。还可引起窦性心动过缓、房室传导阻滞及心肌收缩力减弱，外周血管收缩，引起四肢冰冷、指趾麻木、异常疲乏等，可诱发或加重支气管哮喘。

（3）钙离子通道阻滞剂（calcium channel blockers，CCB）　常用药物有维拉帕米、硝苯地平、地尔硫䓬等。其作用机制为抑制或减少冠状动脉血管痉挛，抑制心肌收缩，扩张外周阻力血管及冠状动脉，降低心肌氧耗及增加冠脉血流，某些钙通道阻滞药还能减慢心率。钙通道阻滞药不良反应较轻，常见有颜面潮红、头痛、眩晕、恶心、便秘、外周水肿等，但无需停药。严重者可致心脏抑制，导致心搏骤停、心动过缓、房室传导阻滞或充血性心力衰竭。

（4）其他治疗药物　①代谢性药物：曲美他嗪通过调节心肌能源底物，抑制脂肪酸氧化，优化心肌能量代谢，改善心肌缺血及左心功能，缓解心绞痛。②尼可地尔：尼可地尔是一种钾通道开放药，通过双重冠状动脉扩张作用，有效扩张各级冠状动脉，尤其是冠状动脉微小血管，缓解冠状动脉痉挛，显著增加冠状动脉血流量。

2. 预防心肌梗死、改善预后的药物

（1）抗血小板药物　常用药物有阿司匹林、氯吡格雷、替格瑞洛、糖蛋白Ⅱb/Ⅲa受体阻断剂、前列环素、前列腺素E_1等。可以通过抑制血小板聚集，避免血栓形成而堵塞血管。①阿司匹林：通过抑制环氧化酶和血栓烷A_2（thromboxane A_2，TXA_2）的合成发挥抗血小板聚集的作用，所有患者如无用药禁忌证均应服用。其主要不良反应为胃肠道反应或对阿司匹林过敏。②氯吡格雷：为P2Y12受体阻断剂，可选择性不可逆地阻断二磷酸腺苷和血小板P2Y12受体结合，达到抑制血小板聚集的作用，主要应用于冠心病介入手术后的患者，或对阿司匹林禁忌或不耐受的患者。常见不良反应为消化道出血、中性粒细胞减少、腹痛、食欲减退、胃炎、便秘、皮疹等。偶见血小板减少性紫癜。③替格瑞洛：为新型P2Y12受体阻断剂，可直接、可逆性地抑制血小板P2Y12受体。目前主要用于急性冠脉综合征患者，相对于氯吡格雷，能进一步降低患者心血管死亡率。④糖蛋白Ⅱb/Ⅲa受体阻断剂：糖蛋白Ⅱb/Ⅲa受体是血小板聚集的最后的共同途径。糖蛋白Ⅱb/Ⅲa受体阻断剂可抑制血小板的聚集，是作用最强、最直接、最昂贵的抗血小板制剂，目前应用于行冠心病介入手术的患者。常用药物有阿昔单抗、拉米非班、替罗非班、珍米罗非班、西拉非班等。该类药物的不良反应较少。

（2）抗凝药物　主要有肝素和低分子量肝素、华法林、新型口服抗凝药物等。目前临床常用药物为肝素与低分子肝素，其主要通过作用于凝血酶，抑制纤维蛋白原转变为纤维蛋白，防止血栓形成，从而达到抗凝作用。主要用于不稳定型心绞痛和急性心肌梗死，使用中需警惕出血倾向的发生。其主要不良反应有引起出血、超敏反应等。

（3）溶栓药物　包括非特异性纤溶酶原激活剂（尿激酶、链激酶）与组织型纤溶酶原激活剂

（阿替普酶、瑞替普酶等），能促进纤溶酶原转变成纤溶酶，溶解血栓，可使阻塞血管再通，恢复梗死区血液供应，缩小心肌梗死面积，主要应用于ST段抬高型心肌梗死。

（4）血管紧张素转换酶抑制剂 常用药物有依那普利、贝那普利、雷米普利、福辛普利等。此类药物具有心血管保护作用，能够减轻冠状动脉内皮损伤，具有抗动脉粥样硬化作用，抗血栓、抗凝集等效用，同时可通过抑制肾素-血管紧张素-醛固酮系统而扩张血管，改善心室重构及心功能，减少心绞痛发生。对急性心肌梗死或近期发生心肌梗死合并心功能不全的患者，尤其是那些使用β受体阻断药和硝酸甘油不能控制缺血症状的高血压患者，应当使用此类药物。

（5）降脂药物 主要是他汀类药物，常用药物有辛伐他汀、洛伐他汀、阿托伐他汀、普伐他汀等。主要是通过竞争性抑制HMG-CoA还原酶减少体内胆固醇的合成。降脂药物具有抗动脉粥样硬化、抗炎、保护血管内皮、抑制凝血、促进纤溶等作用。

【治疗药物选用】

1. 慢性心肌缺血综合征 包括稳定型心绞痛、隐匿性冠心病和缺血性心肌病三种。

（1）稳定型心绞痛 可选用一线治疗药物——β受体阻断药、CCB、短效硝酸酯类药物；二线治疗药物——长效硝酸酯类药物、伊伐布雷定、尼可地尔、雷诺嗪、曲美他嗪等其他抗心肌缺血药物，可根据患者的并发症和耐受性，必要时将二线药物用作一线治疗药物。一线治疗药物如美托洛尔每次50~100mg，3次/日；硝苯地平缓释片每次10mg，2次/日；硝酸甘油每次0.3~0.6mg，舌下含服。二线治疗药物如单硝酸异山梨酯缓释制剂每次30~60mg，1次/日；曲美他嗪每次20mg，3次/日；尼可地尔每次5mg，3次/日；雷诺嗪每次30~60mg，3次/日。

（2）隐匿型冠心病 对于隐匿型冠心病，有效控制冠心病危险因素十分重要。严密监控糖尿病、高血压及高脂血症，戒烟酒、合理饮食等措施可预防隐匿型冠心病。治疗上可采用扩张冠状动脉、抑制β受体信号传导通路活性、减慢心率，减轻心肌细胞氧耗，降低血小板活性，降脂及保护血小板内皮功能等方法。药物种类包括：硝酸酯类药物、β受体阻断药、CCB、抗血小板药物及他汀类药物。

（3）缺血性心肌病 缺血性心肌病的治疗可采用以下几个方法。①减轻或消除冠心病危险因素，包括降低血压、降低血清胆固醇、治疗糖尿病、控制或减轻体重、戒烟等，改善心肌缺血。②治疗充血性心力衰竭，可使用血管紧张素转换酶抑制药（ACEI），洋地黄以及其他正性肌力药物，β受体阻断药等。③限制型缺血性心肌病要着重应用改善舒张功能的药物，以硝酸酯类、β受体阻断药、钙通道阻滞药为主进行治疗。该类型患者不宜使用洋地黄和拟交感胺类正性肌力药物。

2. 急性冠状动脉综合征

（1）ST段抬高型心肌梗死 ST段抬高型心肌梗死急性期直接溶栓治疗可选用尿激酶150万U左右，于30分钟内静脉滴注，同时配合肝素皮下注射7500~10000U，每12小时1次。链激酶或重组链激酶，建议150万U于1小时内静脉滴注，同时配合肝素皮下注射7500~10000U，每12小时1次，或低分子量肝素皮下注射，每日2次。ST段抬高型心肌梗死还需抗血栓治疗，包括：①抗血小板治疗。可选用阿司匹林，所有患者如无禁忌证，均应立即口服水溶性阿司匹林或嚼服肠溶阿司匹林300mg，继以100mg/d长期维持。对不能耐受阿司匹林者，氯吡格雷可作为替代治疗。②抗凝治疗：用普通肝素初始剂量为60~70IU/kg（最大5000IU）静脉注射，随后静脉滴注，维持剂量从12~15IU/(kg·h)至最大剂量1000IU/h，控制活化部分凝血活酶时间为1.5~2.5倍正常值。经皮冠状动脉介入治疗期间：静脉注射70~100IU/kg（联合使用GPⅡb/Ⅲa受体阻断剂时剂量调整为50~70IU/kg）。③抗心肌缺血治疗：可选用硝酸甘油静脉滴注，或地尔硫䓬、维拉帕米、美托洛尔、阿替洛尔、尼可地尔等。④其他治疗：包括使用他汀类降血脂、ACEI、ARB、醛固酮受体阻断药等药物。

（2）不稳定型心绞痛及非ST段抬高型急性冠状动脉综合征 不稳定型心绞痛及非ST段抬高型

急性冠状动脉综合征的治疗应包括：抗缺血治疗、抗血小板治疗和抗凝治疗。

1）抗缺血治疗：可选用硝酸酯类、β受体阻断药、尼可地尔等。硝酸酯类药物静脉滴注给药比舌下含服更有效，在严密的血压监测条件下，静脉滴注给药的应用剂量可逐渐增大，直至症状缓解或高血压患者血压水平恢复至正常，在使用中必须严密注意不良反应（明显的头痛及低血压）。尼可地尔建议以2mg/h为起始剂量，可根据症状适当增减剂量，最大剂量不超过6mg/h。

2）抗血小板治疗：推荐口服负荷剂量阿司匹林平片（每次150～300mg，非肠溶片），本药无需药物效应监测。氯吡格雷300～600mg负荷剂量，75mg/d维持剂量。普拉格雷60mg负荷剂量，10mg/d维持。替格瑞洛180mg负荷剂量，每次90mg，2次/日，口服。

3）抗凝治疗：普通肝素推荐用药的初始剂量为60～70IU/kg，维持剂量从12～15IU/(kg·h) 至最大剂量1000IU/h。抗凝强度检测常用激活全血凝固时间和活化部分凝血活酶时间（治疗窗50～75秒，最高限的1.5～2.5倍）。依诺肝素，使用剂量为1mg/kg，静脉滴注，2次/日。磺达肝癸钠，2.5mg/d，1次/日。

考点提示

心绞痛与急性心肌梗死的治疗药物合理使用、用药注意事项

【用药注意事项】

（1）硝酸甘油第1次舌下含服时，应注意可能发生直立性低血压。使用治疗勃起功能障碍的药物西地那非者，24小时内不可应用硝酸甘油等硝酸酯类药物，以避免引起低血压，甚至危及生命。硝酸酯类药物连续应用24小时后可发生耐受，因此，长期使用硝酸酯类药物必须采用偏心给药的方法，保证提供每日8～12小时的无硝酸酯或低硝酸酯浓度。

（2）对于正在服用具有磷酸二酯酶5阻断作用的勃起障碍治疗剂（枸橼酸西地那非、盐酸伐地那非水合物、他达拉非）的患者禁用尼可地尔。

（3）β受体阻断药禁用于支气管哮喘、严重心动过缓、房室传导阻滞、重度心力衰竭、急性心功能衰竭的患者。具有内在拟交感活性的β受体阻断药心脏保护作用较差。目前临床更倾向于使用选择性β_1受体阻断剂，如美托洛尔、阿替洛尔及比索洛尔。同时具有α和β受体阻断作用的药物，在冠心病的治疗中也有效。

（4）地尔硫䓬和维拉帕米能够减慢房室传导，不宜用于已有严重心动过缓、高度房室传导阻滞及病态窦房结综合征的患者。

（5）冠心病患者无论血脂是否正常，都要长期服用降脂药。在应用他汀类药物时，应严密监测转氨酶及肌酸激酶等生化指标，及时发现药物可能引起的肝脏损害和肌病。

第二节　高血压

高血压是指在静息状态下，在未使用降压药物、非同日3次测量动脉血压，收缩压和（或）舒张压增高［收缩压≥140mmHg和（或）舒张压≥90mmHg］，可伴有心脏、血管、脑和肾脏等器官功能性或器质性改变的全身性疾病。近年来，由于社会经济的快速发展和人们生活方式的变化，我国的心血管病发病率及相关危险因素均有增长的趋势。据2023年国家心血管病中心的数据显示，我国18岁及以上居民高血压患病率达27.5%，患病人数约为2.45亿。但高血压的知晓率、治疗率及控制率均很低，我们面临的高血压防治任务非常艰巨。

高血压分为原发性高血压和继发性高血压，原发性高血压占绝大多数。高钠、低钾膳食是我国大多数高血压患者发病的最主要危险因素；超重和肥胖将成为我国高血压患病率增长的又一重要危险因

素；此外，饮酒、精神紧张、缺乏体力活动等也是其危险因素。人体血压根据收缩压和舒张压的水平可分为正常、正常高值血压和1、2、3级高血压，见表7-1。除此之外，还可根据合并的心血管危险因素、靶器官损害和同时患有的其他疾病，将高血压患者分为4层（组），即低危、中危、高危和很高危，并依此指导医生确定治疗时机、治疗策略与估计预后。

表7-1 高血压分类和分级定义

分类	收缩压（mmHg）		舒张压（mmHg）
理想血压	<120	和	<80
正常血压	120~129	和（或）	80~84
正常高值	100~139	和（或）	85~89
1级高血压（轻度）	140~159	和（或）	90~99
2级高血压（中度）	160~179	和（或）	100~109
3级高血压（重度）	≥180	和（或）	≥110
单纯收缩期高血压	≥140	和	<90

原发性高血压起病缓慢，早期多无症状，随着病程的延长患者可出现头痛、眩晕、耳鸣、心悸、失眠、肢体麻木、心绞痛等症状，并造成多个器官发生继发性改变，常累及心、脑、肾等重要器官。高血压的治疗除使用抗高血压药物外，还应包括控制体重、适度运动、改变饮食习惯和生活习惯在内的非药物治疗。其治疗目标为让患者血压达标，以最大限度地降低心脑血管病发病率及死亡率。

拓展阅读

药学岗位担使命 科学宣教防中风

中风又称脑卒中或脑血管意外，是因各种诱因引起的脑内动脉闭塞、狭窄或破裂，而造成的急性脑血液循环障碍，临床上表现为一过性或永久性脑功能障碍的症状或体征。高血压是中风最危险的因素，因此，对高血压患者的健康宣教非常重要。作为药学工作者，不仅需要学会指导患者合理用药，还需主动承担起对高血压患者的健康宣教工作，告知患者科学治疗和健康生活的重要性。如指导患者应坚持长期服药，有效控制血压；同时要主动消除中风的诱因，如过度劳累、情绪波动等；提倡健康的生活方式，合理膳食，多食蔬菜和水果，戒烟限酒等。药学专业学生作为未来的药学服务人员，也应主动向周围的群众宣传高血压及中风防治知识，与医护人员齐心协力，共同当好公众健康的“守门人”。

【药物治疗原则】 微课2

1. 起始剂量 一般患者采用常规剂量，老年人及高龄老年人初始治疗时通常应采用较小的有效治疗剂量。根据需要，可考虑逐渐增加至足剂量。

2. 长效降压药物 优先使用长效降压药物，以有效控制24小时血压，更有效预防心脑血管并发症发生。如使用中、短效制剂，则需每天2~3次给药，以达到平稳控制血压的目的。

3. 联合治疗 对血压≥160/100mmHg、高于目标血压20/10mmHg的高危患者，或单药治疗未达标的高血压患者应进行联合降压治疗，包括自由联合或单片复方制剂。对血压≥140/90mmHg的患者，也可起始小剂量联合治疗。

4. 个体化治疗 根据患者合并症的不同和药物疗效及耐受性，以及患者个人意愿或长期承受能力，选择适合患者个体的降压药物。

考点提示

降压药物的应用原则

5. 药物经济学 高血压需终生治疗，应考虑成本/效益。

【常用治疗药物】

常用降压药物包括一线降压药，如钙通道阻滞剂（CCB）、血管紧张素转换酶抑制剂（angiotensin converting enzyme inhibition，ACEI）、血管紧张素Ⅱ受体阻断剂（angiotensin receptor blocker，ARB）、利尿剂和β受体阻断药等五类，以及由上述药物组成的小剂量固定配比复方制剂。除此之外，还有其他抗高血压药，如中枢性抗高血压药、血管扩张药、α_1受体阻断药等。

1. 一线抗高血压药

（1）钙通道阻滞药（CCB） 包括二氢吡啶类钙通道阻滞剂和非二氢吡啶类钙通道阻滞剂。前者有硝苯地平、尼群地平、拉西地平、氨氯地平和非洛地平等，后者主要包括维拉帕米和地尔硫䓬两种药物。主要通过阻断血管平滑肌细胞上的钙离子通道发挥扩张血管降低血压的作用。常见不良反应包括心跳加快、面部潮红、脚踝部水肿、牙龈增生等。二氢吡啶类CCB没有绝对禁忌证，但心动过速及心力衰竭患者应慎用，如必须使用，则应慎重选择特定制剂，如长效药物氨氯地平。急性冠脉综合征患者一般不推荐使用短效硝苯地平。非二氢吡啶类钙通道阻滞剂也可用于降压治疗，常见不良反应包括抑制心脏收缩功能和传导功能，有时也会出现牙龈增生。

（2）血管紧张素转换酶抑制剂（ACEI） 常用药物包括卡托普利、依那普利、贝那普利、雷米普利、培哚普利等。通过抑制血管紧张素转化酶，阻断肾素－血管紧张素－醛固酮系统发挥降压作用。ACEI单用降压作用明确，对糖、脂代谢无不良影响。限盐或加用利尿剂可增加ACEI的降压效应。尤其适用于伴慢性心力衰竭、心肌梗死后伴心功能不全、糖尿病肾病、非糖尿病肾病、代谢综合征、蛋白尿或微量白蛋白尿患者。常见不良反应为刺激性干咳，多见于用药初期，症状较轻者可坚持服药，不能耐受者可改用ARB。其他不良反应有低血压、皮疹，偶见血管神经性水肿及味觉障碍，长期应用有可能导致血钾升高。

（3）血管紧张素Ⅱ受体阻断药（ARB） 常用药物有氯沙坦、缬沙坦、厄贝沙坦、替米沙坦等。通过阻断血管紧张素Ⅱ型受体发挥降压作用。尤其适用于伴左室肥厚、心力衰竭、心房颤动、糖尿病肾病、代谢综合征、微量白蛋白尿或蛋白尿的高血压患者，以及不能耐受ACEI的患者。不良反应少见，偶有腹泻，长期应用可升高血钾。

（4）利尿药 主要包括噻嗪类利尿药、袢利尿药、保钾利尿药与醛固酮受体拮抗剂等几类。通过排钠利尿、降低高血容量负荷发挥降压作用。用于控制血压的利尿剂主要是噻嗪类利尿剂。在我国，常用的利尿药主要是氢氯噻嗪和吲达帕胺。此类药物尤其适用于老年和高龄老年高血压、单纯收缩期高血压或伴心力衰竭的高血压患者，也是难治性高血压的基础药物之一。不良反应与剂量密切相关，故通常应采用小剂量。噻嗪类利尿药可引起低血钾，长期大剂量应用常致电解质、糖、脂质代谢改变，并可增高血浆肾素活性。保钾利尿药阿米洛利、醛固酮受体阻断剂螺内酯等，有时也可用于控制血压，在利尿的同时不增加钾的排出。

（5）β受体阻断药 常用药物有美托洛尔、比索洛尔、卡维地洛和阿替洛尔等。主要通过抑制过度激活的交感神经活性、抑制心肌收缩力、减慢心率发挥降压作用。β受体阻断药尤其适用于伴快速型心律失常、稳定型心绞痛、慢性心力衰竭、交感神经活性增高以及高动力状态的高血压患者。常见的不良反应有疲乏、肢体冷感、激动不安、胃肠不适等，还可影响糖、脂代谢。长期应用者突然停药可发生撤药综合征，即原有的症状加重或出现新的临床表现，较常见有血压反跳性升高，伴头痛、焦虑等。

2. 其他抗高血压药

（1）α受体阻断药 常用药物有哌唑嗪、特拉唑嗪、多沙唑嗪。此类药物选择性阻断血管平滑肌上的α_1受体，使小动脉、小静脉均扩张而发挥中等偏强的降压作用。适用于高血压伴前列腺增生患者，也用于难治性心功能不全的治疗。常见头痛、眩晕、心悸、口干、乏力等不良反应，在用药过程中可自行消失。最严重的不良反应为“首剂效应”，即首次用药可能发生体位性低血压。

（2）中枢性抗高血压药　常用药物有可乐定、莫索尼定、甲基多巴等。可乐定的降压机制是激动中枢咪唑啉受体（I_1受体）和α_2受体，降低外周交感神经活性而降压。适用于伴消化性溃疡的高血压患者。主要不良反应有口干、便秘、嗜睡等，用药几周后消失。

（3）血管扩张药　常用药物有硝普钠、肼屈嗪等。硝普钠对全身小动脉和小静脉都有直接松弛作用，具有强效、速效、短效的降压特点，用于高血压急症的治疗，如高血压危象、高血压脑病、恶性高血压、嗜铬细胞瘤手术前后阵发性高血压的紧急降压等。过度降压可致恶心、呕吐、心悸、头痛等，停药后可消失。大剂量或连续使用（特别是对肝、肾功能有损害的患者）可使血中氰化物聚集而中毒，可导致甲状腺功能减退。肼屈嗪可直接松弛小动脉平滑肌，由于长期服用可引起严重不良反应，目前临床较少用本品治疗高血压，为抵消其引起的反射性心动过速和水钠潴留，可加用β受体阻断药和利尿剂。

【治疗药物选用】

1. 原发性高血压　对于轻中度高血压患者，可采用单药治疗，临床上常选用一线降压药物。血压≥160/100mmHg或高于目标血压20/10mmHg的高危人群，往往初始治疗即需要联用2种降压药物。如血压超过140/90mmHg，也可考虑初始小剂量联合降压药物治疗。我国临床主要推荐应用的优化联合治疗方案有：二氢吡啶类CCB＋ARB；二氢吡啶类CCB＋ACEI；ARB＋噻嗪类利尿剂；ACEI＋噻嗪类利尿剂；二氢吡啶类CCB＋噻嗪类利尿剂；二氢吡啶类CCB＋β受体阻断药。可以考虑使用的联合治疗方案是：利尿剂＋β受体阻断药；α受体阻断药＋β受体阻断药；二氢吡啶类CCB＋保钾利尿剂；噻嗪类利尿剂＋保钾利尿剂。不常规推荐但必要时可慎用的联合治疗方案是：ACEI＋β受体阻断药；ARB＋β受体阻断药；ACEI＋ARB；中枢性降压药＋β受体阻断药。

（1）老年高血压　65～79岁的普通老年人，血压≥150/90mmHg时推荐开始药物治疗，≥140/90mmHg时可考虑药物治疗；≥80岁的老年人，SBP≥160mmHg时开始药物治疗。65～79岁的老年人，首先应降至＜150/90mmHg，如能耐受，可进一步降至＜140/90mmHg。≥80岁的老年人应降至＜150/90mmHg。首选长效钙通道阻滞剂，其次为ACEI或利尿剂。

（2）儿童、青少年高血压　儿童、青少年高血压主要采用去除病因以及生活干预方式控制血压，当高血压合并下述情况，或达到2级高血压时，启动药物治疗。①出现高血压的临床症状；②糖尿病；③继发性高血压；④靶器官的损害。现已批准的可用于儿童的降压药有：①ACEI。是最常使用的儿童降压药之一，被批准的儿童用药仅有卡托普利。②利尿剂。被批准的儿童用药有氨苯蝶啶、氯噻酮、氢氯噻嗪、呋塞米等。③二氢吡啶类CCB。被批准的儿童用药有氨氯地平。④肾上腺受体阻断药。被批准的儿童用药有普萘洛尔、阿替洛尔及哌唑嗪等。

（3）妊娠高血压　妊娠合并轻度高血压时，强调非药物治疗，并积极监测血压、定期复查尿常规等相关检查。对于妊娠高血压患者，推荐血压≥150/100mmHg时启动药物治疗，治疗目标为150/100mmHg。如无蛋白尿及其他靶器官损伤存在，也可考虑≥160/110mmHg时启动药物治疗。最常用的口服药物有拉贝洛尔、甲基多巴和硝苯地平，必要时可考虑小剂量噻嗪类利尿剂。妊娠期间禁用ACEI和ARB，有妊娠计划的慢性高血压患者，也应停用上述药物。

（4）有合并症的高血压　高血压合并脑卒中，可选用拉贝洛尔、尼卡地平等静脉药物，避免使用引起血压急剧下降的药物。高血压合并稳定型心绞痛，降压药物应首选β受体阻断药或CCB。高血压合并心力衰竭，首先推荐应用ACEI（不能耐受者可使用ARB）、β受体阻断药和醛固酮受体阻断剂。高血压伴肾脏疾病，初始降压治疗应包括 1 种 ACEI 或 ARB，单独或联合其他降压药，但不建议 ACEI 和 ARB 两药联合应用。高血压合并糖尿病，推荐 ACEI 和 ARB 优先应用，尤其是伴糖尿病或肥胖患者，也可应用二氢吡啶类 CCB。伴心功能不全及冠心病者，可应用噻嗪类利尿剂和 β 受体阻断药。外周动脉疾病是动脉粥样硬化的表现，CCB 和 RAAS 抑制剂（如 ACEI 或 ARB），在降低血压的同时也能改善病变血管的内皮功能，对高血压合并外周动脉疾病患者可首先选用。选择性 β_1 受体阻断药治疗外周动脉疾病合并高血压有效，一般并不会增加病变血管的阻力，对冠心病事件有一定的预防作用。利尿药减少循环血流量，增加血液黏滞度，一般不推荐应用。对难治性高血压患者，推荐选择常规剂量的 RAAS 抑制剂 + CCB + 噻嗪类利尿剂，也可根据患者特点和耐受性考虑增加各药物的剂量，应达到全剂量。

常用抗高血压药物的剂量和频次见表 7 - 2。

表 7 - 2 常用抗高血压药物的服用剂量和频次

口服降压药物	每日剂量（mg）（起始剂量 ~ 足量）	每日给药次数
血管紧张素转化酶抑制剂（ACEI）		
卡托普利	25 ~ 300	2 ~ 3
依那普利	2.5 ~ 40	2
贝那普利	5 ~ 40	1 ~ 2
赖诺普利	2.5 ~ 40	1
福辛普利	10 ~ 40	1
培哚普利	4 ~ 8	1
西拉普利	1.25 ~ 5	1
咪哒普利	2.5 ~ 10	1
血管紧张素Ⅱ受体阻断药（ARB）		
氯沙坦	25 ~ 100	1
缬沙坦	80 ~ 160	1
厄贝沙坦	150 ~ 300	1
替米沙坦	20 ~ 80	1
坎地沙坦	4 ~ 32	1
奥美沙坦	20 ~ 40	1
阿利沙坦酯	240	1
钙通道阻滞剂（CCB）		
硝苯地平	10 ~ 30	2 ~ 3
硝苯地平（缓释制剂）	10 ~ 80	2
硝苯地平（控释制剂）	30 ~ 60	1
氨氯地平	2.5 ~ 10	1
左旋氨氯地平	2.5 ~ 5	1
非洛地平	2.5 ~ 10	2
非洛地平（缓释制剂）	2.5 ~ 10	1
尼群地平	20 ~ 60	2 ~ 3
拉西地平	4 ~ 8	1

续表

口服降压药物	每日剂量（mg）（起始剂量～足量）	每日给药次数
β受体阻断药		
比索洛尔	2.5～10	1
美托洛尔	50～100	2
美托洛尔（缓释制剂）	47.5～190	1
阿替洛尔	12.5～50	1～2
普萘洛尔	20～90	2～3
倍他洛尔	5～20	1
利尿药		
氢氯噻嗪	6.25～25	1
吲达帕胺	0.625～2.5	1
吲达帕胺（缓释制剂）	1.5	1
呋塞米	20～80	1～2
阿米洛利	5～10	1～2
氨苯蝶啶	25～100	1～2
螺内酯	20～60	1～3
依普利酮	50～100	1～2

2. 继发性高血压　继发性高血压除了高血压本身造成的危害以外，与之伴随的电解质紊乱、内分泌失衡、低氧血症等还可导致独立于血压之外的心血管损害，其危害程度较原发性高血压更大，早期识别、早期治疗尤为重要。新诊断高血压患者应该进行常见的继发性高血压筛查。难治性高血压应该考虑到继发性高血压的可能性。必要时建议到高血压专科或相应的内分泌、肾病等专科就诊。

> **考点提示**
>
> 降压药物的合理使用、用药注意事项

【用药注意事项】

（1）高、中效能利尿药可引起血钾降低，应注意监测患者的血钾，并适量补钾，痛风患者禁用。对高尿酸血症以及明显肾功能不全者慎用，后者如需使用利尿剂，应使用袢利尿药，如呋塞米等。

（2）二度、三度房室传导阻滞及心力衰竭患者禁用非二氢吡啶类 CCB。因此，在使用非二氢吡啶类 CCB 前应详细询问病史，进行心电图检查，并在用药 2～6 周内复查。

（3）长期使用 ACEI 和 ARB 类会导致血钾升高，应定期监测血钾和血肌酐水平。此两类药物的禁忌证有双侧肾动脉狭窄、高钾血症及妊娠期妇女。

（4）服用β受体阻断药降压的患者，如果突然停药可致“反跳”现象，需要在医生的指导下缓慢停药。二度及以上房室传导阻滞、哮喘患者禁用。慢性阻塞性肺病、运动员、周围血管病或糖耐量异常者慎用，对于上述患者必要时也可慎重选用选择性 β_1 受体阻断药。

（5）首次应用α受体阻断药应在入睡前，以防直立性低血压发生，使用中注意监测血压，最好使用控释制剂。

（6）硝普钠遇光易破坏，故药液应新鲜配制并避光使用，滴注时间一般不应超过 4 小时。用药时须严密监测血浆氰化物浓度。肝、肾功能不全者禁用。

（7）伴有心绞痛的患者不宜选用肼屈嗪；伴有痛风、糖尿病、高血脂的患者不宜选用利尿药和

β 受体阻断药；伴有抑郁症的患者不宜选用利血平和甲基多巴；伴有哮喘的患者不宜选用 β 受体阻断药。

（8）治疗药物相互作用

1）低效能利尿药与其他具有保钾作用的降压药，如 ACEI 或 ARB 合用时，需注意发生高钾血症的危险，应避免同时使用。

2）ACEI 与 ARB 的作用机制相似，且合用后易导致高血钾，故这两种药一般不联合使用。

第三节　高脂血症

高脂血症是指患者体内脂肪代谢异常而使体液循环中某种脂质过高而产生的代谢异常综合征。长期高血脂可以引起血液黏稠度增加和加速全身动脉粥样硬化，继而造成心脑血管梗塞等，造成重要脏器的损伤。高脂血症是脑卒中、冠心病、心肌梗死、心脏猝死等独立而重要的危险因素，也是中老年常见病之一。

高脂血症主要表现为体内总胆固醇（total cholesterol，TC）、三酰甘油（triglyceride，TG）和低密度脂蛋白胆固醇（low density lipoprotein cholesterin，LDL－C）过高，伴随着高密度脂蛋白胆固醇（high density lipoprotein cholesterin，HDL－C）过低，现在临床上又称之为血脂异常。根据病因可将高脂血症分为原发性高脂血症和继发性高脂血症。原发性高脂血症主要指的是遗传因素导致的血脂代谢异常，包括家族性高三酰甘油血症、家族性高 α 脂蛋白血症、家族性Ⅲ型高脂蛋白血症等。继发性高脂血症则主要指继发于其他疾病诱发或产生的并发症而导致血脂代谢异常，包括肾病综合征和糖尿病高脂血症等情况。目前临床趋向于将高脂血症分为 4 型：即高胆固醇血症、高三酰甘油血症、混合型高脂血症和低高密度脂蛋白血症，见表 7－3。关于高脂血症的诊断标准，目前国际和国内尚无统一的方法。国内多数学者认为血浆 TC 浓度大于 5.2mmol/L 可定为高胆固醇血症，血浆 TG 浓度大 2.3mmol/L 可定为高三酰甘油血症，见表 7－4。高脂血症的防治，除药物治疗外，饮食治疗和生活方式改善是治疗血脂异常的基础措施。无论是否进行药物调脂治疗，都必须坚持控制饮食和改善生活方式。良好的生活方式包括坚持健康饮食、规律运动、远离烟草和保持理想体重等。

表 7－3　血脂异常的临床分类

分类	TG	TC	HDL－C	相当于 WHO 表型
高胆固醇血症	增高			$Ⅱ_a$
高 TG 血症		增高		Ⅰ、Ⅳ
混合型高脂血症	增高	增高		$Ⅱ_b$、Ⅲ、Ⅳ、Ⅴ
低 HDL－C 血症			降低	

注：TC：总胆固醇；TG：三酰甘油；HDL－C：高密度脂蛋白胆固醇；WHO：世界卫生组织

表 7－4　中国 ASCVD 一级预防人群血脂合适水平和异常分层标准［mmol/L（mg/dL）］

分层	TC	LDL－C	HDL－C	非 HDL－C	TG
理想水平		<2.6（100）		<3.4（130）	
合适水平	<5.2（200）	<3.4（130）		<4.1（160）	<1.7（150）
边缘升高	≥5.2（200）且<6.2（240）	≥3.4（130）且<4.1（160）		≥4.1（160）且<4.9（190）	≥1.7（150）且<2.3（200）

续表

分层	TC	LDL－C	HDL－C	非 HDL－C	TG
升高	≥6.2（240）	≥4.1（160）		≥4.9（190）	≥2.3（200）
降低			<1.0（40）		

注：ASCVD：动脉粥样硬化性心血管疾病；TC：总胆固醇；LDL－C：低密度脂蛋白胆固醇；HDL－C：高密度脂蛋白胆固醇；非 HDL－C：非高密度脂蛋白胆固醇；TG：三酰甘油。

【药物治疗原则】

（1）临床上应根据个体动脉粥样硬化性心血管疾病危险程度决定是否启动药物调脂治疗。

（2）将降低 LDL－C 水平作为防控是动脉粥样硬化性心血管疾病危险的首要干预靶点，非 HDL－C 可作为次要干预靶点。

（3）调脂治疗的目标为：超高危者 LDL－C <1.4mmol/L；极高危者 LDL－C <1.8mmol/L；高危者 LDL－C <2.6mmol/L；中危和低危者 LDL－C <3.4mmol/L。

（4）LDL－C 基线值较高不能达目标值者，LDL－C 至少降低 50%。极高危患者 LDL－C 基线在目标值以内者，LDL－C 仍应降低 30% 左右。

（5）临床调脂达标，首选他汀类调脂药物。起始宜应用中等强度他汀类药物，根据个体调脂疗效和耐受情况，适当调整剂量，若胆固醇水平不能达标，应与其他调脂药物联合使用。

【常用治疗药物】

临床上可供选用的调脂药物有许多种，大体上可分为两大类，主要降低胆固醇的药物和主要降低三酰甘油的药物。其中，部分调脂药物既能降低胆固醇，又能降低三酰甘油。

1. 主要降低胆固醇的药物

（1）他汀类　目前国内临床上常用洛伐他汀、辛伐他汀、普伐他汀、氟伐他汀、阿托伐他汀、瑞舒伐他汀和匹伐他汀等。他汀类亦称 3－羟基－3－甲基戊二酰辅酶 A（hydroxy methylglutaryl coenzyme A，HMG－CoA）还原酶抑制剂，能够抑制胆固醇合成限速酶 HMG－CoA 还原酶，减少胆固醇合成，继而上调细胞表面 LDL 受体，加速血清 LDL 分解代谢。此外，还可抑制 VLDL 合成。因此，他汀类能显著降低血清 TC、LDL－C 和 ApoB 水平，也能降低血清 TG 水平和轻度升高 HDL－C 水平。绝大多数人对他汀类的耐受性良好，其不良反应多见于接受大剂量药物治疗者，有肝功能异常，表现为转氨酶升高，发生率 0.5% ~3.0%，呈剂量依赖性。肌肉不良反应包括肌痛、肌炎和横纹肌溶解。还可引起认知功能异常，但多为一过性，发生率不高。

（2）胆固醇吸收抑制剂　依折麦布能有效抑制肠道内胆固醇的吸收。其安全性和耐受性良好，不良反应轻微且多为一过性，主要表现为头疼和消化道症状，与他汀类联用也可发生转氨酶增高和肌痛等不良反应。禁用于妊娠期和哺乳期妇女。

（3）普罗布考　普罗布考是疏水性抗氧化剂，通过掺入 LDL 颗粒核心中，影响脂蛋白代谢，使 LDL 易通过非受体途径被清除。常见不良反应为胃肠道反应，也可引起头晕、头痛、失眠、皮疹等；极为少见的严重不良反应为 Q－T 间期延长。室性心律失常、Q－T 间期延长、血钾过低者禁用。

（4）胆酸螯合剂　常用药物有考来烯胺和考来替泊。胆酸螯合剂为碱性阴离子交换树脂，可阻断肠道内胆汁酸中胆固醇的重吸收。常见不良反应有胃肠道不适、便秘和影响某些药物的吸收。

2. 主要降低 TG 的药物

（1）贝特类　常用的贝特类药物有：非诺贝特、吉非贝齐、苯扎贝特等。贝特类通过激活过氧化物酶体增殖物激活受体 α（peroxisome proliferators－activated receptors，PPARα）和激活脂蛋白脂酶（lipoprtein lipase，LPL）而降低血清 TG 水平和升高 HDL－C 水平。常见不良反应与他汀类药物类似，包括肝脏、肌肉和肾毒性等，血清肌酸激酶和 ALT 水平升高。

（2）烟酸类　常用药物有烟酸和阿昔莫司。烟酸也称作维生素 B_3，属人体必需维生素，有普通和缓释2种剂型，以缓释剂型更为常用。大剂量时具有降低TC、LDL－C和TG以及升高HDL－C的作用。调脂作用与抑制脂肪组织中激素敏感脂酶活性、减少游离脂肪酸进入肝脏和降低VLDL分泌有关。常见不良反应主要为颜面潮红，其他还有肝脏损害、高尿酸血症、高血糖、棘皮症和消化道不适等，慢性活动性肝病、活动性消化性溃疡和严重痛风者禁用。

（3）高纯度鱼油制剂　鱼油主要成分为n－3脂肪酸即ω－3脂肪酸。主要用于治疗高TG血症。不良反应少见，主要为消化道症状，少数病例出现转氨酶或肌酸激酶轻度升高，偶见出血倾向。

3. 新型调脂药物

（1）微粒体TG转移蛋白抑制剂　洛美他派主要用于治疗纯合子型家族性高胆固醇血症。可使LDL－C降低约40%。该药不良反应发生率较高，主要为转氨酶升高或脂肪肝。

（2）前蛋白转化酶枯草溶菌素9/kexin 9型（recombinant proprotein convertase subtilisin/Kexin Type 9，PCSK9）抑制剂　PCSK9是肝脏合成的分泌型丝氨酸蛋白酶，可与LDL受体结合并使其降解，从而减少LDL受体对血清LDL－C的清除。通过抑制PCSK9，可阻止LDL受体降解，促进LDL－C的清除。至今尚无严重或危及生命的不良反应报道。国内尚处于临床试验阶段。

（3）载脂蛋白B100合成抑制剂　米泊美生是第2代反义寡核苷酸，2013年FDA批准可单独或与其他调脂药联合用于治疗纯合子型家族性高胆固醇血症。作用机制是针对ApoB信使核糖核酸转录的反义寡核苷酸，减少VLDL的生成和分泌，降低LDL－C水平。最常见的不良反应为注射部位反应，包括局部红疹、肿胀、瘙痒、疼痛，绝大多数不良反应属于轻中度。

【治疗药物选用】

1. 高胆固醇血症　可选用药物有阿托伐他汀每次10～20mg，1次/日；瑞舒伐他汀每次5～10mg，1次/日；普伐他汀每次40mg，1次/日；辛伐他汀每次20～40mg，1次/日。依折麦布10mg/d，普罗布考常用剂量每次0.5g，2次/日。考来烯胺每次5g，3次/日；考来替泊每次5g，3次/日；可与他汀类合用。

2. 高三酰甘油血症　可选用的药物有非诺贝特片每次0.1g，3次/日；微粒化非诺贝特每次0.2g，1次/日；吉非贝齐每次0.6g，2次/日；苯扎贝特每次0.2g，3次/日。烟酸缓释片常用量为每次1～2g，1次/日，建议从小剂量（0.375～0.5g/d）开始，睡前服用；4周后逐渐加量至最大常用剂量。高纯度鱼油制剂每次0.5～1.0g，3次/日。

3. 混合型高脂血症　可采用降低胆固醇与降低三酰甘油的药物联合应用，如他汀类与贝特类联合使用。非诺贝特适用于严重高TG症伴或不伴低HDL－C水平的混合型高脂血症患者，尤其是糖尿病和代谢综合征时伴有的血脂异常，高危心血管疾病患者使用他汀类治疗后仍存在TG或HDL－C水平控制不佳者。

> **考点提示**
>
> 高脂血症治疗药物的选择、用药注意事项

4. 低HDL－C血症　对于HDL－C＜1.0mmol/L（40mg/dL）者，主张控制饮食和改善生活方式，目前无药物干预的足够证据。

【用药注意事项】

（1）有研究提示，停用他汀类药物有可能增加心血管事件的发生。如果应用他汀类药物后发生不良反应，可采用换用另一种他汀类药、减少剂量、隔日服用或换用非他汀类调脂药等方法处理。

（2）吉非贝齐与他汀类药物合用发生肌病的危险性相对较多，开始合用时宜用小剂量，采取晨服贝特类药物、晚服他汀类药物的方式，避免血药浓度的显著升高，并密切监测肌酶和肝功能，如无不良反应，可逐步增加他汀类药物剂量。

第四节　心律失常

心律失常主要是心脏冲动频率、节律、起源部位、传导速度、兴奋次序等出现异常，是一种临床常见症状，80%以上的急性心肌梗死患者都会发生心律失常。

心律失常是由冲动形成异常或冲动传导异常引起，按心动频率可分为快速型和缓慢型两种。前者常见的有窦性心动过速、期前收缩、心房颤动、心室颤动、阵发性室上性心动过速等，后者常见的有房室传导阻滞、窦性心动过缓等。心电图和相关心脏电生理检查可帮助明确心律失常的类型。心律失常时心脏泵血功能发生障碍，无论心率过快或者过慢，都会影响心脏排出量，从而影响全身器官的供血。患者可能会伴有胸痛、气促、头晕、晕厥等。某些类型的心律失常如心室颤动，可危及生命，必须及时纠正。心律失常的治疗方式有药物治疗和非药物治疗（心脏起搏器、电复律、导管消融和手术等）两种。药物治疗在抗心律失常方面发挥了重要作用，但抗心律失常药本身亦存在致心律失常的风险。因此，合理应用抗心律失常药，必须明确心律失常的类型和抗心律失常药的作用机制。

【药物治疗原则】

（1）对于心律失常患者，首先要明确诊断并进行危险分层，才能通过危险程度决定即刻治疗和远期治疗方案。

（2）静脉给药一般用于心律失常急性发作，或转复原有的心律失常，静脉给药时要加强监测。

（3）联合用药时要注意药物的相互作用，关注不同药物对心脏电生理的影响以及药物之间的相互影响。

（4）用药后要注意监测心电图、血尿常规、肝肾功能，注意监测药物的不良反应。

（5）用药个体化，要根据患者的疾病特点选择合适的药物和合适的给药方法。

【常用治疗药物】

常用于治疗心律失常的药物包括钠通道阻滞药、β受体阻断药、延长动作电位时程药、钙通道阻滞药和其他药物。

1. Ⅰ类（钠通道阻滞药）

（1）I_a类　常用药物有奎尼丁、普鲁卡因胺。奎尼丁可阻断钠通道和多种心脏钾通道，低浓度（1μmol/L）时即可阻滞 I_{Na}、I_{Kr}。较高浓度尚可阻滞 I_{Ks}、I_{K1}、I_{to}及 $I_{Ca(L)}$。30%～50%患者使用奎尼丁后会发生腹泻，腹泻引起低血钾，可加重奎尼丁所致尖端扭转型心动过速。血浆奎尼丁水平过高可引起“金鸡纳反应”，表现为头痛、头晕、耳鸣、腹泻、恶心、视力模糊等症状。普鲁卡因胺口服可引起胃肠道反应，静脉给药（血药浓度>10μmol/mL）可引起低血压和传导减慢。过敏反应较常见，如皮疹、药热、白细胞减少、肌痛等。

（2）I_b类　常用药物有利多卡因、苯妥英钠、美西律等。利多卡因通过阻断钠通道的激活状态和失活状态，通道恢复至静息态时阻滞作用迅速解除。因此对除极化组织（如缺血区）作用强，对缺血或强心苷中毒所致的除极化型心律失常有较强抑制作用。肝功能不全患者静脉注射过快，可出现头晕、嗜睡或激动不安、感觉异常等。剂量过大可引起心率减慢、房室传导阻滞和低血压，Ⅱ度和Ⅲ度房室传导阻滞患者禁用。苯妥英钠抑制失活状态的钠通道，降低部分除极的普肯耶纤维4期自动除极速率，降低其自律性。与强心苷竞争 Na^+,K^+-ATP酶，抑制强心苷中毒所致的迟后除极。苯妥英钠快速静脉注射易引起低血压，高浓度可致心动过缓。美西律不良反应与用药时间相关：早期可见胃肠道不适，长期口服可致神经症状，如震颤、共济失调、复视、精神失常等。房室传导阻滞、窦房结功能不全、心室内传导阻滞、有癫痫史、低血压和肝病患者慎用。

（3）I_c类　常用药物为普罗帕酮。其化学结构与普萘洛尔相似，具有较弱的β肾上腺素受体阻断作用。能明显阻滞钠通道，对开放状态和失活状态都有作用；减慢心房、心室和普肯耶纤维的传导；抑制钾通道，延长心肌细胞动作电位时程和有效不应期。常见的心血管系统不良反应有折返性室性心动过速、充血性心力衰竭加重。可致窦性心动过缓和支气管痉挛。肝肾功能不全时应减量。心电图QRS延长超过20%或Q－T间期明显延长者，宜减量或停药。消化道不良反应常见有恶心、呕吐、味觉改变等。

2. Ⅱ类（β受体阻断药）　此类药物有普萘洛尔、阿替洛尔、艾司洛尔等。主要作用为降低窦房结、心房和普肯耶纤维自律性，在运动及情绪激动时作用明显。该类药物可引起窦性心动过缓、房室传导阻滞、低血压、精神抑郁、记忆力减退等，并可诱发心力衰竭和哮喘。长期应用可使脂质代谢和糖代谢异常，故血脂异常及糖尿病患者慎用。突然停药可致“反跳”现象。

3. Ⅲ类（延长动作电位时程药）　常用药物有胺碘酮、决奈达隆、索他洛尔、多非利特等。胺碘酮抑制心脏多种离子通道，如I_{Na}、$I_{Ca(L)}$、I_K、I_{K1}、I_{to}等，降低窦房结、普肯耶纤维的自律性和传导性，明显延长心肌细胞动作电位时程和有效不应期，延长Q－T间期和QRS波。索他洛尔是非选择性β肾上腺素受体阻断药，并通过阻断延迟整流钾电流延长动作电位时程。阻断β受体，可降低自律性、减慢房室结传导；阻滞I_K可延长心房、心室及普肯耶纤维的动作电位时程和有效不应期。决奈达隆是一种多通道阻滞剂，可同时抑制Na^+、K^+、Ca^{2+}等离子通道，并且还具有β受体阻断作用，通过降低窦房结的自律性、减慢传导速度、延长动作电位时程和延长Q－T间期而产生抗心律失常作用。多非利特是一种比较特异的第Ⅲ类抗心律失常药，属于选择性钾通道激动剂。可治疗和预防房性心律失常，如房颤、心房扑动和阵发性室上性心动过速，也可预防室性心动过速的发生。胺碘酮常见不良反应有窦性心动过缓、房室传导阻滞及Q－T间期延长，偶见尖端扭转型性心动过速。决奈达隆不良反应较少。多非利特不良反应有呼吸道感染或呼吸困难、面部浮肿、荨麻疹、头痛、眩晕、心动过速、腹泻、恶心、呕吐、食欲不振、出汗、口渴、胸痛、流感样症状、失眠等。可引起室性心律失常，诱发尖端扭转型室性心动过速。

4. Ⅳ类（钙通道阻滞药）　常用药物有维拉帕米、地尔硫䓬。维拉帕米对激活状态和失活状态的L型钙通道均有阻滞作用，也抑制I_{Kr}钾通道。可降低窦房结自律性，降低缺血时心房、心室和普肯耶纤维的异常自律性，减少或消除后除极所致触发活动；减慢房室结传导，可终止房室结折返，减慢心房扑动、心房颤动时加快的心室率；延长窦房结、房室结的有效不应期。口服较安全，可出现便秘、腹胀、腹泻、头痛、瘙痒等不良反应。静脉给药可引起血压下降、暂时窦性停搏。地尔硫䓬对心脏的电生理效应与维拉帕米相似，直接减慢心率的作用较强。

5. 其他类　腺苷为内源性嘌呤核苷酸，作用于G蛋白耦联的腺苷受体，激活心房、窦房结、房室结的乙酰胆碱敏感性钾通道，引起动作电位时程缩短、超极化和自律性降低。也抑制L型钙电流并延长房室结的有效不应期，抑制交感神经兴奋所致迟后除极。静脉注射速度过快可致短暂心脏停搏。治疗剂量时多数患者会出现胸闷、呼吸困难。

【治疗药物选用】

1. 室上性心律失常　室上性心律失常包括心房纤颤、心房扑动、室上性心动过速等。室上性心律失常可选用奎尼丁：第一日每次0.2g，2小时给药一次，连续5次；如无不良反应，第二日增至每次0.3g，第三日每次0.4g，2小时给药一次，连续5次，每日总量不宜超过2.4g。恢复窦性心律后改为维持量，每次0.2～0.3g，3～4次/日。普罗帕酮，每次100～200mg，3～4次/日。普萘洛尔，10～30mg，日服3～4次。阿替洛尔，开始每次6.25～12.5mg，2次/日，按需要及耐受量渐增至50～

200mg。胺碘酮，0.4～0.6g/d，分2～3次服，1～2周后根据需要改为0.2～0.4g/d维持，部分患者可减至0.2g，每周5天或更小剂量维持。维拉帕米治疗室上性和房室结折返性心律失常效果好，是阵发性室上性心动过速的首选药。给药方式有：口服，每次40～80mg，3～4次/日；静脉滴注，5～10mg/h，加入氯化钠注射液或5%葡萄糖注射液中静脉滴注，一日总量不超过50～100mg。腺苷主要用于迅速终止折返性室上性心律失常。临床上，腺苷的推荐剂量为6mg，于1～3秒内静脉推注，随之注入20mL生理盐水。快速给药后常有短暂的心脏停顿（可达15s）。如注射后1～2分钟内无反应，可再给12mg的更大剂量。

2. 室性心律失常 包括室性心动过速、室性期前收缩、心室颤动等。奎尼丁为广谱抗心律失常药，除了用于室上性心律失常外，还可用于室性心动过速的转复和预防，室性期前收缩的治疗。利多卡因主要用于治疗室性心律失常，如心脏手术、心导管术、急性心肌梗死或强心苷中毒所致的室性心动过速或心室纤颤。静脉注射，一次静脉注射1～3mg/kg，如无效，10～15分钟后等量再注一次，同时取100mg加于5%～10%葡萄糖液100～200mL内作静脉滴注，一次治疗总量4～6mg/kg。苯妥英钠主要用于治疗室性心律失常，特别对强心苷中毒所致室性心律失常有效，给药方法：口服，100～300mg/d，分1～3次服用；静脉注射，终止心律失常每次100mg，10～15分钟后可重复至心律失常终止或出现不良反应，总量不超过500mg/d。胺碘酮治疗严重室性心律失常，0.6～1.2g/d，分3次服，1～2周后根据需要逐渐改为0.2～0.4g/d维持。

> **考点提示**
>
> *房颤治疗药物的合理使用和监测、用药注意事项*

【用药注意事项】

（1）奎尼丁可使地高辛的肾清除率降低而增加其血药浓度；奎尼丁与双香豆素、华法林竞争血浆蛋白，合用时使后者抗凝血作用增强；肝药酶诱导剂苯巴比妥能加速奎尼丁在肝中的代谢。

（2）眼球震颤是利多卡因中毒的早期信号。心力衰竭、肝功能不全患者长期滴注后可致药物蓄积，儿童或老年人应减量。

（3）普罗帕酮一般不宜与其他抗心律失常药合用，以避免心脏抑制。

（4）胺碘酮抑制外周T_4向T_3转化，少数患者发生甲状腺功能亢进或减退及肝坏死。长期应用必须定期监测肝功能和血清T_3、T_4。胺碘酮是肝药酶CYP3A4的代谢底物。西咪替丁抑制CYP3A4，增加胺碘酮血药浓度；利福平诱导CYP3A4，降低胺碘酮血药浓度。胺碘酮也抑制其他肝脏代谢酶，故能增加相应底物如地高辛、华法林等的血药浓度。

第五节 心力衰竭

心力衰竭（heart failure）简称心衰，指由各种原因引起心脏结构和（或）功能的异常改变，使心室射血和（或）舒张功能发生障碍，从而引起的一组复杂临床综合征，是各种心脏疾病的严重表现或晚期阶段，死亡率和再住院率居高不下。根据《中国心血管健康与疾病报告2022》，推算我国心衰患者大约890万。

心力衰竭的发病机制主要包括：心肌肥厚、Frank－Starling机制、神经体液机制、内因子改变等。其病因主要归为两类：心肌病变和心脏负荷过重。心力衰竭的发生与进展还与感染、电解质紊乱、高动力循环、劳累及情绪紧张、心律失常、不规则治疗等诱因有关。主要症状有呼吸困难、疲劳、体力活动受限、伴或不伴有液体潴留（肺淤血、体循环淤血及外周水肿）等，以上症状是临床诊断心力衰竭和评价心力衰竭严重性的重要依据。根据发病部位，心衰可分为左心衰竭、右心衰竭和全心衰竭；根据左心室射血分数，心衰可分为射血分数降低的心衰、射血分数保留的心衰和射血分数中间值的心衰；根据心衰发生的时间、速度的不同又分为急性心衰和慢性心衰；根据发病机制可分为收缩性心力衰竭和舒张性心力衰竭。慢性心衰的治疗目标为改善患者临床症状和生活质量，预防或逆转心脏重构，减少住院频次，降低死亡率。治疗方法包括调整生活方式和饮食习惯在内的一般性治疗和药物治疗。

【药物治疗原则】

（1）对心力衰竭合并无症状性心律失常患者，不主张常规用抗心律失常药，因其弊多利少或有害无益。

（2）对瓣膜性心脏病合并心力衰竭患者，应认真评估手术治疗的可能性，而不应无休止地给予药物治疗。

（3）应避免使用非甾体类抗炎药，因其可削弱心力衰竭药物的效果。

（4）应严格掌握静脉输液指征，能量合剂、白蛋白制剂一般不宜用于心力衰竭患者。

【常用治疗药物】

根据药物的作用及作用机制，治疗心力衰竭的药物主要分为肾素 - 血管紧张素 - 醛固酮系统（RAAS）抑制药、利尿药、β 受体阻断药、强心苷类、血管扩张药、非苷类正性肌力药、钙通道阻滞药等。

1. 肾素 - 血管紧张素 - 醛固酮系统（RAAS）抑制药

（1）血管紧张素转化酶抑制药（ACEI） 常用药物有卡托普利、依那普利、西拉普利、贝那普利、培哚普利、雷米普利及福辛普利等。主要通过抑制血管紧张素转化酶的活性，抑制心肌及血管重构，降低全身血管阻力，使心排出量增加，并能降低左心室充盈压，抑制交感神经活性等机制缓解心力衰竭症状。常见不良反应有低血压、肾功能恶化、高血钾、咳嗽、血管神经性水肿等。

（2）血管紧张素Ⅱ受体阻断药（ARB） 常用药物有氯沙坦、缬沙坦及厄贝沙坦等。ARB 可抑制各种途径产生的 AngⅡ与血管紧张素 $Ⅱ_1$ 型（AT_1）受体结合，从而阻断 AngⅡ对心血管系统的生物学作用，逆转心肌肥厚、左室重构和心肌纤维化。使用后不易产生咳嗽、血管神经性水肿等不良反应。

（3）醛固酮受体阻断药 常用药物有螺内酯和依普利酮。醛固酮受体阻断药可阻断醛固酮引起的多种生物学效应，减轻逃逸现象。在常规治疗的基础上，加用醛固酮受体阻断药可以明显降低 CHF 病死率，防止左室肥厚心肌间质纤维化，改善血流动力学和临床症状。螺内酯长期使用可导致高血钾和肾功能异常，另外有性激素样作用，引起可逆性男性乳房增生。依普利酮为选择性醛固酮受体阻断药，避免了性激素样副作用，不良反应较少。

2. 利尿药 常用药物有呋塞米、氢氯噻嗪、螺内酯、氨苯喋啶等。利尿药通过促进水钠的排泄，减少循环血容量和回心血量，减轻心脏前、后负荷，消除或缓解静脉淤血及其所引发的肺水肿和外周水肿。利尿药的排钠作用，可减少血管内钙离子含量，使血管壁张力下降，外周阻力降低，所以可降低心脏的后负荷，改善心功能，缓解心功能不全的症状。大剂量利尿药可减少有效循环血量，引起心输血量降低，故大量的利尿常可加重心力衰竭。

3. β 受体阻断药 常用药物有卡维地洛、美托洛尔及比索洛尔等，以卡维地洛治疗效果较为显著。β 受体阻断药可阻断过高的交感神经活性，并影响心力衰竭病理生理过程的多个环节而发挥治疗作用。β 受体阻断药要从小剂量开始，及时调整剂量。心功能改善的情况与治疗时间呈正相关，心功能改善的平均奏效时间为 2 ~3 个月。

4. 强心苷类　常用药物有洋地黄毒苷、地高辛、去乙酰毛花苷（西地兰 D）、毒毛花苷 K 等。通过抑制 Na^+,K^+-ATP 酶，对心脏的作用表现为正性肌力、负性频率等作用；可兴奋迷走神经，使心房的传导速度加快、降低窦房结自律性及减慢房室传导，缩短心房的有效不应期。心脏毒性是强心苷最严重、最危险的不良反应，约有半数的患者可发生各种类型心律失常。最多见和最早见的是室性期前收缩，约占心脏毒性发生率的1/3，可出现二联律、三联律及心动过速，甚至发生心室颤动。胃肠道反应是最常见的早期中毒症状，主要表现为厌食、恶心、呕吐及腹泻等。中枢神经系统反应主要表现有头晕、头痛、失眠、疲乏、谵妄及视觉障碍，如黄视、绿视及视物模糊等。

5. 血管扩张药　常用药物有硝酸甘油、硝酸异山梨酯、肼屈嗪、硝普钠、哌唑嗪等。血管扩张药通过扩张外周静脉血管，使静脉回心血量减少，降低心脏的前负荷；通过扩张小动脉，降低血管外周阻力，减轻心脏后负荷，进而消除心衰的临床症状，改善患者生活质量，但多数药物不能降低病死率。血管扩张药常见的不良反应有头昏、头胀痛、头部跳动感、面部潮红、心悸、血压下降等。

> **考点提示**
>
> 抗心衰药物的分类和作用特点

6. 其他　其他用于心力衰竭的药物有非苷类正性肌力药，包括：①儿茶酚胺类。如多巴胺、多巴酚丁胺、异布帕胺。主要用于强心苷疗效不佳或有禁忌者，更适用于伴有心率减慢或传导阻滞的患者。②磷酸二酯酶抑制药。此类药物有米力农、氨力农、依诺昔酮、维司力农及匹莫苯等。通过抑制磷酸二酯酶而明显提高心肌 cAMP 含量，cAMP 可促进 Ca^{2+} 内流而增加细胞内 Ca^{2+} 浓度，发挥正性肌力和血管舒张双重作用。短期应用本类药物可获得一定疗效，但长期应用不良反应较多，可能增加死亡率。③钙增敏药。钙增敏药是近年研究发现的新一代用于心衰的药物，可增加肌钙蛋白对 Ca^{2+} 的亲和力，增强肌收缩力。可避免细胞内 Ca^{2+} 过高所引起的损伤、坏死等不良后果，也可节约部分 Ca^{2+} 转运所消耗的能量。④钙通道阻滞药。第二代二氢吡啶类钙通道阻滞药如氨氯地平、非洛地平等，对血管的选择性较高，可用于伴有心绞痛或高血压的心衰。

【治疗药物选用】

1. 慢性心力衰竭　有液体潴留证据的心衰患者均应使用利尿药，可选用呋塞米 20～40mg，1 次/日；氢氯噻嗪 12.5～25mg，1～2 次/日；可合用低效能利尿剂，如阿米洛利 2.5mg，1 次/日。所有伴射血分数降低的慢性心衰患者均应使用 ACEI，除非有禁忌证或不能耐受。可选用卡托普利每次 6.25mg，3 次/日。不能耐受 ACEI 的患者可选用 ARB，如缬沙坦每次 40mg，1 次/日。病情相对稳定的伴射血分数降低的慢性心衰患者均应使用 β 受体阻断药，如琥珀酸美托洛尔每次 11.875～23.75mg，1 次/日，或卡维地洛每次 3.125mg，2 次/日。在使用 ACEI/ARB、β 受体阻断药的基础上加用醛固酮受体阻断药，可使心功能Ⅱ～Ⅳ级的射血分数降低的心力衰竭患者获益，降低全因死亡、心血管死亡、猝死和心衰住院风险。可使用螺内酯，初始剂量 10～20mg，1 次/日，至少观察 2 周后再加量，目标剂量 20～40mg，1 次/日。应用利尿剂、ACEI/ARB/ARNI、β 受体阻断药和醛固酮受体阻断剂，仍持续有症状的伴射血分数降低的慢性心衰患者，可考虑加用洋地黄类药物，如地高辛 0.125～0.25mg/d，老年、肾功能受损、低体重患者可 0.125mg，一日 1 次或隔日 1 次，应监测地高辛血药浓度，建议维持在 0.5～0.9μg/L。

2. 急性心力衰竭　急性心衰是由多种病因引起的急性临床综合征，心衰症状和体征迅速发生或急性加重，伴有血浆利钠肽水平升高，常危及生命，需立即进行医疗干预，通常需要紧急入院。有液体潴留证据的急性心衰患者均应使用利尿剂。首选袢利尿药，如呋塞米、托拉塞米、布美他尼等，应及早应用。收缩压是评估患者是否适宜应用血管扩张药的重要指标：收缩压 >90mmHg 的患者可使用，尤其适用于伴有高血压的急性心衰患者；收缩压 <90mmHg 或症状性低血压患者禁用。硝酸酯类

适用于急性心衰合并高血压、冠心病心肌缺血、二尖瓣反流的患者。紧急情况下可用硝酸甘油舌下含服，硝普钠扩血管初始剂量为0.2～0.3μg/(kg·min)，每5～10分钟增加5μg/min，最大剂量为5μg/(kg·min)，疗程≤72小时。重组人利钠肽对于急性心衰患者较为安全，可明显改善患者血流动力学和呼吸困难的相关症状。负荷量1.5～2μg/kg，静脉缓推或不用负荷量，继以0.0075～0.01μg/(kg·min)维持，根据血压调整剂量。正性肌力药物适用于低血压（收缩压<90mmHg）和（或）组织器官低灌注的患者。可用多巴胺<3μg/(kg·min)，激动多巴胺受体，扩张肾动脉；3～5μg/(kg·min)，激动心脏β受体，正性肌力作用；>5μg/(kg·min)，激动心脏β_1受体、外周血管α受体。多巴酚丁胺2.5～10μg/(kg·min)维持，使用一般不超过3～5日。多巴酚丁胺和多巴胺通过兴奋心脏β_1受体产生正性肌力作用，正在应用β受体阻断药的患者不推荐应用多巴酚丁胺和多巴胺。米力农兼有正性肌力和扩血管作用，负荷剂量为25～75mg，静脉注射（>10分钟），继以0.375～0.75mg/(kg·min)静脉滴注维持，一般用药时间为3～5日。对外周动脉有显著缩血管作用的药物，如去甲肾上腺素、肾上腺素等，适用于应用正性肌力药物后仍出现心源性休克或合并明显低血压状态的患者，升高血压，维持重要脏器的灌注。洋地黄类药物主要适应证是房颤伴快速心室率（>110次/分钟）的急性心衰患者。使用剂量为：西地兰0.2～0.4mg缓慢静脉注射，2～4小时后可再用0.2mg。急性心肌梗死后24小时内应尽量避免使用。

【用药注意事项】

（1）应用利尿剂时必须严格控制钠盐的摄入，用药前应首先检测患者肾功能和电解质。

（2）胃肠道反应、视觉异常、心律失常通常是强心苷中毒的征兆，一旦出现这些反应，需立即停药。不良反应常出现于强心苷血药浓度过高时，也见于强心苷血药浓度较低时，如合并低钾血症、低镁血症、心肌缺血、甲状腺功能减退。

（3）严重心衰患者、严重窦性心动过缓者、伴有病窦综合征者、Ⅱ度以上房室传导阻滞者、伴有支气管哮喘者慎用或禁用β受体阻断药。

（4）有高血钾和肾功能异常者禁用螺内酯，使用时应停止补钾、避免高钾饮食，注意监测血钾和肾功能。

实训七　高血压的药物治疗方案评定

实训提示

【实训目的】

1. 掌握高血压的常用治疗药物及其用法用量，熟悉高血压的临床表现。
2. 学会根据高血压的药物治疗方案指导患者合理应用药物，对患者开展健康教育。
3. 养成团队协作的工作习惯，具备关爱患者的药学服务职业道德。

【实训内容】

患者，男，56岁，教师，身体肥胖，体重：95kg，体重指数：34kg/m^2。患者近期常感到眼花、头晕，社区测血压160/95mmHg。医生处方：硝苯地平缓释片10mg b.i.d.，氢氯噻嗪25mg q.d.，医嘱：节制饮食，减重（至少减重10kg）。

请结合以上病例，完成以下几个方面的实训。

1. 向患者详细询问病情。
2. 对患者进行合理用药指导。
3. 对患者进行健康教育。

【实训步骤】

1. 问病 进入实训室，首先由教师讲解实训要求和安排，将学生按2人一组进行分组实训，分别模拟担任药师和典型的高血压患者。每组分别进行问病演示。

问病内容。①主要症状：是否有头晕、头疼、眼花等症状，持续时间。②诱因：有无明显的诱因及缓解因素。③伴随症状：是否伴有其他不适症状。④诊疗过程：是否测过血压，是否自行或医院监测过血压，是否做过血脂、血糖、心电图、心脏超声检查、血管检查。是否用药，药物剂型、剂量、用法及疗效如何。⑤一般情况：工作及生活习惯及环境，饮食、睡眠、大小便、体重的变化及病情是否影响工作。⑥家族史、既往病史：有无高血压家族史，是否有药物过敏史、感染病史、外伤史、手术史、用药史等。⑦病情评估：疾病情况，可能出现的并发症、预后判断告知患者。高血压一旦确诊，要用药物控制血压，血压过高会对心脏、血管、肾脏等造成伤害，并发症有脑溢血、心力衰竭、肾衰竭等。

2. 讨论 分组讨论，指出各组问病过程中的优、缺点，每组推出1名学生进行总结，各组对问病环节进行优化，带教老师挑选1~2组再次问病演示。

3. 制定用药指导方案

（1）分组对案例进行讨论，根据处方药物制定用药指导方案。

（2）各组代表发言。

（3）老师对各组的药物治疗方案进行点评、总结。

4. 用药指导与健康教育 两位同学为一组，一人扮演高血压患者，一人扮演药师，就治疗方案中的药物进行介绍，并就用法用量、不良反应及用药注意事项等方面进行用药指导。

【实训考核】

由教师扮演高血压患者，学生扮演药师，考核学生根据病情制定药物治疗方案并进行用药指导和健康教育。

<table>
<tr><th>考核项目</th><th colspan="2">考核内容</th><th>分值</th><th>得分</th></tr>
<tr><td rowspan="4">实训准备
（15分）</td><td colspan="2">着装：
学生着工作服，仪表规范得体（1分）
女生不得披头发，男女生不得穿拖鞋（1分）</td><td>2</td><td></td></tr>
<tr><td colspan="2">报告班级、姓名、操作项目</td><td>1</td><td></td></tr>
<tr><td colspan="2">举止得体，语言清晰</td><td>2</td><td></td></tr>
<tr><td colspan="2">理论知识：
高血压的药物治疗原则（4分）
治疗药物的药理作用和用途（3分）
硝苯地平、氢氯噻嗪的不良反应（3分）</td><td>10</td><td></td></tr>
<tr><td rowspan="2">实训操作
（75分）</td><td rowspan="2">沟通能力
（10分）</td><td>与患者的沟通技巧：
参考人际沟通知识，考生回答沟通技巧的内容（5分）</td><td>5</td><td></td></tr>
<tr><td>与患者的沟通礼仪：
面对考官时，见面问候（2分），离开道别（3分）</td><td>5</td><td></td></tr>
</table>

续表

考核项目	考核内容		分值	得分
实训操作 （75 分）	专业能力 （65 分）	药物选择： 药品名称、剂型正确（5 分） 药品规格正确（5 分） 药品剂量正确（5 分） 无遗漏药品（5 分）	20	
		药物介绍： 介绍药品名称及数量（5 分） 介绍用法用量（5 分） 介绍不良反应（5 分）	15	
		用药指导： 是否符合高血压的用药原则（5 分） 用药注意事项（15 分） 给出用药指导策略（5 分）	25	
		健康教育 健康教育是否符合高血压患者治疗原则	5	
实训报告 （10 分）	实训结果记录字迹工整，项目齐全，并能针对实训思考题目认真进行分析讨论		10	
合计			100	

【实训思考】

1. 药师应从哪些方面指导高血压患者合理用药？
2. 氢氯噻嗪的禁忌证有哪些？

简答题

1. 简述高血压的药物治疗原则。
2. 简述慢性充血性心力衰竭的药物治疗方案。

（高艳丽　许丽娜）

书网融合……

扫一扫，抒一抒　　微课 1　　微课 2　　习题

第八章　呼吸系统疾病的药物治疗

PPT

学习目标

知识目标：

1. 掌握　急性上呼吸道感染与流行性感冒、肺炎、支气管哮喘、慢性阻塞性肺病的药物治疗原则、常用治疗药物及治疗药物的选用。

2. 熟悉　急性上呼吸道感染与流行性感冒、肺炎、支气管哮喘、慢性阻塞性肺病的临床表现、用药注意事项。

3. 了解　急性上呼吸道感染的表现类型、肺炎的分类、支气管哮喘和慢性阻塞性肺病的分期。

能力目标：

1. 能结合医生诊断和用药方案对呼吸系统疾病患者开展用药指导和健康教育。

2. 能指导患者正确使用吸入剂。

3. 能判断呼吸系统治疗药物的常见不良反应并提供处理方案，主动提供用药教育。

素质目标：培养药学生尊重他人、珍惜生命、关爱患者、大医精诚的职业素养。

呼吸系统疾病是严重危害人们健康的常见病、多发病，已经构成影响公共卫生健康的重大问题。根据《2020 年中国卫生健康统计年鉴》数据统计，在 2019 年中国城市及农村居民主要疾病死亡率构成中，呼吸系统类疾病均位居第四位，城市居民死亡率达到 65.02/10 万，农村居民死亡率达 74.61/10 万。由于大气污染加重、吸烟等不良生活习惯滋长、人群结构的老龄化等多种因素，呼吸系统疾病的流行病学和疾病谱分布正在发生改变。本章主要介绍急性上呼吸道感染与流行性感冒、肺炎、支气管哮喘、慢性阻塞性肺病等呼吸系统疾病的药物治疗。

案例导入

案例：患者，女，48 岁，因“咳嗽、咽痛伴持续高热 4 天”就诊。4 天前接触呼吸道感染女儿后出现咽干、咽痛、咳嗽伴流涕、喷嚏、高热，咳嗽为刺激性干咳，较剧烈，夜间为主，偶觉胸闷，无气促、发绀、呼吸困难。发热最高体温 41.5℃，伴畏寒、寒战、乏力及全身肌肉酸痛，予口服对乙酰氨基酚片退热止痛效果欠佳，体温不易降至正常，口服“阿莫西林克拉维酸钾片”治疗 3 日无改善。查体：T 39.4℃，P 108 次/分，R 28 次/分，面色口唇尚红润，球结膜轻度充血，浅表淋巴结未扪及肿大。咽部充血，扁桃体Ⅱ度，未见分泌物。双肺呼吸音粗糙，可闻及少许中细湿啰音，未闻及哮鸣音。心腹及神经系统查体未见阳性体征。实验室检查：血常规 WBC $10.5\times10^9/L$，L% 23%，N% 73%，CRP 10.3mg/L，PCT 0.21μg/L。甲型流感病毒抗原检测阳性。胸片提示：支气管肺炎改变。临床诊断：甲型流感病毒肺炎。

扫一扫，知解析

讨论：请为该患者制定合适的药物治疗方案。

第一节　急性上呼吸道感染与流行性感冒

急性上呼吸道感染（upper respiratory tract infection，URTI）简称上感，是指发生在上呼吸道（包括鼻腔、鼻窦、咽部、喉部）的一种急性感染，包括普通感冒、病毒性咽炎、喉炎、疱疹性咽峡炎、咽结膜热、细菌性咽扁桃体炎等。引起上呼吸道感染的病原体多为病毒，少数为细菌、真菌。急性上呼吸道感染的几种类型当中，以普通感冒最为常见，其临床表现主要为鼻部症状，如喷嚏、鼻塞、流清水样鼻涕，也可表现为咳嗽、咽干、咽痒或烧灼感甚至鼻后滴漏感等。急性上呼吸道感染全年皆可发病，冬春季节多发，可通过含有病毒的飞沫或被污染的手和用具传播，多为散发，但可在气候突变时小规模流行。由于引起上感的病毒类型较多，机体对各种病毒感染后产生的免疫力较弱且短暂，病毒之间无交叉免疫，同时在健康人群亦可携带，故可反复发病。急性上呼吸道感染通常病情轻、病程短、多可自愈，预后好。但发病率高，有时可伴有严重并发症，需积极防治。

流行性感冒（influenza）简称流感，是一种由流感病毒引起的急性呼吸道传染性疾病。根据核蛋白和基质蛋白的不同，流感病毒分为甲、乙、丙、丁四型。目前，感染人的主要是甲型流感病毒中的H1N1、H3N2 亚型及乙型流感病毒中的 Victoria 和 Yamagata 系。流感病毒主要通过打喷嚏和咳嗽等飞沫传播，经口腔、鼻腔、眼睛等黏膜直接或间接接触感染。接触被病毒污染的物品也可通过上述途径感染。在特定场所，如人群密集且密闭或通风不良的房间内，也可能通过气溶胶的形式传播。甲型和乙型流感病毒每年呈季节性流行，其中，甲型流感病毒可引起全球大流行。全国流感监测结果显示，每年 10 月我国各地陆续进入冬春季流感流行季节。甲、乙型流感病毒通过血凝素与呼吸道上皮细胞表面的唾液酸受体结合启动感染。流感病毒感染人体后，可诱发细胞因子风暴，导致全身炎症反应，从而导致急性呼吸窘迫综合征（acute respiratory distress syndrome，ARDS）、休克、脑病及多器官功能不全等多种并发症。流感多以发热、头痛、肌肉酸痛和全身不适起病，体温可达 39 ~ 40°C。可有畏寒、寒战，多伴全身肌肉关节酸痛、乏力、食欲减退等全身症状。常伴有咽喉痛、干咳，可有鼻塞、流涕、胸骨后不适，颜面潮红，眼结膜充血等。部分患者症状轻微或无流感症状。感染乙型流感的儿童常以呕吐、腹痛、腹泻为主要表现。无并发症者呈自限性，多于发病 3 ~ 4 天后发热逐渐消退，全身症状好转，但咳嗽、体力恢复常需较长时间。流感起病急，虽然大多为自限性，但部分患者因出现肺炎等并发症或基础疾病加重发展成重症病例，少数危重症病例病情进展快，可因 ARDS、急性坏死性脑病或多器官功能不全等并发症而死亡。重症流感主要发生在老年人、年幼儿童、肥胖者、孕产妇和有慢性基础疾病者等高危人群，也可发生在一般人群。

【药物治疗原则】

（1）急性上呼吸道感染一般无需积极抗病毒治疗，以对症处理、休息、戒烟、多饮水、保持室内空气流通和防治继发细菌感染为主。一般不用抗菌药物，如合并有细菌感染，可根据上感常见病原菌经验性选用抗菌药物。

（2）流行性感冒尽早抗病毒治疗可减轻症状，减少并发症，缩短病程，降低病死率。避免盲目或不恰当使用抗菌药物。仅在有细菌感染指征时使用抗菌药物。合理选用退热药物，儿童忌用阿司匹林或含阿司匹林的药物以及其他水杨酸制剂。辨证使用中医药。

> **考点提示**
>
> 急性上呼吸道感染的治疗原则

【常用治疗药物】

急性上呼吸道感染和流行性感冒的药物治疗主要包括对症解热镇痛、镇咳、抗鼻塞抗过敏以及针对病因抗病毒、抗菌药物治疗两个方面。其中，抗病毒治疗的主要适应证为免疫缺陷患者。

1. 对症治疗药物

（1）解热镇痛药　有头痛、发热、全身肌肉酸痛等症状者，可酌情使用解热镇痛药，如对乙酰氨基酚、阿司匹林、布洛芬等。布洛芬属于芳基丙酸类解热镇痛药，有明显的抗炎、解热、镇痛作用，强度与阿司匹林相当，对血小板功能有一定的抑制作用，可延长出血时间，但在常规治疗剂量使用时，不良反应发生率低，耐受性与对乙酰氨基酚相似。布洛芬长期使用可能造成肾损伤、心脏病发作和卒中，超剂量、脱水情况下，肾损害风险增加。对乙酰氨基酚又称扑热息痛，是大多数感冒复方制剂中的解热镇痛成分。其解热、镇痛作用强度与阿司匹林类似，但对凝血机制无影响，其抗炎作用也远不及布洛芬。对乙酰氨基酚用量过大可能导致肝损害，且是不可逆损伤，在超剂量、脱水、营养不良情况下服用，肝损害风险会增加，长期大量用药也可导致肾功能异常。

（2）抗鼻塞抗过敏的复方制剂　有鼻塞、鼻黏膜充血、水肿、咽痛等症状者，应用盐酸伪麻黄碱等可选择性收缩上呼吸道黏膜血管的药物，也可用1%麻黄碱滴鼻。有频繁喷嚏、多量流涕等症状的患者，可酌情选用马来酸氯苯那敏、氯雷他定或苯海拉明等抗过敏药物。临床常用于缓解感冒症状的药物均为复方非处方药（OTC）制剂，这类药物有头晕、嗜睡等不良反应，故宜在睡前服用，驾驶员和高空作业者避免使用。

（3）镇咳药物　镇咳药物只能短暂缓解症状。轻微咳嗽不需镇咳，但剧烈干咳或频繁咳嗽影响休息和睡眠时，则应适当给予镇咳药物治疗。痰多患者宜用祛痰药物治疗。常用镇咳药物有氢溴酸右美沙芬、可待因等。可待因能直接抑制延脑的咳嗽中枢，止咳作用迅速而强大，其作用强度约为吗啡的1/4。一次口服可待因剂量超过60mg时，一些患者可出现兴奋、烦躁不安、瞳孔缩小、呼吸抑制、低血压、心率过缓。儿童过量可致惊厥，可用纳洛酮对抗。亦可见恶心、呕吐、便秘及眩晕。右美沙芬为吗啡类左吗喃甲基醚的右旋异构体，作用机制与可待因相同。其镇咳强度与可待因相当或略强，无镇痛作用，长期应用未见耐受性和成瘾性，治疗剂量不抑制呼吸。

2. 病因治疗药物

（1）抗病毒药物　一般无需积极抗病毒治疗，免疫缺陷患者可早期使用。广谱抗病毒药物利巴韦林对呼吸道合胞病毒等有较强的抑制作用。抗流感病毒药物有神经氨酸酶抑制剂类药物奥司他韦、玛巴洛沙韦、扎那米韦，离子通道M_2阻滞剂金刚烷胺和金刚乙胺。

（2）抗菌药物　单纯病毒感染无需使用抗菌药物，有白细胞计数升高、咽部脓苔、咳黄痰等细菌感染证据时，可酌情使用青霉素、第一代头孢菌素、大环内酯类或喹诺酮类。极少需要根据病原菌选用敏感的抗菌药物。

【治疗药物选用】

1. 急性上呼吸道感染　因急性上呼吸道感染属于自限性疾病，大多数患者通过适当休息，加强营养，酌情使用对症药物，可在1周内自愈，无需特殊治疗。严重急性扁桃体炎、急性喉炎、急性会厌炎等出现呼吸困难的表现，存在窒息风险者可通过吸氧、雾化吸入，减轻黏膜水肿保持呼吸道通畅。并积极控制感染，可静脉输入抗菌药物，一般给予青霉素、大环内酯类或第一代、二代头孢菌素类等。严重者予以2种以上抗菌药物。应用抗菌药物同时可给予糖皮质激素，以减轻喉头水肿，缓解症状。常用泼尼松，1～2mg/(kg·d)，分次口服；重症患者可用地塞米松静脉推注，每次2～5mg，然后以1mg/(kg·d）静脉滴注，用药2～3日，至症状缓解。

2. 流行性感冒　流行性感冒应对疑似和确诊患者进行隔离，可应用解热镇痛药物、鼻黏膜减充血剂、祛痰镇咳药物进行对症治疗。抗流感病毒药物应在发病48小时内使用。神经氨酸酶抑制剂类药物能抑制流感病毒复制，降低致病性，减轻症状，缩短病程，减少并发症。此类药物毒性低，较少耐药且耐受性好，是目前治疗流感最好的药物。奥司他韦成人剂量每次75mg，2次/日，连服5天，对流感病毒和禽流感病毒H5N1和H9N2有抑制作用。扎那米韦每次5mg，2次/日，连用5日，可用于成年患者和12岁以上青少年患者。局部应用后药物在上呼吸道积聚，可抑制病毒复制与释放，无全身不良反应。另外，离子通道M_2阻滞剂金刚烷胺和金刚乙胺可抑制禽流感病毒株的复制，早期应用可阻止病情发展、减轻病情、改善预后。金刚烷胺成人剂量100~200mg/d，分2次口服，疗程为5日，但副作用较多，包括中枢神经系统和胃肠道副作用，肾功能受损者酌减剂量，有癫痫病史者禁用。但大多数分离到的禽流感病毒（H5N1）对金刚烷胺、金刚乙胺有较强的耐药性。

拓展阅读

奥司他韦——只有用对才是高效

奥司他韦是针对流感的药物。目前的医学研究认为，它只对流感病毒有效。那么在什么情况下，应该用奥司他韦呢？奥司他韦对于流感在48小时之内使用能够发挥很好的作用，所以诊疗方案中特别提倡在早期（48小时以内）及早进行相应的抗病毒治疗，每天2次，连用5天，不同月龄的新生儿用量不同，8月龄以下的每次3mg/kg，9~11月龄每次3.5mg/kg，12月龄以上的每次2mg/kg。在流感流行时可用于有高风险的儿童预防，每天1次用药，连续10天。但是，需要强调的是，预防用药仅限于高风险的人群。

【用药注意事项】 微课1

（1）小儿感冒忌用阿司匹林，以防Reye综合征。

（2）利巴韦林有较强的致畸作用，禁用于妊娠期妇女和备孕的妇女（本品在体内消除很慢，停药后4周尚不能完全自体内清除）。少量药物由乳汁排泄，动物实验表明，母子二代均具毒性。由于哺乳期妇女呼吸道合胞病毒感染具自限性，故本药不用于哺乳期妇女。

（3）避免盲目或不恰当使用抗菌药物，仅在有细菌感染指征时使用抗菌药物。

（4）鼻黏膜减充血剂多是一类含有伪麻黄碱/麻黄碱的复方制剂，连续使用一般不得超过7天，有严重高血压、冠状动脉疾病、接受单胺氧化酶抑制剂治疗者禁用。

（5）过量使用对乙酰氨基酚可引起严重肝损伤，建议1日最大量不超过2g。

（6）治疗药物相互作用

1）布洛芬与肝素、双香豆素等抗凝药同用时，可导致凝血酶原时间延长，增加出血倾向，与地高辛、甲氨蝶呤、口服降糖药同用时，可使这些药物的血药浓度增高，故不宜与这些药物同用。

2）镇咳药右美沙芬与单胺氧化酶抑制剂合用后，会出现痉挛、反射亢进、异常发热、昏睡等症状，故不宜合用。

第二节　肺　炎

肺炎（pneumonia）是指终末气道、肺泡和肺间质的炎症，可由病原微生物、理化因素、免疫损伤、过敏及药物所致。细菌引起的肺炎是最常见的肺炎，也是最常见的感染性疾病之一。近年来，尽管应用强力的抗生素和有效的疫苗，肺炎的病死率并没有降低，甚至有所上升。更应注意的是，尽管新的抗生素不断问世，但由于病原体的变化和免疫功能受损的宿主增加，肺部感染的发病率和死亡率仍有增无减。

肺炎按照解剖部位可以分为大叶性（肺泡性）肺炎、小叶性（支气管性）肺炎、间质性肺炎。按照病因可以分为细菌性肺炎、非典型病原体所致肺炎、病毒性肺炎、肺真菌病、理化因素所致肺炎等。由于细菌学检查阳性率低，培养结果滞后，病因分类在临床上应用较为困难，目前多按肺炎的获得环境分成两类。一类是社区获得性肺炎（community acquired pneumonia，CAP），指的是在医院外罹患的感染性肺实质炎症，包括具有明确潜伏期的病原体感染而在入院后平均潜伏期内发病的肺炎。一般表现有新近出现的咳嗽、咳痰或原有呼吸道疾病症状加重并出现脓性痰，伴或不伴胸痛，还有就是发热，肺实变体征和（或）闻及湿性啰音。外周血白细胞计数会明显升高或者降低。胸部X线检查显示片状、斑片状浸润性阴影或间质性改变，伴或不伴胸腔积液。CAP常见病原体为肺炎链球菌、支原体、衣原体、流感嗜血杆菌和呼吸道病毒（甲、乙型流感病毒，腺病毒，呼吸道合胞病毒和副流感病毒）等。另一类是医院获得性肺炎（hospital acquired pneumonia，HAP），指的是患者入院时不存在，也不处于潜伏期，而于入院48小时后在医院（包括老年护理院、康复院等）内发生的肺炎。通常会有X线检查出现新的或进展的肺部浸润影，发热超过38℃，外周血白细胞计数升高或降低，脓性的气道分泌物。无感染高危因素HAP患者的常见病原体依次为肺炎链球菌、流感嗜血杆菌、金黄色葡萄球菌、大肠埃希菌、肺炎克雷伯杆菌等；有感染高危因素患者的常见病原体为金黄色葡萄球菌、铜绿假单胞菌、肠杆菌属、肺炎克雷伯杆菌等。目前多重耐药菌所致的HAP有升高的趋势，如耐甲氧西林金黄色葡萄球菌（methicillin resistant S. aures，MRSA）、铜绿假单胞菌和鲍曼不动杆菌等。

【药物治疗原则】

肺炎大部分是由多种病原体感染导致，故抗感染治疗是肺炎治疗的关键环节，包括经验性治疗和目标病原体治疗。肺炎的抗感染治疗原则包括：

（1）首剂抗感染药物争取在诊断肺炎后尽早使用，以改善疗效，降低病死率，缩短住院时间。

（2）非细菌感染（如呼吸道病毒）引起的肺炎，不要滥用抗菌药物。

（3）抗菌药物的经验治疗要根据患者具体情况分析最有可能的病原体并评估耐药风险，选择恰当的抗感染药物和给药方案。

（4）一旦获得肺炎病原学结果，应参考体外药敏试验结果进行目标病原体治疗。

（5）抗菌药物用药剂量应足够，疗程应适当。为防止诱导细菌耐药的产生，抗菌药物剂量应足量，抗感染治疗一般可于热退2～3日且主要呼吸道症状明显改善后停药，但疗程应视病情严重程度、缓解速度、并发症以及不同病原体而异。

> **考点提示**
>
> 社区获得性肺炎的药物治疗原则

【常用治疗药物】

治疗肺炎的药物主要为抗菌药物和糖皮质激素类药物两大类。

1. 抗菌药物 常用药物包括β-内酰胺类、大环内酯类、喹诺酮类和其他抗菌药物。

（1）β-内酰胺类 常用药物包括青霉素类、头孢菌素类及其含酶抑制剂的复合制剂，以及新发展的头霉素类、硫霉素类、单环β-内酰胺类、碳青霉烯类等。此类抗菌药物具有杀菌活性强、毒性低、适应证广及临床疗效好的优点。β-内酰胺类抗菌药物的作用机制相似，通过抑制胞壁黏肽合成酶（即青霉素结合蛋白），抑制细胞壁黏肽合成，使细菌胞壁缺损，菌体膨胀裂解死亡。β-内酰胺类抗菌药物的毒性很低，青霉素类最常见的不良反应为过敏反应，表现为过敏性休克、药疹、血清病型反应、溶血性贫血及粒细胞减少等。对青霉素过敏患者中，有5%～10%对头孢菌素有交叉过敏反应，静脉给药可发生静脉炎。第一代的头孢噻吩、头孢噻啶和头孢氨苄等，大剂量给药时可出现肾脏毒性，这与近曲小管细胞损害有关。

（2）大环内酯类 常用药物有红霉素、阿奇霉素和克拉霉素等。大环内酯类能不可逆地结合到细菌核糖体50S亚基上，通过阻断转肽作用及mRNA位移，选择性抑制蛋白质合成。大环内酯类抗生素除了对革兰阳性球菌、厌氧菌、军团菌以及支原体、衣原体有效外，还可以用于治疗分枝杆菌（包括结核分枝杆菌和非典型分枝杆菌）、铜绿假单胞菌感染。有防止铜绿假单胞菌生物被膜形成的作用，与喹诺酮类药物联用有协同杀菌作用。红霉素及新一代大环内酯类抗菌药物主要不良反应有胃肠道反应和肝毒性。胃肠道反应主要表现为腹痛、腹胀、恶心、呕吐及腹泻等。在日常剂量下，肝毒性较小。

（3）喹诺酮类　常用药物有左氧氟沙星、加替沙星、莫西沙星、吉米沙星等，对多数呼吸道病原体有很好的杀菌活性，且药物代谢动力学特点显示容易进入肺脏组织和支气管分泌物，我们称之为呼吸喹诺酮类药物，用于治疗肺炎的抗菌药物主要是这些呼吸喹诺酮类。喹诺酮类抗菌药物通过抑制DNA回旋酶，造成细菌DNA的不可逆损害，从而使细菌细胞不再分裂。喹诺酮类常见胃肠道反应，如恶心、呕吐、腹泻、腹痛等，同时具有光毒性，其严重不良反应包括Q－T间期延长、心律失常、精神异常、重症肌无力恶化等。由于喹诺酮类抗菌药物还可引起关节和软骨损伤，故18岁以下儿童禁用。

（4）其他　还可用于肺炎抗感染治疗的药物包括四环素类的多西环素、米诺环素，以及氨基糖苷类的阿米卡星等。需要注意的是四环素类可引起牙齿黄染以及抑制骨骼生长，氨基糖苷类肾毒性、耳毒性较强，不可用于儿童。

2. 糖皮质激素　糖皮质激素能降低合并感染性休克肺炎患者的病死率。推荐使用琥珀酸氢化可的松，感染性休克纠正后应及时停药，用药一般不超过7日。糖皮质激素对不合并感染性休克的其他重症肺炎患者的益处并不确定。

【治疗药物选用】

肺炎的药物治疗主要包括抗感染以及辅助对症、抗休克和并发症的处理。

1. 抗感染治疗　在明确临床诊断并安排合理病原学检查及标本采样后，需要根据患者年龄、基础疾病、临床特点、实验室及影像学检查、疾病严重程度、肝肾功能、既往用药和药物敏感性情况分析最有可能的病原体并评估耐药风险，选择恰当的抗感染药物和给药方案，及时实施初始经验性抗感染治疗。

（1）对于门诊轻症肺炎患者，尽量使用生物利用度好的口服抗感染药物治疗。如口服阿莫西林或阿莫西林克拉维酸治疗。

（2）对于需要住院的肺炎患者，推荐单用β－内酰胺类或联合多西环素、米诺环素、大环内酯类或单用呼吸喹诺酮类。

（3）对于需要ICU护理的无基础疾病青壮年肺炎患者，推荐青霉素类/酶抑制剂复合制剂、三代头孢菌素、厄他培南联合大环内酯类或单用呼吸喹诺酮类静脉治疗，而老年人或有基础病患者推荐联合用药。

（4）年龄≥65岁或有基础疾病（如充血性心力衰竭、心脑血管疾病、慢性呼吸系统疾病、肾功能衰竭、糖尿病等）的住院肺炎患者，要考虑肠杆菌科细菌感染的可能。此类患者经验性治疗可选择头霉素类、哌拉西林/他唑巴坦、头孢哌酮/舒巴坦或厄他培南等。

（5）在流感流行季节，对怀疑流感病毒感染的肺炎患者，推荐常规进行流感病毒抗原或核酸检查，并积极应用神经氨酸酶抑制剂抗病毒治疗，同时需注意流感继发细菌感染的可能，其中肺炎链球菌、金黄色葡萄球菌及流感嗜血杆菌较为常见。

抗感染治疗一般可于体温正常2～3日且呼吸道症状明显改善后停药。通常轻、中度肺炎患者疗程5～7日，重症以及伴有肺外并发症患者可适当延长抗感染疗程。非典型病原体治疗反应较慢者疗程延长至10～14日。金黄色葡萄球菌、铜绿假单胞菌、克雷伯菌属或厌氧菌等容易导致肺组织坏死，抗菌药物疗程可延长至14～21日。

2. 辅助治疗　除了针对病原体的抗感染治疗外，对于中、重症肺炎患者，补液、保持水电解质平衡、营养支持以及对症治疗等辅助治疗也是必要的。合并低血压的肺炎患者早期液体复苏是降低严重肺炎病死率的重要措施。低氧血症患者的氧疗和辅助通气也是改善患者预后的重要治疗手段。此外，雾化、祛痰镇咳、退热治疗等也被用于肺炎的治疗。重症肺炎的辅助治疗还包括糖皮质激素、静脉注射丙种球蛋白等。

【用药注意事项】

1. 青霉素、头孢菌素类抗菌药物　禁用于有头孢过敏史及有青霉素过敏性休克史的患者。为防止各种过敏反应，应详细询问用药史，药物过敏史，家属过敏史，并进行青霉素皮肤过敏试验。应用青霉素类及皮试时应作好急救准备，如肾上腺素、氢化可的松等药物和注射器材，以便一旦发生过敏性休克，能及时抢救。中度以上肾功能不全患者应根据肾功能适当调整剂量，中度以上肝功能不全时，头孢哌酮、头孢曲松需要调整剂量。氨基糖苷类和第一代头孢菌素注射剂合用可能加重前者的肾毒性，应注意监测肾功能。

2. 大环内酯类抗菌药物　主要不良反应是消化道症状和肝毒性，表现为胆汁淤积、肝功能异常等，停药后可恢复。如阿奇霉素可使 ALT 和 AST 升高，罗红霉素在较短疗程应用中也可导致黄疸和肝功能异常。另外，红霉素、克拉霉素还具有心脏毒性，主要表现为 Q－T 间期延长和尖端扭转型室性心动过速，可出现昏迷甚至猝死，以红霉素诱发为多，这是大环内酯类抗菌药物的一种特殊类型的不良反应。为减少或避免心脏毒性的发生，在应用本类药物前需了解其诱发心脏毒性的可能性，根据患者病情和合用药物情况谨慎选药，用药期间注意观察，必要时监测心电图，一旦发生心脏毒性应采取积极治疗措施，立即停用本类药物并纠正危险因素，应用能缩短 Q－T 间期及制止尖端扭转型室性心动过速的抗心律失常药物。

3. 喹诺酮类药物　可影响软骨发育，造成关节病变和肌腱炎、肌腱断裂，故妊娠期妇女、儿童、哺乳期妇女及重症肌无力患者应避免使用。如果患者出现疼痛、水肿、肌腱炎症或肌腱断裂等症状时，应立即停用。喹诺酮类注射剂在使用过程中应注意避免滴速过快，否则易引起静脉刺激症状或中枢神经系统反应，既往有中枢神经系统疾病史的患者避免使用。喹诺酮类药物可以导致颅内压升高和中枢神经系统刺激症状，从而引起震颤、抽搐、躁动、焦虑、头晕、意识模糊、幻觉、妄想、抑郁、失眠等。如果患者出现这些反应，应立即停药，并采取适当的治疗措施。

4. 氨基糖苷类药物　都有不同程度的耳毒性、肾毒性和神经肌肉阻滞作用。这些不良反应与服药剂量和疗程有关，随药物不同而异，即便是在停药后，还有可能出现不可逆的毒性反应，尤其是儿童和老年人，更容易发生。所以，儿童、老年人应避免使用此类药物。

5. 治疗药物相互作用

（1）含钙、铝、镁等多价金属离子的药物可与喹诺酮类药物形成金属络合物，减少本类药物的吸收，应避免同用；氟喹诺酮类抑制茶碱的代谢，与茶碱联合应用时，使茶碱的血药浓度升高，可出现茶碱的毒性反应。

（2）红霉素和克拉霉素禁止与特非那定合用，以免引起心脏不良反应；红霉素和克拉霉素属于肝药酶抑制剂，可抑制阿司咪唑、卡马西平、西沙必利、西地那非、苯妥英、三唑仑、茶碱、丙戊酸等药物的代谢，使其药效增强。

第三节　支气管哮喘

支气管哮喘（bronchial asthma）简称哮喘，是一种多种细胞及细胞组分参与的气道慢性炎症性疾病。近年来，哮喘的发病率和死亡率均有上升趋势。目前，全球约有 3 亿哮喘患者，我国 20 岁以上成年哮喘患者多达4570万人。14岁以上人群患病率为1.24%，儿童患病率高于青壮年，成人男、女发病率大致相同，约40%的患者有家族史。

支气管哮喘病因尚不完全清楚，目前认为是在遗传因素的基础上，接触环境中的某些激发因素后诱发气道高反应性而发作，如吸入物（花粉、尘螨、粉尘、油烟等）、感染、食物（鱼、虾、蟹等）、药物（阿司匹林）、精神因素、剧烈运动等。其发病机制复杂，气道慢性炎症、变态反应、气道高反应性和神经调节失衡等因素及其相互作用被认为与哮喘的发病关系密切。支气管哮喘的典型临床表现为反复发作的喘息、气急、胸闷和（或）咳嗽等，夜间及凌晨多发，发作时双肺可闻及散在或弥漫性哮鸣音，呼气相延长。患者被迫取坐位或端坐呼吸，发作持续几十分钟至数小时，可自行或经治疗后缓解。实验室检查包括血清IgE、血常规检查、痰液嗜酸性粒细胞检查、呼吸功能检查、血气分析及特异性变应原的检测等。根据临床表现，支气管哮喘可分为急性发作期、慢性持续期和临床缓解期。急性发作期指喘息、气急、胸闷和（或）咳嗽等症状突然发生或症状加重，常因接触变应原、刺激物等所致。慢性持续期指每周均有不同频度和不同程度出现喘息、气急、胸闷、咳嗽等症状。临床缓解期指经过治疗或未经治疗症状、体征消失，肺功能恢复到急性发作前水平，并维持3个月以上。支气管哮喘的治疗包括药物治疗、对症治疗和预防治疗，其中，药物治疗可迅速消除病因、缓解症状、提高患者的生活质量，是哮喘的主要治疗手段。由于支气管哮喘大多是由过敏源引起的，因此，寻找和避免接触过敏源是防止哮喘发作的关键。

> **考点提示**
>
> 支气管哮喘的临床表现与分期

【药物治疗原则】

（1）支气管哮喘的药物治疗应坚持长期、持续、规范的原则，制定个体化分级治疗方案。

（2）支气管哮喘急性发作期应积极去除诱因、解痉平喘、纠正缺氧，适时、足量地全身使用糖皮质激素；慢性持续期应以患者病情严重程度和控制水平为基础，选择相应的治疗方案；临床缓解期应尽量找出过敏源和各种非特异性诱因，进行病因治疗。

> **考点提示**
>
> 支气管哮喘的药物治疗原则

【常用治疗药物】

目前，临床常用于治疗哮喘的药物有支气管扩张药（包括β_2受体激动剂、抗胆碱药、茶碱类等）、糖皮质激素类、白三烯受体阻断剂、抗过敏药和生物靶向药物等。

1. 支气管扩张药

（1）β_2受体激动剂　通过激动支气管平滑肌的β_2受体，激活腺苷酸环化酶，增加细胞内cAMP浓度，使支气管平滑肌松弛。也能抑制肥大细胞和嗜碱性粒细胞脱颗粒，可预防过敏性哮喘的发作。分为短效（维持时间4～6小时）和长效（维持时间10～12小时）β_2受体激动剂。①短效β_2受体激动剂（short - acting beta2 agonist，SABA）：常用药物有沙丁胺醇、特布他林等，有吸入、口服和静脉三种制剂。SABA应采取“按需间歇使用”的原则，不宜长期、单一使用。主要不良反应有心悸、骨骼肌震颤、低血钾等。②长效β_2受体激动剂（long - acting beta 2 agonist，LABA）：常用药物有沙美特罗、福莫特罗。福莫特罗属于快速起效（数分钟起效）的LABA，沙美特罗属于缓慢起效（30分钟起效）的LABA。LABA与糖皮质激素联合使用是目前最常用的哮喘控制方案，联合制剂有布地奈德-福莫特罗吸入干粉剂，氟替卡松-沙美特罗吸入干粉剂。LABA不良反应轻微，偶见震颤、心悸、头痛等。需要特别注意的是，长期单独使用LABA有增加哮喘死亡的风险，故不推荐长期单独使用LABA。

（2）抗胆碱药　常用药物包括短效抗胆碱药异丙托溴铵和长效抗胆碱药噻托溴铵。此类药物可

选择性阻断呼吸道 M_1、M_3受体产生支气管扩张作用，其舒张支气管的作用比 β_2受体激动剂弱，起效也较慢，可与 β_2受体激动剂联合应用。常见不良反应有：眼内压升高、胃肠动力障碍、尿潴留等。妊娠早期妇女、青光眼、前列腺肥大患者应慎用此类药物。

（3）茶碱类药　常用药物有茶碱、二羟丙茶碱、氨茶碱、多索茶碱等。通过抑制磷酸二酯酶提高平滑肌细胞内 cAMP 浓度，使气管平滑肌松弛，另有强心、利尿、兴奋呼吸中枢等作用。有口服、静脉两种制剂，静脉给药主要用于重症和危重症哮喘。茶碱的不良反应有恶心、呕吐、心律失常、血压下降、多尿等。由于茶碱的治疗窗窄、代谢存在较大个体差异，应进行血药浓度监测，有效血药浓度在 5～20μg/mL。多索茶碱的作用与氨茶碱相同，不良反应较轻。二羟丙茶碱平喘作用较弱，不良反应较少。

2. 糖皮质激素类　糖皮质激素是目前控制气道炎症最有效的一类药物，通过抑制气道炎症过程中的诸多环节起作用，如抑制炎症介质的生成和释放、抑制嗜酸性粒细胞等炎症细胞在气道聚集、抑制气道高反应性等。糖皮质激素类药物分为吸入、口服、静脉三种制剂。

（1）吸入型糖皮质激素（inhaled corticosteroids，ICS）　常用药物有倍氯米松、布地奈德、氟替卡松等。ICS 局部抗炎作用强，所需剂量较小，全身不良反应少，目前已是哮喘慢性持续期治疗的首选药物。长期吸入给药后，药物会在咽部和呼吸道存留，部分患者会出现口咽白念珠菌感染、声音嘶哑等，故吸入后需立即漱口。

（2）口服型糖皮质激素　常用药物为半衰期较短的激素，如泼尼松、泼尼松龙、甲泼尼龙等，用于 ICS 无效或需要短期加强治疗的患者。推荐采用每天或隔天早晨顿服给药的方式，以减少外源性激素对下丘脑－垂体－肾上腺轴的抑制作用。长期口服激素可引起高血压、糖尿病、肥胖症、骨质疏松、皮肤菲薄、下丘脑－垂体－肾上腺轴抑制等。对于严重高血压、糖尿病、抗菌药不能控制的感染、消化性溃疡、骨质疏松的患者，应慎用全身激素并密切随访。

（3）静脉型糖皮质激素　常用药物为氢化可的松琥珀酸钠注射液或注射用甲泼尼龙琥珀酸钠。重度或危重度哮喘发作时应尽早静脉给予激素，症状缓解后逐渐减量，然后改口服或吸入剂维持。

3. 白三烯受体阻断剂　白三烯（leukotrienes，LTs）是花生四烯酸经 5－脂氧合酶代谢的产物，其中 LTC－4、LTD－4、LTE－4 统称为半胱氨酰白三烯，是哮喘发病中的重要炎症介质，能与支气管平滑肌的白三烯受体结合，引起支气管黏液分泌，降低支气管纤毛运动功能，增加气道微血管通透性，引起气道炎症。白三烯受体阻断剂通过对抗半胱氨酰白三烯的上述作用而用于治疗哮喘。常用药物有孟鲁司特和扎鲁司特。本类药物是 ICS 之外唯一可单独应用的长期控制性药物。可作为轻度哮喘的替代治疗药物和中重度哮喘的联合用药，尤其适合于阿司匹林哮喘、运动性哮喘和伴有过敏性鼻炎的患者治疗。不良反应较轻，可引起头疼、烦躁不安、失眠、胃肠道症状、氨基转移酶升高、皮疹等。但是美国 FDA 发出警示，使用白三烯受体阻断剂时要注意出现精神症状的不良反应。

4. 抗过敏药　常用于治疗支气管哮喘的抗过敏药包括过敏介质阻释药和 H_1受体阻断药两种。

（1）过敏介质阻释药　常用药物有色甘酸钠、奈多罗米钠。通过稳定肥大细胞膜，抑制肥大细胞脱颗粒，减少肺肥大细胞由抗原诱发的过敏介质释放而发挥平喘作用。此类药物是作为预防哮喘发作药物，需在接触抗原和刺激物 7～10 日前给药。色甘酸钠口服吸收极少，需采用粉剂定量雾化器（MDI）方式吸入，不良反应少见，偶有咽喉与气管刺痛感或支气管痉挛，必要时可先吸入 β_2受体激动剂。奈多罗米钠吸入剂常见不良反应有头痛、恶心，多为轻度暂时性的，不需停药。

（2）H_1受体阻断药　常用药物为酮替芬。除有强大的 H_1 受体阻断作用外，还有类似色甘酸钠的作用，并能加强 β_2受体激动剂的平喘作用。用于预防哮喘发作，对儿童哮喘的疗效优于成人。不良反应有短暂的嗜睡、疲倦、头晕、口干等。驾驶员、精密机械操作者慎用。

5. 生物靶向药物　已经上市治疗哮喘的生物靶向药物包括抗 IgE 单克隆抗体、抗 IL－5 单克隆抗体、抗 IL-5 受体单克隆抗体和抗 IL-4 受体单克隆抗体等，这些药物主要用于重度哮喘患者的治疗。

【治疗药物选用】

1. 哮喘急性发作期的治疗 治疗目标是尽快缓解气道痉挛，纠正低氧血症，恢复肺功能，预防进一步恶化或再次发作。

（1）轻度哮喘 首选压力定量气雾剂吸入 SABA（如沙丁胺醇气雾剂），在第 1 小时内每 20 分钟吸入 1~2 喷。随后可调整为每 3~4 小时吸入 1~2 喷。疗效不佳时可加用短效抗胆碱药（如异丙托溴胺）气雾吸入，或加用茶碱缓释片。

（2）中度哮喘 吸入 SABA（常用雾化吸入），第 1 小时内可持续雾化吸入。联合应用雾化吸入短效抗胆碱药、激素混悬液，也可联合静脉注射茶碱类。疗效不佳时应尽早口服激素，推荐用泼尼松龙 0.5~1mg/kg，同时吸氧。

（3）重度至危重度哮喘 持续雾化吸入 SABA 联合雾化吸入短效抗胆碱药、激素混悬液以及静脉茶碱类药物，吸氧，尽早静脉应用激素，推荐用甲泼尼龙 80~160mg/d，或氢化可的松 400~1000mg/d 分次给药。待病情控制后改为口服激素。注意维持水电解质平衡，纠正酸碱失衡。必要时给予机械通气治疗。

2. 哮喘慢性持续期的治疗 治疗目标是减少哮喘的发作。主要推荐使用控制性药物，包括 ICS、全身性激素、LABA（须与吸入激素联合应用）、白三烯受体阻断剂、缓释茶碱等，这些药物主要通过抗炎作用使哮喘维持临床控制。在哮喘慢性持续期，应根据患者的病情分级制定治疗方案（表 8-1）。

表 8-1 哮喘慢性持续期的治疗方案

治疗方案	第 1 级	第 2 级	第 3 级	第 4 级	第 5 级
推荐选择控制药物	按需使用 ICS + 福莫特罗	低剂量 ICS 或按需使用 ICS + 福莫特罗	低剂量 ICS + LABA	中剂量 ICS + LABA	参考临床表型加抗 IgE 单克隆抗体，或加抗 IL-5/抗 IL-5R/抗 IL-4R 单克隆抗体
其他选择控制药物	按需使用 SABA 时即联合低剂量 ICS	白三烯受体阻断剂（LTRA）低剂量茶碱	中剂量 ICS 或低剂量 ICS + LTRA（或加茶碱）	高剂量 ICS + LAMA 或加 LTRA（或加茶碱）	高剂量 ICS + LABA 加其他治疗，如加 LAMA，或加茶碱或加低剂量口服激素（注意不良反应）
首选缓解药物	按需使用低剂量 ICS + 福莫特罗，处方维持和缓解治疗的患者按需使用低剂量 ICS + 福莫特罗				
其他可选缓解药物	按需使用 SABA				

注：低剂量 ICS 指每日吸入布地奈德（或等效其他糖皮质激素）200~400μg，中等剂量为 >400~800μg，高剂量为 >800~1600μg。

3. 哮喘临床缓解期的治疗 缓解期治疗的目的是防止哮喘急性发作及恶化，提高生活质量。应尽量找出过敏源和各种非特异性诱因，进行病因治疗。对可疑抗原进行皮肤试验，找出过敏源后，再进行脱敏治疗。预防给药可用色甘酸钠、酮替芬等，一般在发病季节前 2 周使用，色甘酸钠每次吸入 3.5~7mg，3~4 次/日。酮替芬每次口服 1~2mg，2 次/日。

> **考点提示**
>
> 支气管哮喘急性发作期、慢性持续期用药及用药注意事项

【用药注意事项】 微课

（1）吸入型糖皮质激素（ICS）仅能较低程度地起到支气管扩张的作用，且给药后需要一定的潜伏期，在哮喘发作时不能立即奏效，不宜用于急性哮喘患者，不应作为哮喘急性发作的首选药。

（2）哮喘急性发作应首选吸入 SABA。SABA 应按需间歇给药，不宜长期、单一、过量使用，否则会出现 β_2 受体脱敏现象。不良反应包括骨骼肌震颤、低血钾、心律失常等，口服给药这些不良反

应比吸入给药时明显。

（3）LABA 可作为缓解药物按需使用，不推荐长期单独应用。通常和 ICS 联合构成复方制剂，尤其适合中重度持续哮喘患者的长期治疗。

（4）抗胆碱药扩张支气管的作用比 β_2 受体激动剂弱，起效也较慢，故推荐用于中重度哮喘的联合治疗或经 SABA 治疗效果不佳者。

第四节　慢性阻塞性肺病

慢性阻塞性肺病（chronic obstructive pulmonary disease，COPD）简称慢阻肺，是一种以不完全可逆的气流受限为特征的常见疾病，呈进行性发展。COPD 是呼吸系统疾病中的常见病和多发病，其发生与慢性支气管炎及肺气肿密切相关，可进一步发展为肺动脉高压、肺源性心脏病和呼吸功能衰竭，患病率和死亡率都较高。

> **考点提示**
> COPD 的临床表现与分期

慢性阻塞性肺病的确切病因不明，可能与明显暴露于有害气体及有毒颗粒（吸烟、空气污染、职业性粉尘和化学物质等）引起的气道和（或）肺泡异常等有关。其中，感染是 COPD 发生、发展的重要因素之一。COPD 的主要临床表现包括咳嗽、咳痰、气短或呼吸困难、喘息和胸闷，以及食欲减退、体重下降、精神不振、焦虑抑郁等全身症状。当细菌感染时白细胞、中性粒细胞会增多，可出现核左移现象；进行痰液检查时，痰涂片或培养可见致病菌；肺功能检查对确定气流受限有重要意义，对 COPD 诊断、严重程度评价、疾病进展、预后及治疗反应等有重要意义。第 1 秒用力呼气容积占用力肺活量的百分比（FEV_1/FVC）是评价气流受限的敏感指标，第 1 秒用力呼气容积占预计值百分比（$FEV_1\%$ 预计值）是评估 COPD 严重程度的良好指标。当 $FEV_1/FVC < 70\%$ 及 $FEV_1\% < 80\%$ 预计值时，可确定为不完全可逆性气流受限。COPD 根据病情可分为急性加重期和稳定期。急性加重期患者呼吸道症状超过日常变异范围的持续恶化，需改变药物治疗方案；稳定期患者咳嗽、咳痰和气短等症状稳定或症状轻微，病情恢复到急性加重前的状态。COPD 的防治要点为急性加重期以控制感染及对症治疗为主；稳定期为提高机体免疫力，预防上呼吸道感染，避免病情急性加重，减少并发症的发生。

【药物治疗原则】

1. 急性加重期　有针对性使用抗菌药物，并首选吸入短效 β_2 受体激动药或联合吸入短效抗胆碱药，必要时可短期加用口服或静脉糖皮质激素；促进排痰，加强营养支持，防治并发症。

> **考点提示**
> COPD 的药物治疗原则

2. 稳定期　应规律应用 β_2 受体激动剂、抗胆碱能药等支气管舒张药。$FEV_1/FVC < 50\%$ 且有临床症状及反复加重的 COPD 患者建议长期规律吸入糖皮质激素（推荐联合应用长效 β_2 受体激动剂）。稳定期不推荐口服或静脉注射激素。

【常用治疗药物】

1. 支气管舒张药　包括 β_2 受体激动剂、抗胆碱药、茶碱类药，可两种或两种以上合用，见本章第三节。

2. 糖皮质激素　吸入激素和长效 β_2 受体激动剂的联合制剂对于 COPD 稳定期患者可改善症状，减少急性发作频率。如沙美特罗 - 氟替卡松粉吸入剂、布地奈德 - 福莫特罗粉吸入剂。COPD 急性加重期可短期应用口服或静脉糖皮质激素，见本章第三节。

3. 祛痰药 祛痰药能使痰液变稀或黏稠度降低而易于排出。常用的药物有盐酸氨溴索、溴己新、乙酰半胱氨酸等。常见不良反应有恶心、呕吐、胃部不适等。

4. 抗菌药 常用抗菌药物见本章第二节。

【治疗药物选用】

1. 急性加重期的药物治疗

（1）支气管扩张药 首选短效的β_2受体激动剂如沙丁胺醇、特布他林等定量雾化吸入剂，每次100～200μg（1～2喷），数分钟开始起效，15～30分钟达到峰值，疗效持续4～5小时。可联合吸入短效抗胆碱药如异丙托溴铵气雾剂，每次40～80μg（每喷20μg），30～90分钟达到峰值，疗效持续6～8小时。有严重喘息症状者可给予较大剂量雾化吸入治疗，如沙丁胺醇500～1000μg和异丙托溴铵250～500μg。

（2）糖皮质激素 全身应用激素可改善肺功能，降低早期病情反复和治疗失败的风险，缩短住院时间。推荐口服泼尼松30～40mg/d，也可静脉给予甲泼尼龙40～80mg，1次/日。全身激素使用不应长于5～7日。临床上还可以雾化吸入布地奈德混悬液替代口服激素治疗，雾化吸入布地奈德8mg与全身应用泼尼松龙40mg疗效相当。

（3）抗菌药物 抗菌药物治疗的指征包括：①呼吸困难加重、痰量增加和脓性痰等3个症状同时出现；②含脓性痰增多在内的上述2个症状；③需要有创或无创机械通气治疗。在有抗菌药治疗指征的前提下，病情较轻者可口服青霉素类、大环内酯类、氟喹诺酮类、第一代或第二代头孢菌素类。病情较重者可静脉滴注β－内酰胺类/β－内酰胺酶抑制剂、氟喹诺酮类、第二代或第三代头孢菌素类。如果找到确切的病原菌，根据药敏结果选用抗菌药。

2. 稳定期的药物治疗

（1）支气管扩张药 ①β_2受体激动剂：短效的沙丁胺醇、特布他林等定量雾化吸入剂，每次100～200μg（1～2喷），数分钟开始起效，15～30分钟达到峰值，疗效持续4～5小时，每24小时不超过8～12喷。主要用于缓解症状，按需给药。长效的β_2受体激动剂（如沙美特罗、福莫特罗）作用持续时间可达12小时以上，2次/日。②抗胆碱药：有短效制剂如异丙托溴铵气雾剂，每次40～80μg（每喷20μg），30～90分钟达到峰值，疗效持续6～8小时，3～4次/日。长效制剂有噻托溴铵喷雾剂，1次/日，作用长达24小时以上。③茶碱类药：口服缓释型或控释型茶碱，每次0.1～0.2g，1～2次/日，可达到稳定血药浓度，对治疗慢阻肺有一定效果。

（2）糖皮质激素 对于有急性加重史的中度至极重度COPD患者，ICS和长效β_2受体激动剂的联合制剂对于COPD稳定期患者可改善症状，控制病情进展，减少急性发作频率，提高生活质量。目前常用药物有沙美特罗－氟替卡松、布地奈德－福莫特罗等，每次1～2吸，2次/日。

> **考点提示**
>
> COPD的合理用药及用药注意事项

（3）其他药物 祛痰药如盐酸氨溴索、溴己新、乙酰半胱氨酸等。流感疫苗和肺炎球菌疫苗接种可降低呼吸道感染的发生率。

【用药注意事项】

（1）严格把握抗菌药物使用指征。COPD患者出现呼吸困难加重、痰量增加、脓性痰时，或患者需要机械通气时，可考虑应用抗菌药物。尽早留取痰标本，及时送检明确病原菌，做药物敏感试验。根据各种抗菌药物的抗菌活性、抗菌谱、药动学特征和不良反应，结合药敏试验结果制定合理给药方案。

（2）吸入型糖皮质激素（ICS）为控制呼吸道炎症的预防性用药，起效缓慢且须连续和规律地应用3～7日才能充分发挥作用。吸药后应及时用清水漱口，防止白念珠菌的感染。

（3）当COPD急性加重时可考虑短期给予全身性激素治疗，待缓解后改为吸入给药。

（4）茶碱的不良反应有恶心呕吐、心律失常、血压下降等。对茶碱类药过敏者、急性心梗、严重心肌炎、活动性消化性溃疡者、惊厥者禁用。

实训八　支气管哮喘的药物治疗方案评定

实训提示

【实训目的】

1. 掌握支气管哮喘的常用治疗药物及其用法用量，熟悉支气管哮喘的临床表现。

2. 学会制定与评价支气管哮喘的药物治疗方案，指导患者合理应用吸入性糖皮质激素（ICS）、ICS/长效β_2受体激动剂（ICS/LABA）和茶碱。

3. 养成团队协作的工作习惯，具备关爱患者的药学服务职业道德。

【实训内容】

病例：患者，男，19岁，观看花展后出现发作性伴有哮鸣音的呼气性呼吸困难，双肺可闻及广泛的哮鸣音，呼气音延长，心率每分钟103次，呼吸频率每分钟27次，胸部X线可见双肺透亮度增加，呈过度通气状态。请结合以上病例，完成以下几个方面的实训。

1. 向患者详细询问病情，并给出最可能的诊断。

2. 根据病情制定药物治疗方案。

3. 对患者进行合理用药指导。

【实训步骤】

1. 问病　进入实训室，首先由教师讲解实训要求和安排，将学生按2人一组进行分组实训，分别模拟担任药师和典型的支气管哮喘患者。每组分别进行问病演示。

问病内容。①主要症状：是否出现典型的哮鸣音和呼气性呼吸困难。②诱因：有无明显的诱因及缓解因素。③伴随症状：是否伴有呼吸频率加快，气短。④诊疗过程：是否做过肺功能检查（包括通气功能检测、支气管舒张试验、支气管激发试验），有无确诊。发病后是否用药，药物剂型、剂量、用法及疗效如何。⑤一般情况：精神状态，讲话是否正常。⑥家族史、既往病史：家中有无相同症状的患者，是否有过敏史、感染病史、外伤史、手术史、用药史等。⑦病情评估：病情严重程度的分级，可能出现的并发症、预后判断告知患者。哮喘严重发作时可并发气胸、纵隔气肿、肺不张。长期反复发作或感染可致慢性并发症，如慢阻肺、支气管扩张、间质性肺炎、肺纤维化和肺源性心脏病。

2. 讨论　分组讨论，指出各组问病过程中的优、缺点，每组推出1名学生进行总结，各组对问病环节进行优化，带教老师挑选1～2组再次问病演示。

3. 制定药物治疗方案

（1）分组对案例进行讨论，给出诊断结果及依据，并制定药物治疗方案。

（2）各组代表发言。

（3）老师对各组的药物治疗方案进行点评、总结。

4. 用药指导　教师扮演支气管哮喘患者，每位同学就治疗方案中的药物进行介绍，并就用法用量、不良反应及用药注意事项等方面进行用药指导。

【实训考核】

由教师扮演支气管哮喘患者，学生扮演药师，考核学生根据病情制定药物治疗方案并进行用药指导。

考核项目	考核内容		分值	得分
实训准备 （15分）	着装： 学生着工作服，仪表规范得体（1分） 女生不得披头发，男女生不得穿拖鞋（1分）		2	
	报告班级、姓名、操作项目		1	
	举止得体，语言清晰		2	
	理论知识： 支气管哮喘的药物治疗原则（4分） 治疗药物的药理作用和用途（3分） 吸入性糖皮质激素（ICS）/长效 β_2 受体激动剂（LABA）/茶碱的不良反应（3分）		10	
实训操作 （75分）	沟通能力 （10分）	与患者的沟通技巧： 参考人际沟通知识，考生回答沟通技巧的内容（5分）	5	
		与患者的沟通的礼仪： 面对考官时，见面问候（2分），离开道别（3分）	5	
	专业能力 （65分）	临床诊断： 诊断正确（2分） 诊断依据陈述正确（3分）	5	
		药物选择： 药品名称、剂型正确（5分） 药品规格正确（5分） 药品剂量正确（5分） 无遗漏药品（5分）	20	
		药物介绍： 介绍药品名称及数量（5分） 介绍用法用量（5分） 介绍不良反应（5分）	15	
		用药指导： 是否符合支气管哮喘的用药原则（5分） 用药注意事项（15分） 给出用药指导策略（5分）	25	
实训报告 （10分）	实训结果记录字迹工整，项目齐全，并能针对实训思考题目认真进行分析讨论		10	
合计			100	

【实训思考】

1. 药师应从哪些方面指导支气管哮喘患者合理使用糖皮质激素类药物？
2. 支气管哮喘的非药物治疗方式有哪些？

简答题

1. 简述急性上呼吸道感染的药物治疗原则。
2. 治疗肺炎的抗感染治疗药物有哪些？

3. 治疗支气管哮喘的药物有哪些？
4. 简述使用抗菌药物治疗慢性阻塞性肺病的指征。

（岑菲菲　许丽娜）

书网融合……

扫一扫，拷一拷　　微课 1　　微课 2　　习题

第九章 消化系统疾病的药物治疗

PPT

学习目标

知识目标：

1. 掌握 消化性溃疡、胃食管反流病、急性胃肠炎、胆石症和胆囊炎、肠易激综合征的药物治疗原则、常用治疗药物及治疗药物的选用。

2. 熟悉 消化性溃疡、胃食管反流病、急性胃肠炎、胆石症和胆囊炎、肠易激综合征的临床表现、用药注意事项。

3. 了解 消化性溃疡、胃食管反流病、急性胃肠炎、胆石症和胆囊炎、肠易激综合征常用治疗药物的作用机制。

能力目标：

1. 能结合医生的诊断和处方对消化性疾病的患者进行用药指导和健康教育。

2. 能正确判断消化性溃疡的类型。

素质目标：激励和培育学生科研思维、创新意识和创新能力，培养学生爱国爱校的健全人格。

消化系统疾病是临床常见病、多发病，对人类健康造成较大危害。如消化性溃疡、胃食管反流病、急性胃肠炎、胆石症和胆囊炎、肠易激综合征等。这些疾病若不能有效控制，易反复发作，与消化道肿瘤的发病有一定的相关性。其中，消化性溃疡是最常见的消化系统疾病之一，其发病率高，与胃癌发病有明显的相关性。近年来，随着抗幽门螺杆菌药物的应用，消化性溃疡的发病率已明显降低。

案例导入

案例：患者，女，30岁，因“上腹部反复疼痛6个月、加重1周”入院。患者6个月前因连续加班饮食不规律出现上腹痛，位于剑突下，饥饿时加重，夜间明显，进食后可缓解。近日来，熬夜加班，自觉症状加重，进食后缓解不明显。入院后胃镜检查：十二指肠球部溃疡；^{13}C呼气试验（+）。初步诊断为“十二指肠球部溃疡”，给予三联疗法：埃索美拉唑20mg＋克拉霉素0.5g＋阿莫西林1.0g，2次/日，口服，连续服用7天。患者上腹痛症状缓解，立即复查^{13}C呼气试验（－），药物治疗改为：埃索美拉唑20mg，1次/日，口服，连续6周。

扫一扫，知解析

讨论：医生为该患者制定的药物治疗方案是否合理，为什么？

第一节 消化性溃疡

微课

消化性溃疡（peptic ulcer，PU）是一种世界范围内的常见病，根据发病部位不同，可分为胃溃疡（gastric ulcer，GU）和十二指肠溃疡（duodenal ulcer，DU）。PU可发生于任何年龄段，青壮年男性多发，男女之比约为5∶1～6∶1，DU多于GU，两者之比约为3∶1。DU多见于青壮年，GU多见于中老年人。过去30年，随着H_2受体阻断剂、质子泵抑制剂、抗幽门螺杆菌药等治疗药物的发展，DU及其并发症的发生率明显下降。近年来，随着阿司匹林等非甾体类抗炎药（nonsteroidal anti－inflammatory drugs，NSAIDs）应用增多，老年消化性溃疡发病率明显增高。

消化性溃疡是指胃肠道黏膜被胃酸和胃蛋白酶等自身消化而发生的溃疡，其深度可达到或超过黏膜肌层。病因和发病机制尚未完全阐明，目前认为主要与黏膜的损伤因子增强及保护因子减弱有关，GU以保护因子减弱为主，DU以损伤因子增强为主。损伤因子主要有胃酸及胃蛋白酶、非甾体类抗炎药、幽门螺杆菌感染、酒精等，保护因子主要有黏膜血流、胃黏液－碳酸氢盐屏障、黏膜屏障、前列腺素及上皮再生能力等。神经内分泌紊乱和遗传因素也与消化性溃疡的发生有关。在病因学研究中最重要的进展是发现了幽门螺杆菌（helicobacter pyroli，Hp）在消化性溃疡中的关键作用，约90%的DU和70%的GU与Hp感染有关。

消化性溃疡临床表现不一，上腹部疼痛是其最常见的症状，性质可为灼痛、钝痛、胀痛、剧痛、饥饿样不适，并伴随上腹饱胀、厌食、恶心、反酸、嗳气、纳差等消化不良症状，甚至出现消瘦与贫血。部分患者可无腹痛或消化不良症状，而以消化道出血、穿孔等并发症为首发症状，可见于任何年龄，以长期服用NSAIDs的患者及老年人多见。其特点包括：①长期性。由于溃疡发生后可自行愈合，但愈合后又好复发，故常有上腹疼痛长期反复发作的特点，病史可达数年、十多年、甚至几十年。②周期性。发作期可为数周或数个月，有季节性，典型者多在季节变化时发生，如秋冬和冬春之交发病，亦可因情绪不良或服用$NSAID_S$诱发。③节律性。部分患者有与进餐相关的节律性上腹痛，胃溃疡的疼痛多在餐后1小时左右发生，即进食—疼痛—缓解。十二指肠溃疡的疼痛多在餐后2～3小时发生，持续至下餐进食，即进食—舒适—疼痛，常有夜间痛，进食或服用碱性药物后可缓解。④腹痛可被抑酸剂或抗酸剂缓解。随着检查手段的发展和药物的早期干预，症状典型的消化性溃疡已经较为少见，很多消化性溃疡患者腹痛发作并无明显节律性或仅表现为消化不良症状。消化性溃疡确诊最可靠的方法是胃镜检查，同时，应查明有无幽门螺杆菌感染。消化性溃疡治疗方法包括药物治疗、一般治疗和外科手术治疗。其中，以药物治疗为主。

【药物治疗原则】

（1）消化性溃疡活动期的治疗首选质子泵抑制剂（proton pump inhibitors，PPI）或组胺H_2受体阻断药等抑制胃酸分泌的药物。合并出血、穿孔等并发症以及其他治疗失败的患者应优先使用PPI治疗。

（2）胃溃疡患者可考虑抑酸剂和胃黏膜保护剂（硫糖铝、铋剂、铝碳酸镁等）联合应用。对腹痛症状明显的患者，在治疗开始阶段加用抗酸药，有助于迅速缓解疼痛。

（3）消化性溃疡合并十二指肠胃反流或腹胀症状明显时可联合使用胃动力药。为预防溃疡复发，对部分反复发作或必须长期服用NSAIDs的患者可采用“维持治疗”。

（4）前列腺素衍生物对防治NSAIDs导致的溃疡有一定价值，可作为长期服用NSAIDs患者的二线用药。

（5）消化性溃疡伴有Hp感染时，必须使用抗菌药物根治Hp。

> **考点提示**
>
> 消化性溃疡的药物治疗原则

【常用治疗药物】

20世纪70年代以来，消化性溃疡的药物治疗经历了H_2受体阻断剂、PPI和根除Hp三次里程碑式的进展，使溃疡愈合率显著提高、并发症发生率显著降低，外科手术明显减少。常用的治疗药物主要包括抑制胃酸分泌药、抗酸药、胃黏膜保护药、抗幽门螺杆菌药及促胃动力药等五类。

1. 胃酸分泌抑制药 抑酸药是目前消化性溃疡治疗最主要的药物，包括H_2受体阻断药、质子泵抑制剂和钾离子竞争性酸阻滞剂。目前，临床常用前两类。

（1）H_2受体阻断药（H_2 receptor antagonists，H_2RA）　常用药物有西咪替丁、雷尼替丁、法莫替丁、尼扎替丁、罗沙替丁等。其作用机制为选择性竞争结合胃壁细胞膜上H_2受体，使组胺不能与受体结合，从而抑制食物、组胺及促胃液素引起的胃酸分泌。尤其能抑制夜间基础胃酸分泌，但强度不如PPI。H_2受体阻断药不良反应较少，发生率低于3%。常见心血管反应有心动过速、心动过缓、房室传导阻滞、低血压，偶有致心搏骤停的报道，其他有嗜睡、乏力、腹泻、头痛、转氨酶升高、白细胞减少等。

（2）质子泵抑制剂（PPI）　常用药物有奥美拉唑、兰索拉唑、泮托拉唑、雷贝拉唑及埃索美拉唑等。PPI可特异性抑制H^+,K^+－ATP酶（质子泵）的活性，抑制胃酸生成的终末环节，抑酸作用强大。近年来，雷贝拉唑及埃索美拉唑等新一代PPI在临床的使用越来越广泛，已作为活动期消化性溃疡治疗的首选药物，尤其适用于疼痛严重、合并出血或其他治疗无效的消化性溃疡患者。对H_2受体阻断剂无效的消化性溃疡患者，PPI治疗8周治愈率超过90%，12周可达99%。短期、大剂量奥美拉唑治疗对促进消化性溃疡急性出血时胃黏膜愈合和预防再出血有良好疗效。PPI的不良反应主要有恶心、腹胀、腹泻等胃肠道症状和头痛、头晕、嗜睡等神经系统症状，长期或高剂量使用PPI可引起髋骨、腕骨、脊椎骨骨折。

（3）钾离子竞争性酸阻滞剂（potassium－competitive acid blockers，P－CAB）　代表药物有伏诺拉生、替戈拉生等。P－CAB吸收入血到达胃壁细胞后，立刻离子化，然后竞争性抑制静息态和活性态质子泵与钾离子（K^+）的结合，抑制H^+与K^+的交换，发挥可逆的抑酸作用。不仅起效迅速，还可将胃内的pH值稳定在较高水平。相比PPI，P－CAB具有药效学和药代动力学方面的优势，已被用于酸相关性疾病的治疗。P－CAB促进胃溃疡和十二指肠溃疡愈合的效果与PPI相当。2020年日本胃肠病学会也强烈建议，将P－CAB和PPI作为胃溃疡和十二指肠溃疡的一线治疗药物。

2. 抗酸药　常用制剂有铝碳酸镁、氧化镁、氢氧化铝、碳酸钙等。疗效以液体（如凝胶溶液）最好，粉剂次之，片剂较差。抗酸药主要是一些无机弱碱，可中和胃酸，抑制胃蛋白酶活性。此类药物起效快，能迅速缓解溃疡疼痛。但单用能否使溃疡愈合尚有争议。目前，抗酸药主要用于消化性溃疡的辅助治疗，尤其腹痛症状严重者早期治疗阶段的联合用药，可迅速控制疼痛的症状。氧化镁中和胃酸强而持久，但起效慢，还会引起腹泻，肾功能不全者易导致高镁血症；碳酸镁不被吸收，有轻度腹泻作用，呃逆、腹胀和嗳气，反跳性胃酸分泌增加，适用于伴有便秘的消化性溃疡患者；氢氧化铝除中和胃酸外，还在黏膜表面形成凝胶，保护胃黏膜，肾功能不全者应减量，不宜与喹诺酮类药物、四环素、异烟肼、地高辛、氯丙嗪、华法林等合用。碳酸氢钠与胃酸中和反应之后会产生气体，要警惕穿孔出血风险。

3. 胃黏膜保护剂　常用药物有前列腺素衍生物、硫糖铝、铋剂等。主要通过促进胃黏膜细胞分泌黏液、增加碳酸氢盐分泌，增加胃黏膜血流量，增加胃黏膜前列腺素合成或在黏膜表面形成保护层增强黏膜抵抗力。由于GU患者多数胃酸分泌正常，而黏膜屏障功能下降，故GU单用抑酸剂治疗疗效不如DU，可考虑抑酸剂和胃黏膜保护剂联合应用。

（1）铋剂　临床常用药物为枸橼酸铋钾。枸橼酸铋钾可直接与黏液结合形成糖蛋白铋，覆盖于溃疡表面，形成保护屏障。特别适用于合并Hp感染的消化性溃疡患者。服药期间舌苔、粪便变黑，偶见恶心、皮疹、轻微疼痛。

（2）前列腺素衍生物　常用药物有米索前列醇、恩索前列醇。前列腺素衍生物通过激动胃壁细胞上的前列腺素E受体，抑制基础胃酸、组胺、促胃液素及食物刺激所致的胃酸和胃蛋白酶分泌。对NSAIDs引起的胃出血、溃疡或坏死有明显的抑制作用。不良反应主要为稀便、腹痛、腹泻；可引起子宫收缩及流产，故妊娠期妇女禁用，对于防治NSAIDs导致的溃疡有一定价值。

（3）硫糖铝　是硫酸蔗糖和氢氧化铝的复合物，无抗酸作用。其保护胃黏膜的机制包括：①与蛋白质形成大分子复合物，在溃疡创面上形成保护膜，阻止胃酸、胃蛋白酶和胆汁酸的渗透与侵蚀；②吸附胃蛋白酶和胆汁酸；③促进胃黏液和碳酸氢盐分泌；④增加胃黏膜血流量；⑤刺激前列腺素合成与释放；⑥激活巨噬细胞，促进上皮细胞修复。适用于慢性胃炎及缓解胃酸过多引起的胃痛、胃灼热感（烧心）、反酸的患者，长期用药可致便秘，偶有恶心、胃部不适、腹泻、皮疹及头晕。

（4）瑞巴派特　可通过刺激胃黏膜中前列腺素的生成，减弱中性粒细胞的活性，从而促进损伤黏膜的愈合，其还具有增加胃黏液糖蛋白成分的独特作用，被广泛应用于胃溃疡和急性胃炎的治疗，有助于改善溃疡愈合的速度和质量。

4. 抗 Hp 感染药　常用药物包括质子泵抑制药、铋剂、抗菌药等。单一药物治疗效果较差，目前提倡联合治疗。

（1）抗菌药　用于抗 Hp 感染的抗菌药多在酸性环境中较稳定，主要有阿莫西林、甲硝唑、克拉霉素、四环素、呋喃唑酮和左氧氟沙星等。①阿莫西林：在体内外均有良好的抗 Hp 效果；在胃内酸性环境中较为稳定，在 pH 值接近中性时疗效最佳，主要不良反应为腹泻、过敏反应和假膜性肠炎。②甲硝唑：对非耐药菌株非常敏感，但耐药菌株多见，一旦耐药，感染治愈率明显下降；与铋剂和其他抗生素合用，可减少耐药机会，主要不良反应有头痛、恶心、口干、口中金属味、食欲下降、腹痛、腹泻、皮疹及白细胞暂时性减少。③克拉霉素：属大环内酯类抗生素，易于吸收，抗 Hp 效果较好，但单独使用易耐药，主要不良反应为胃肠道反应、过敏反应、暂时性氨基转移酶升高。④四环素：对 Hp 也比较敏感，耐药菌株少，主要不良反应有胃肠道反应、二重感染、影响骨和牙的生长、肝毒性、肾毒性及变态反应。随着 Hp 耐药菌株增加，呋喃唑酮、左氧氟沙星等逐渐受到重视，两者均有较强的抗 Hp 活性。

拓展阅读

了解传播途径　守护家人健康

澳大利亚科学家巴里·马歇尔和罗宾·沃伦获得2005年诺贝尔生理学或医学奖，因为他们发现了导致胃炎和胃、十二指肠溃疡的罪魁祸首——幽门螺杆菌。幽门螺杆菌是一种螺旋形、微厌氧、对生长条件要求十分苛刻的细菌，是目前所知能够在人体胃中生存的，唯一的微生物种类。它通常会在胃黏膜上皮表面呈螺旋状分布，但它不只是定植在幽门的位置。当幽门出现一些萎缩性肠化的改变时，幽门螺杆菌会沿着萎缩的界限不断地向胃体上部迁移。因此，幽门螺杆菌的细菌感染会导致胃内一系列的疾病，以及消化系统以外的很多疾病。且幽门螺杆菌感染具备传播性，尤其容易在家庭内部传播，其中儿童由于抵抗力弱更加易感，预防幽门螺杆菌的传播，应当从消灭传染源、切断传播途径和保护易感人群三个方面进行，保持家庭公共空间中良好的卫生，及时清理粪便、呕吐物以及充分清洗可能被其污染的地面、桌面、门把手、餐具、玩具等，帮孩子培养良好的个人卫生习惯，一定要避免口对口喂食等不良习惯，有条件时还应当与儿童分餐，让孩子使用独立餐具。认识到幽门螺杆菌的危害性及其传播方式，是我们每个人维护家庭成员健康的重要一环。这种科学防控知识的普及与应用，体现了我们社会公共卫生管理的进步和对人民生命安全的重视。

（2）铋剂　可通过破坏细菌细胞壁、阻止 Hp 黏附于胃黏膜上皮和抑制 Hp 蛋白酶、尿素酶、磷脂酶活性发挥抗 Hp 作用。铋剂与抗生素合用有协同效应。

（3）质子泵抑制剂　PPI 在体内外均可抑制 Hp 生长，但单独应用并不能根除 Hp 感染。PPI 及其他抑酸剂合用抗 Hp 的主要机制是通过显著提高胃内 pH，增加抗菌药稳定性，提高抗 Hp 疗效。

5. 促胃动力药　此类药物可加速胃排空，减少促胃液素分泌，减轻其对胃黏膜的损害，可用于消化性溃疡伴消化不良。常用药物有以下几种。①甲氧氯普胺：为多巴胺受体阻断药，每次5~10mg，3次/日，饭前服用，不良反应主要为锥体外系反应、尖端扭转型心律失常、心电图Q-T间期延长、泌乳、乳房肿痛、月经失调等。②多潘立酮：为外周性多巴胺受体阻断药，每次10~20mg，3次/日，饭前服用，不良反应主要为腹痛、腹泻、口干、皮疹、乳房胀痛、溢乳以及倦怠乏力等；莫沙必利作用是多潘立酮的10~12倍，常用剂量每次5mg，3次/日，饭前服用，主要不良反应为胃肠道反应。

【治疗药物选用】

消化性溃疡的药物治疗，根据疾病的不同时期选用不同的药物。主要包括：活动期溃疡的治疗、根治HP和维持治疗三部分。

1. 活动期溃疡的治疗

（1）抑制胃酸分泌　消化性溃疡的愈合和抑制胃酸分泌的药物治疗强度与时间呈正相关。治疗消化性溃疡时，应该力争使1天中胃液pH>3的时间超过18小时。PPI由于抑制胃酸作用强、疗效肯定、使用方便、安全性好，目前已经作为治疗活动期消化性溃疡的首选药物，尤其是疼痛严重、合并出血及其他药物无效的患者，以溃疡愈合为标准。①质子泵抑制剂：PPI抑制胃酸分泌的效果较H_2受体阻断剂更强，作用持久，能更快促进溃疡愈合，不易产生耐药性，是目前治疗消化性溃疡的最常用的药物。确诊PU后，依据患者的基础疾病、溃疡的位置和相关并发症确定PPI的疗程。大多数胃溃疡在PPI治疗6~8周后可愈合，十二指肠溃疡建议治疗4~6周。溃疡愈合不充分时，通常建议采用双倍标准剂量PPI再治疗6~8周，以弥补PPI被快速代谢的不足；不同PPI的相对效力也各不相同，可考虑交替使用不同种类的PPI。②H_2受体阻断剂：目前临床常用组胺H_2受体阻断剂有西咪替丁、雷尼替丁、法莫替丁等。H_2受体阻断剂治疗十二指肠溃疡的疗程为4~8周，胃溃疡为6~8周。常用于治疗消化性溃疡的抑酸药的剂量和疗程见表9-1。

表9-1　常用于治疗消化性溃疡的抑酸药的剂量和疗程

类别	药品名称	给药剂量及方法
质子泵抑制剂	奥美拉唑	每次20mg，1次/日，口服
	兰索拉唑	每次30mg，1次/日，口服
	泮托拉唑	每次40mg，1次/日，口服
	雷贝拉唑	每次20mg，1次/日，口服
	埃索美拉唑	每次20mg，1次/日，口服
H_2受体阻断剂	西咪替丁	每次400mg，2次/日，早晚口服
	雷尼替丁	每次400mg，2次/日，早晚口服
	法莫替丁	每次400mg，2次/日，早晚口服
	尼扎替丁	每次300mg，1次/日，睡前口服
	罗沙替丁	每次75mg，2次/日，早晚口服

（2）保护胃黏膜　由于胃溃疡患者多数胃酸分泌正常，而黏膜屏障功能下降，故胃溃疡单用抑酸药治疗的效果不如十二指肠溃疡，可以选择抑酸药和胃黏膜保护药联合使用。铋剂特别适用于合并Hp感染的消化性溃疡患者。硫糖铝的常用剂量为每次1g，4次/日，口嚼成糊状后温水吞服，餐前1小时服用。铋剂中以枸橼酸铋钾最为常用，每次240mg，2次/日，早、晚餐前30分钟服用；或每次120mg，4次/日，三餐前及临睡前30分钟服用；以上药物疗程均为4~8周。前列腺素衍生物米索前列醇的副作用较多，不宜常规应用，目前主要作为二线用药，对防治NSAIDs导致的溃疡有一定价值，用法为每次200mg，4次/日，餐前或临睡前服用，疗程为4~8周。妊娠期妇女及心血管疾病者禁用。

（3）抗酸剂 主要用于症状严重患者的早期联合治疗，可迅速控制疼痛症状。抗酸药中的碳酸氢钠、氢氧化铝等药物引起腹泻、便秘或酸碱平衡紊乱等副作用明显，临床已少用。新一代抗酸剂如铝碳酸镁，兼具抗酸剂和黏膜保护剂的优点，其网状晶格结构可在损伤或者溃疡表面形成保护层，持续阻止胆酸和胃蛋白酶的损伤，刺激内源性前列腺素合成迅速缓解溃疡症状，提高溃疡愈合质量。铝碳酸镁口服每次1g，3次/日，疗程为6～8周。促进溃疡愈合效果与H_2受体拮抗剂效果相当，无明显副作用。

2. 根除Hp治疗 无论消化性溃疡初发还是复发、活动与否、有无并发症，Hp阳性的消化性溃疡患者都应该进行抗Hp治疗。Hp感染是90%以上十二指肠溃疡和70%～80%胃溃疡的病因，根除Hp可使绝大多数消化性溃疡得到永久治愈，根除Hp能显著降低溃疡复发率及其并发症发生率。

（1）含有PPI和铋剂的“四联疗法” 目前根除Hp感染的“四联疗法”主要为含PPI、铋剂和两个抗菌药物的疗法，疗程10～14日，根除Hp感染疗效高于“三联疗法”。该方案可在一定程度上克服甲硝唑和克拉霉素耐药的影响，并可能防止继发耐药。《2022中国幽门螺杆菌感染治疗指南》建议在幽门螺杆菌感染初次和再次根除治疗中使用铋剂四联方案，见表9－2。

表9－2 根治Hp“四联疗法”药物及用法用量

PPI	铋剂	抗菌药物1	抗菌药物2
标准剂量，b. i. d.	标准剂量，b. i. d.	阿莫西林1000mg，b. i. d.	克林霉素500mg，b. i. d.
		阿莫西林1000mg，b. i. d.	左氧氟沙星500mg，q. d. 或200mg，b. i. d.
		四环素500mg，t. i. d. /q. i. d.	甲硝唑400mg，t. i. d. /q. i. d.
		阿莫西林1000mg，b. i. d.	甲硝唑400mg，t. i. d. /q. i. d.
		阿莫西林1000mg，b. i. d.	四环素500mg，t. i. d. /q. i. d.

注：铋剂四联方案中的标准剂量PPI包括奥美拉唑20mg、艾司奥美拉唑20mg、雷贝拉唑10mg、兰索拉唑30mg、泮托拉唑40mg、艾普拉唑5mg，餐前0.5h口服；不同铋剂的用法略有区别，如枸橼酸铋钾220mg、2次/日，餐前0.5h口服。

对于青霉素过敏的幽门螺杆菌感染者，建议使用含四环素和甲硝唑的铋剂四联方案，或以头孢呋辛代替阿莫西林的铋剂四联方案（表9－3）。建议使用克拉霉素、左氧氟沙星和甲硝唑两两组合的铋剂四联方案时，使用全剂量（1600mg/d）甲硝唑。

表9－3 青霉素过敏Hp感染的铋剂四联方案中推荐的抗菌药物组合

抗菌药物组合	抗菌药物1	抗菌药物2
组合1	四环素500mg，t. i. d. /q. i. d.	甲硝唑400mg，t. i. d. /q. i. d.
组合2	头孢呋辛500mg，b. i. d.	左氧氟沙星500mg，q. d.
组合3	克拉霉素500mg，b. i. d.	甲硝唑400mg，q. i. d.

由于抗菌药物耐药率的逐渐升高，Hp感染根除成功率不断降低。我国克拉霉素和左氧氟沙星耐药率为20%～40%，甲硝唑耐药率为60%～90%。虽然国际指南给出了推荐意见，但由于地区间的疾病模式、抗菌药物耐药率、治疗药物可及性等存在差异，很难获得一致、满意的根除效果。

对于肠道微生态不稳定的患者，建议在幽门螺杆菌感染初次和再次根除治疗中使用铋剂四联方案联合益生菌治疗。

（2）高剂量双联方案 阿莫西林（≥3.0g/d，如每次1.0g、3次/日或每次0.75g、4次/日）联合质子泵抑制剂，如艾司奥美拉唑或雷贝拉唑（双倍标准剂量、2次/日或标准剂量、4次/日），总体而言，铋剂四联方案与高剂量双联方案Hp根除率和不良反应发生率比较，差异均无统计学意义，因此高剂量双联方案亦是Hp感染初次和再次根除治疗的合理选择。

3. 维持治疗 是预防消化性溃疡复发的主要措施之一。但随着根除Hp治疗的效果显现，维持治疗的地位明显下降。目前维持疗法主要用于以下两类患者：对于根除 Hp 后或者 Hp 阴性的仍然反复发作的患者；必须服用 NSAIDs 或抗凝药物的消化性溃疡患者。维持疗法的常用药物主要为 PPI 和 H_2 受体阻断药，方案为标准剂量的半量睡前服用。例如，西咪替丁 400mg/d，睡前服用；雷尼替丁 150mg/d，睡前服用；法莫替丁 20mg/d，睡前服用；奥美拉唑 10～20mg/d，2～3 次/周，口服。根据病情需要疗程可以为半年或者 1 年不等。

【用药注意事项】

（1）H_2受体阻断药应在餐中或餐后即刻服用，也可将一日剂量在睡前服用。如需同时服用抗酸药，则应间隔 1 小时以上。用药期间应注意监测患者的肾功能，并根据肌酐清除率调整剂量。

（2）使用抗酸药、铋剂等药物时，应注意肾功能，询问排便情况；老年人长期服用氢氧化铝片或凝胶时，可影响肠道吸收磷酸盐，导致骨质疏松，骨折患者不宜服用；铝盐吸收后沉积于脑，可引起老年性痴呆；阑尾炎或急腹症时，服用氢氧化铝制剂可使病情加重，增加阑尾穿孔的危险，应禁用。

（3）抗酸药、铋盐、氢氧化铝凝胶和铝碳酸镁等形成保护膜制剂不宜餐后服用，多在腹痛时临时服用，且不要与铁剂、钙剂及喹诺酮类等多种药物合用，以免影响药物吸收。

（4）根除 Hp 治疗用药前应权衡身体情况，核查患者用药记录，注意疗程，观察病情及并发症。

（5）治疗药物相互作用

1）服用最高剂量二甲双胍的糖尿病患者，长期服用 PPI，可导致维生素 B_{12}缺乏，需要补充。

2）他汀类药物与克拉霉素同服可增加横纹肌溶解风险。

第二节　胃食管反流病

胃食管反流病（gastroesophageal reflux disease，GERD）是一种由胃、十二指肠内容物反流入食管引起不适症状和（或）并发症的疾病。根据是否导致食管黏膜糜烂、溃疡，分为反流性食管炎（reflux esophagitis，RE）和非糜烂性反流病（nonerosive reflux disease，NERD）。GERD 的患病率随年龄增长而增加，无明显性别差异。欧美国家的患病率为 10%～20%，而亚洲地区患病率约 5%，我国患病率约 6.7%。近年来，发病率也呈上升趋势，以 NERD 较多见。

胃食管反流病是上消化道动力障碍性疾病，是一种胃酸相关性的、由多因素引起的疾病，是食管抗反流机制减弱和反流物对食管黏膜攻击作用的结果。临床表现主要有餐后胃灼热或胃灼烧感，位于胸骨后，可向颈部放射。胃灼热感主要由胃食管反流物损伤食管引起。其他症状有：上腹痛、非心源性胸痛、睡眠障碍、反流性哮喘、声音嘶哑、吞咽困难等，胃灼热和反流是 GERD 的典型症状。长期的胃食管反流病所致的食管并发症包括糜烂性食管炎、出血、食管狭窄、Barrett 食管和食管癌等。与消化性溃疡相似，胃反流物中的胃酸、胃蛋白酶对食管黏膜的侵蚀是引发不适症状的主要原因。不同的是，根除 Hp 对缓解 GERD 症状没有帮助，而胃酸分泌抑制药、胃肠促动力药可有效缓解症状。诊断 GERD 的金标准是食管 pH 监测，内镜检查在反流性食管炎的诊断上具有重要的作用。胃食管反流病治疗方法包括一般治疗、药物治疗、内镜或手术治疗。其中，药物治疗是治疗胃食管反流病的最主要方法。

【药物治疗原则】

药物治疗旨在增强抗反流屏障作用，提高食管清除能力，改善胃排空和幽门括约肌功能，防止十二指肠反流，抑制酸分泌，降低反流损害，保护食管黏膜，促进修复，以达到控制症状、治愈食管炎、减少复发和防治并发症的目标。

（1）药物治疗是治疗胃食管反流病的最主要方法。治疗以抑酸为中心，分为控制发作和维持治疗两个阶段。

（2）控制症状发作时，治疗药物应足量、足疗程，必要时多种药物联合使用，根据病情采用递增疗法或降阶疗法。

（3）维持期治疗，包括按需维持治疗和长期维持治疗。

【常用治疗药物】

目前有效治疗药物主要包括以下四类，即抑酸药、促胃肠动力药、抗酸药、黏膜保护药、抗焦虑或抑郁药。其中，抑酸药是治疗胃食管反流病最常用、最有效药物。

1. 抑酸药　抑酸药是指抑制胃酸分泌药。主要包括 H_2受体阻断药、PPI 和 P－CAB。

短期或长期应用 PPI 不良反应均相对较少，适用于症状重、有严重食管炎的患者。奥美拉唑一般为20mg、2次/日口服；其他 PPI 包括艾司奥美拉唑、兰索拉唑、泮托拉唑和雷贝拉唑等。推荐疗程一般为8周。P－CAB 通过竞争性阻断 H^+,K^+－ATP 酶中钾离子的活性，抑制胃酸分泌。H_2受体阻断药与组胺竞争胃壁细胞 H_2受体，抑制食物、组胺及五肽胃泌素刺激壁细胞引起的胃酸分泌，尤其能减少晚间基础胃酸分泌，适用于轻、中症患者。常用药物有法莫替丁、雷尼替丁等。

一般采用常规剂量，分次服用。H_2 受体阻断药用于短程治疗和维持治疗时，食管炎的治愈率和症状缓解率不如 PPI。

2. 促胃肠动力药　促胃肠动力药可增加下食管括约肌压力、改善食管蠕动、促进胃排空，从而减少胃内容物食管反流及食管在反流物的暴露时间。

（1）多巴胺受体阻断药　常用药物有甲氧氯普胺和多潘立酮，可阻断食管、胃、肠道多巴胺受体，使胆碱能受体相对亢进，促进食管、胃平滑肌动力，促进食管清除、加快胃排空，阻止胃内容物反流；其对十二指肠、空肠、回肠蠕动的促进可减少十二指肠反流。伊托必利为苯甲酰胺衍生物，具有阻断多巴胺 D_2型受体及抑制乙酰胆碱酯酶双重作用，刺激内源性乙酰胆碱释放并抑制其水解，增加胃的内源性乙酰胆碱，增强胃和十二指肠运动。

（2）5－HT_4受体激动剂　常用药物有莫沙必利、西沙必利。通过作用于肠肌间神经丛，释放乙酰胆碱使下食管括约肌压力升高，食管蠕动增强，胃排空加快，可有效减少反流次数和缩短反流时间，是新型全胃肠道动力药。替加色罗则选择性激动5－HT_4受体。此类药品不良反应较少。

（3）其他　如阿托品、哌仑西平等，可阻断乙酰胆碱的功能，解除平滑肌和血管痉挛，降低胃肠运动性，可增加下食管括约肌压力，加速胃排空。胃动素受体激动剂、大环内酯类抗菌药红霉素与胃动素结构相似，可激动胃动素受体，并进一步激活胆碱能受体促进胃和胆囊排空，提高食管下端括约肌张力，促进胃肠平滑肌收缩，临床证明也有一定促胃肠动力作用。空腹、进食服用均有效，且不良反应相对较小，安全性高。

3. 抗酸药　抗酸药常呈弱碱性，可迅速中和胃酸，提高胃内及食管下段 pH 值，降低反流物酸性和胃蛋白酶活性，减轻酸性反流物对食管黏膜的损伤，并轻度增加下食管括约肌张力。常用药物有氢氧化铝、氧化镁、三硅酸镁、碳酸钙等。口感均欠佳，且铝盐易引起便秘，镁盐易引起腹泻。目前，已将上述抗酸药制成复方制剂，如复方石菖蒲碱式硝酸铋、复方铝酸铋、鼠李铋镁等。

4. 黏膜保护药　常用药物有硫糖铝、胶体铋剂、考来烯胺、铝碳酸镁等。黏膜保护药可覆盖病变表面，形成保护膜，减轻症状，促进食管炎愈合。属藻酸盐制剂的藻酸泡沫剂，如海藻酸铝镁，可与胃液作用形成浮游于胃液上的泡沫状物，隔绝胃内酸性或碱性物与食管下端接触，有利于食管炎症修复。部分黏膜保护剂如考来烯胺、铝碳酸镁有一定吸附作用，通过吸附并结合胃蛋白酶直接抑制其活性，还可通过结合胆汁酸、吸附溶血卵磷脂避免或减少其对胃黏膜的损伤，此类药物应用广泛。

5. 抗抑郁或焦虑治疗 食管对酸的高敏感性，是难治性 GERD 的重要发病机制之一，对久治不愈或反复发作者，应考虑精神心理因素的可能，治疗药物包括三环类抗抑郁药和选择性 5-羟色胺再摄取抑制剂等，可用于伴有抑郁或焦虑症状的 GERD 患者的治疗。

【治疗药物选用】

药物治疗是治疗胃食管反流病的最主要方法，以抑酸治疗为主，分为控制发作和维持治疗两个阶段。

目前研究显示，PPI 在缓解 GERD 症状、愈合食管炎方面的疗效优于组胺 H_2 受体阻断剂，而 P-CAB 的疗效非劣于 PPI，PPI 和 P-CAB 均为 GERD 初始治疗和维持治疗的首选药物。①对于初始治疗者，PPI 的疗程为 8 周，单剂量 PPI 无效者可改用双倍剂量，合并食管裂孔疝的患者往往需要双倍剂量 PPI；P-CAB（伏诺拉生 20mg/d）的疗程 >4 周；若一种抑酸药物无效可尝试更换另一种抑酸药物。②对于维持治疗（包括按需治疗和长期维持）者，初始治疗有效的 NERD 和 RE 洛杉矶分级 A 或 B 级患者可采用 PPI 或 P-CAB 按需治疗，NERD 和轻度食管炎患者通过 PPI 或 P-CAB 的按需治疗能很好地控制症状，尤其是 NERD 患者。PPI 或 P-CAB 停药后症状复发、RE 洛杉矶分级 C 或 D 级、经扩张治疗后合并食管狭窄的患者需要 PPI 或 P-CAB 长期维持。

【用药注意事项】

（1）警惕长期服用抑酸剂带来的不良反应，如钙吸收障碍引起的骨质疏松和脆性骨折，维生素 B_{12} 吸收障碍出现巨幼细胞贫血及神经症状，维生素 C 吸收障碍出现缺铁性贫血。

（2）RE 患者以抑酸治疗为主，且强度和时间超过消化性溃疡，促胃肠动力药不能起到治疗作用，多潘立酮可能引起心脏相关风险，建议限制使用。

（3）长期服用抑酸药物可引起胃黏膜萎缩，进而增加胃癌特别是贲门癌的发生风险。

（4）避免使用能加重反流症状的药物，如钙通道阻滞剂、α 受体激动剂、β 受体激动剂、茶碱类、镇静剂、硝酸盐、雌激素等，以及可引起食管损害的药物如阿仑膦酸盐、多西环素、氯化钾、铁剂等。

第三节 急性胃肠炎

急性胃肠炎（Acute gastroenteritis，AGE）指胃、小肠以及大肠内膜的急性炎症，通常由微生物感染所致，包括病毒、细菌、寄生虫，也可由于摄入化学毒物以及药物导致，是最常见的消化道疾病，常见于夏秋季节。

急性胃肠炎病理呈胃、肠（小肠为主）的急性弥漫性黏膜的炎症，有充血、水肿、糜烂、出血等改变，甚至一过性浅表溃疡形成。该病发病急，临床主要表现为恶心、呕吐、腹痛、腹泻，可伴有不同程度的脱水。常在进食污染食物后 2～24 小时发病。腹泻可达每日数次或十余次，粪便初为粥样，逐渐变为黄色水样，有的带有泡沫及少量黏液，一般肉眼看不到脓血，几无臭味。体检腹部柔软，有触痛，肠鸣音常亢进。可有不同程度的畏寒、发热、头晕、头痛及全身无力等症状。重症者由于剧烈呕吐及腹泻，可出现口渴、尿少、四肢发冷、皮肤弹性下降、小腿肌肉痉挛等脱水症状，也可引起低钠、低钾、低氯或酸中毒，更严重者血压下降直至休克。诊断依赖详细病史、典型临床表现、必要时行胃肠镜及活组织检查和大便致病菌培养。

急性胃肠炎的一般防治原则包括注意饮食卫生，防止食物、饮水被污染，不吃腐败变质、被病原微生物或其毒素污染的食物；一旦发病应卧床休息，清淡流质饮食，必要时禁食，并给予对症处理、使用抗菌药、补液等治疗。

【药物治疗原则】

（1）补液治疗为主，适当选用镇吐、解痉止痛、止泻等对症治疗药。

（2）对伴有高热、子痫、休克等感染症状的患者，应合理选用抗菌药物短期应用，出现休克者需积极抗休克治疗。

【常用治疗药物】

目前有效治疗药物主要包括三类，即对症治疗药物、抗菌药物、纠正水电解质紊乱药。

1. 对症治疗药物　对症治疗包括止吐、止泻、止痛等三个方面。常用对症治疗药物如下：

（1）止吐药　常用药物为甲氧氯普胺，主要作用于上消化道，提高静息状态胃肠道括约肌的张力，阻止胃－食管反流，加强胃和食管蠕动，增强镇吐效应。本药可通过血－脑屏障导致锥体外系症状，一旦出现应立即停药。

（2）解痉药　常用药物为阿托品、山莨菪碱，具有明显的外周抗胆碱作用，使乙酰胆碱引起的痉挛平滑肌松弛，选择性缓解胃肠道、胆道痉挛。可产生口干、面红、扩瞳、视近物模糊等副作用，用量过大时可出现阿托品样中毒症状。

（3）止泻药　常用药物有双八面体蒙脱石、洛哌丁胺、消旋卡多曲等。双八面体蒙脱石对消化道多种病原体有极强的固定、抑制作用，对消化道黏膜具有较强的覆盖保护能力，还具有平衡正常菌群和局部止痛作用。用于成人及儿童急、慢性腹泻，对儿童急性腹泻尤佳。不良反应少，偶见便秘，可减少剂量继续服用。洛哌丁胺又称苯丁哌胺，能抑制肠蠕动，减少肠壁神经末梢释放乙酰胆碱，抑制肠道腺体分泌而缓解腹泻症状。止泻作用快、强、持久。用于急、慢性腹泻，尤其是其他止泻药效果不佳的慢性功能性腹泻。不良反应轻微，主要有瘙痒、口干、腹胀、恶心、食欲不振，偶有呕吐，也可有头晕、头痛、乏力。消旋卡多曲主要用于小儿腹泻。常用止泻药的用法用量见表9－4。

表9－4　常用止泻药的用量用法

分类	常用药物	用量与用法
吸附止泻药	双八面体蒙脱石	每次3g，3次/日，口服
收敛止泻药	碱式碳酸铋	每次0.9g，3次/日，口服
	鞣酸蛋白	每次2g，3次/日，口服
抑制肠蠕动止泻药	复方樟脑酊	每次5mL，3次/日，口服
	地芬诺酯	每次5mg，3次/日，口服
	洛哌丁胺	每次4mg，3次/日，口服
抑制肠道过度分泌止泻药	消旋卡多曲	每次100mg，3次/日，口服

2. 抗菌药物　通常不推荐经验性使用抗生素，除了某些旅行者腹泻或高度怀疑志贺菌或弯曲杆菌感染的时候。用于治疗感染导致的急性胃肠炎的抗菌药物主要有氧氟沙星、氨苄西林、头孢噻肟等。

3. 纠正水电解质紊乱药　呕吐、腹泻导致脱水和电解质紊乱时，可口服补液，重者需静脉输液，补液量及液体种类要根据脱水的程度及性质确定，脱水严重甚至休克者，在积极补液、保持电解质平衡的基础上给予抗休克处理。

【治疗药物选用】

1. 对症治疗 呕吐频繁的患者可肌内注射甲氧氯普胺10mg。腹痛者可局部热敷，并使用解痉药阿托品0.5～1mg，皮下注射；或山莨菪碱，10mg，肌内注射，可使呕吐、腹痛、腹泻等症状迅速停止，如不奏效，可半小时后再用。如急性呕吐、腹泻已经停止，仍需口服颠茄合剂10mL，或溴丙胺太林每次15～30mg，3次/日。腹泻者给予抑制肠蠕动的止泻药，如双八面体蒙脱石每次0.3g，3次/日，或洛哌丁胺，成人首次4mg，以后每腹泻1次再服2mg，直至腹泻停止或用量达16～20mg/d，连用5日，若无效则停用。空腹或饭前半小时服药可提高疗效。急性胃炎的患者使用H_2受体阻断药（如西咪替丁、法莫替丁）及胃黏膜保护药（硫糖铝、枸橼酸铋钾）。出现上消化道出血者，可针对性给予冰盐水洗胃、止血、输血、补液扩容纠正休克等处理。

2. 抗菌治疗 由细菌引起的急性胃肠炎，应针对病情选用抗菌药物治疗。如盐酸小檗碱每次0.3g，3次/日，口服；氧氟沙星，每次0.3g，2次/日，口服，或0.2g，每8～12小时静脉滴注；复方磺胺甲噁唑，每次0.96g，2次/日。对病情严重、怀疑有败血症的婴儿，可静脉使用第三代头孢菌素。

3. 纠正水电解质紊乱 因呕吐、腹泻导致失水及电解质紊乱时，可口服补液，重者则需静脉输液，液体输入量视病情而定。一般每日可输入1000～3000mL，其中，生理盐水或5%葡萄糖盐水需1500mL，其余可补入葡萄糖溶液；对血压下降的患者，应早期快速补液；输液后仍不能使血压正常者，可在液体中加入升压药物；如有酸中毒，应给予碱性药物；对不能进食而尿量正常的患者，应注意补充氯化钾。

4. 调节肠道菌群平衡 使用益生菌可略微缩短腹泻持续时间，如双歧杆菌乳杆菌三联活菌片，口服，2～3次/日，1次4片，枯草杆菌二联活菌肠溶胶囊，1～2粒/次，2～3次/日。

【用药注意事项】

（1）在去除病因的基础上选择合适的对症治疗药物，需注意水和电解质的平衡。

（2）洛哌丁胺不能用作伴有发热、便血的细菌性痢疾患者的止泻药，对急性腹泻者在服用本品48小时后，若症状无改善，应及时停用。肝功能不全、妊娠期妇女慎用，哺乳期妇女尽量避免使用，2岁以下儿童禁用。

（3）解痉药应用24小时后症状未能缓解，应立即询问医生。反流性食管炎、重症溃疡性结肠炎、严重心衰及心律失常等患者慎用解痉药。

（4）活菌制剂和抗菌药同服时要注意错开服药时间。

第四节 胆石症和胆囊炎

胆石症（cholelithiasis）是指发生在胆道系统的结石，包括发生在胆囊或胆管内的结石，是临床腹部外科常见疾病、多发病。我国胆囊结石发病率高于胆管结石。胆石症好发于年龄超过40岁且肥胖的女性，在妊娠、口服避孕药、雌激素替代治疗时更容易发生。胆囊炎（cholecystitis）是胆囊部位发生的急性化学性和细菌性炎症，女性发生率高于男性。胆囊炎包括结石性胆囊炎和非结石性胆囊炎，约95%的胆囊炎患者合并有胆囊结石。

急性胆囊炎的临床表现主要有：①上腹或右上腹剧烈绞痛，可放射至右肩背部，甚至可诱发心绞痛；②不同程度的发热；③常有恶心、呕吐、腹胀和食欲下降等；④可出现不同程度的黄疸。慢性胆囊炎（发作间歇期）的临床表现主要有：①慢性非结石性胆囊炎其临床表现多不典型，多为右上腹或上腹不同程度的隐痛或刺痛，进食油腻食物或劳累后症状加重；②慢性结石性胆囊炎多有反复发作或绞痛史，每于冬秋之交发作频繁；③慢性胆管炎与胆管结石其临床表现亦不典型，可无症状或类似慢性胆囊炎的表现。腹部超声是胆囊结石首选的检查方法。胆石症的治疗方法包括手术治疗、溶石治疗、排石治疗等，其中，手术治疗是当前治疗胆囊结石的首选方法。

【治疗药物应用原则】

（1）胆石症排石出现胆绞痛合并胆道感染，应急诊就医，合理使用抗菌药。

（2）胆囊炎需要及时就医处理，解除梗阻，降低胆囊张力，合理使用抗菌药。

【常用治疗药物】

迄今尚无证据表明使用药物或其他非手术疗法能完全溶解或排尽结石，胆囊结石的治疗主要是手术切除胆囊，取石、保留胆囊的微创手术尚在探索中。药物治疗的目的是缓解症状、减少复发、消除结石、避免并发症的发生。

1. 镇痛药 常用镇痛药为吗啡，其机制是激动阿片受体，对中枢神经系统、心血管系统及内脏平滑肌产生广泛的作用。使用吗啡缓解胆绞痛时须合用M受体阻断药（山莨菪碱、阿托品等）。不良反应主要有恶心、呕吐、颅内压升高、低血压、呼吸抑制、嗜睡、眩晕、便秘、排尿困难、胆绞痛、可形成药物依赖性。

2. 排石后解痉药 代表药物为匹维溴铵。匹维溴铵是钙通道阻滞剂，可解除含Oddi括约肌在内的消化道平滑肌痉挛，无抗胆碱能作用和心血管不良反应。不良反应主要有腹痛、腹泻、便秘，偶见瘙痒、皮疹、恶心、口干等。

3. 溶石药 常用药物为熊去氧胆酸和鹅去氧胆酸。熊去氧胆酸能降低胆汁中胆固醇含量，促进胆固醇从结石表面溶解，抑制肠道吸收胆固醇。用于治疗胆固醇胆结石，也可用于胆囊炎、胆管炎。不良反应主要是腹泻，偶有便秘、瘙痒、头痛、头晕等。妊娠期妇女慎用，胆道完全阻塞和严重肝功能不全者禁用。鹅去氧胆酸可减少胆固醇的分泌，还能抑制HMG－CoA还原酶，降低胆固醇合成，从而降低胆汁中胆固醇含量及促进胆固醇结石溶解。用于治疗胆固醇胆结石。易引起腹泻，长期应用可升高血清氨基转移酶，梗阻性肝胆疾病、妊娠期妇女禁用，哺乳期妇女慎用。

4. 抗菌药 正常胆汁应该是无菌的，当胆囊或胆管出现结石嵌顿、梗阻时，则可能导致肠源性细菌感染。慢性胆囊炎的病原菌主要来源于肠道，致病菌种类与肠道细菌基本一致，以革兰阴性菌为主。用于胆石症及胆囊炎的抗菌药物主要有头孢菌素类和喹诺酮类。喹诺酮类抗菌药可能影响骨骼发育，妊娠期妇女、18岁以下的患者禁用，哺乳期妇女应暂停哺乳。

【治疗药物选用】

1. 急性胆囊炎 急性胆囊炎的一般治疗包括禁食，呕吐、腹泻的患者可放置鼻胃管胃肠减压。同时，需采用静脉补液、纠正电解质紊乱和止痛等对症治疗。早期病原体难以确定时，可予以经验性抗感染治疗，选用头孢菌素或碳青霉烯类抗生素。对反复发作、伴有胆囊结石的急性胆囊炎，应考虑手术治疗。对于非结石性急性胆囊炎患者，推荐有血培养和药敏试验结果后，予以抗生素治疗，并视疾病转归情况选择手术治疗。

2. 慢性胆囊炎

（1）无症状的慢性胆囊炎 治疗原则为饮食调整，有症状时可利胆、对症治疗，高风险患者采取预防性手术切除。可选用的利胆药物有熊去氧胆酸，一般按体重每日8～10mg/kg，口服给药；或鹅去氧胆酸，一般按体重每日12～15mg/kg，口服给药。

（2）有症状的慢性胆囊炎 药物治疗以控制症状、消除炎症反应为主。①解痉止痛：可选用阿托品0.5mg，肌内注射，每4小时给药1次，可同时肌内注射异丙嗪25mg；镇痛药哌替啶50～

100mg，肌内注射，与解痉药合用增强疗效；匹维溴铵，餐时口服每次 50mg，3 次/日，不可掰嚼，非卧位服用；硝酸甘油每次 0.6mg，舌下含化，每 3～4 小时给药 1 次。需要注意的是，以上药物可缓解症状，并不能改变疾病转归，且有可能掩盖病情，因此一旦无效或疼痛复发，应及时停药。②抗感染治疗：应根据患者胆汁培养结果、患者感染严重程度、抗生素耐药情况和抗菌谱，并综合考虑患者的基础疾病，特别是对于肝肾功能有无损害等情况，选择合适的抗感染药物。对于慢性胆囊炎急性发作者，推荐选用哌拉西林/他唑巴坦、头孢哌酮/舒巴坦治疗，同时针对厌氧菌感染选用甲硝唑也具有较好效果。

【用药注意事项】

（1）吗啡与硫酸镁合用可增强中枢抑制，增加呼吸抑制和低血压风险；与甲氧氯普胺合用，由于引起肠道蠕动减慢、括约肌痉挛，导致甲氧氯普胺效应降低。注意妊娠期妇女、老年人的用药安全，成瘾产妇的新生儿可立即出现戒断症状，老年人尤易引起呼吸抑制，应减少给药剂量。

（2）匹维溴铵动物实验中未见致畸作用，但在临床应用中，缺乏评价其致畸或胎儿毒性作用的充足资料，在妊娠晚期使用溴化物，可能影响新生儿神经系统。故妊娠期、哺乳期妇女禁用。

（3）溶石药物在治疗胆固醇结石过程中出现反复胆绞痛发作，症状无改善甚至加重，或出现明显结石钙化时，需终止治疗，并进行外科手术；若有消化不良症状应做鉴别诊断，定期进行 B 超检查。

（4）抗菌药仅用于有明确细菌感染指征的患者。

第五节　肠易激综合征

肠易激综合征（irritable bowel syndrome，IBS）是一种以腹痛或腹部不适伴排便习惯改变为特征、无器质性病变的常见功能性肠病。发病率很高。各地研究的报道显示，IBS 是一种世界范围内的多发病，我国城市的患病率约为 5% 左右，在欧美国家则为 10% ～20% 。本病可发生于任何年龄，但以 20～50 岁高发，女性发病率高于男性，有家族聚集倾向。常与其他胃肠道功能紊乱性疾病如功能性消化不良并存、伴发。

肠易激综合征是多因素共同作用的结果，病理生理机制涉及胃肠动力学异常、内脏高敏感性、中枢神经系统对肠道刺激的感知异常和脑－肠轴调节异常、肠道感染、肠道微生态失衡和精神心理障碍等。肠易激综合征起病隐匿，症状反复发作或慢性迁延，病程可长达数年至数十年，但全身健康状况却不受影响。最主要的临床表现是腹痛、排便习惯和粪便性状的改变，按照大便的性状将 IBS 分为腹泻型、便秘型、混合型和不定型四种临床类型，我国以腹泻型多见。由于与 IBS 相关的病理生理因素是多方面的，目前尚不能以单一的病理生理机制来解释其复杂症状，故至今尚无一种药物或单一疗法对 IBS 完全有效。

【药物治疗原则】

（1）IBS 的治疗目标是改善症状、提高生活质量，需采取个体化综合治疗策略。

（2）确认诱发因素，并设法去除，药物治疗以对症治疗为主。

（3）告知患者 IBS 的性质，解除患者顾虑。对伴有失眠、焦虑者可适当给予抗抑郁药。

【常用治疗药物】

目前有效治疗药物主要包括解痉药、调节内脏感觉的药物、止泻药、泻药、促动力药、抗抑郁药、肠道微生态制剂等。

1. 解痉药 常用药物为匹维溴铵，为选择性胃肠道平滑肌钙阻滞药。能够缓解平滑肌痉挛，还可以降低内脏高敏感性，对腹痛亦有一定疗效，且不良反应少。不良反应主要有腹痛、腹泻、便秘，偶见瘙痒、皮疹、恶心、口干等。阿托品、莨菪碱类、颠茄合剂等抗胆碱药物可作为缓解腹痛的短期对症治疗药物，不适于长期用药。

2. 调节内脏感觉的药物 常用药物有阿洛司琼、雷莫司琼，为5－HT_3受体选择性阻断剂。可以改善患者腹痛症状，减少大便次数。5－HT_4受体激动剂普卡必利可减轻患者腹痛、腹胀症状，使排便通畅。不良反应较轻，可有头痛、疲倦、便秘、腹泻等。

3. 抗菌药物 肠道不吸收的抗生素（主要是利福昔明）可改善肠道菌群失调，调节肠道炎症，增强肠黏膜屏障功能。短期使用利福昔明可改善非便秘型IBS患者的腹胀和总体症状，也有研究表明利福昔明对腹痛、腹泻症状有治疗作用。有小样本的随机对照试验研究报道，新霉素、诺氟沙星对IBS症状的疗效优于安慰剂。

4. 止泻药 常用止泻药有洛哌丁胺、地芬诺酯、蒙脱石散、药用炭等，腹泻患者可根据病情适当选用止泻药。洛哌丁胺或地芬诺酯止泻效果好，适用于腹泻症状较重者，但不宜长期使用。轻症者宜使用吸附止泻药如蒙脱石散、药用炭等。洛哌丁胺偶见荨麻疹，瘙痒等，出现上述症状时应停药，胃肠道反应如腹胀、腹痛、恶心、食欲不振，偶见呕吐、口渴、眩晕等。地芬诺酯服药后偶见口干、腹部不适、恶心、呕吐、嗜睡、烦躁、失眠等，减量或停药后消失。

5. 导泻药 常用的渗透性轻泻剂如聚乙二醇，容积性泻药如甲基纤维素等。对以便秘为主的患者，宜使用作用温和的轻泻剂。常见胃肠道不良反应是腹泻，滥用导泻药所致的腹泻可产生严重的代谢紊乱。

6. 促动力药 常用药物有莫沙必利、依托必利等。能够促进小肠和结肠蠕动。马来酸曲美布汀是消化道双向调节剂，对各种类型的IBS症状都有较好的效果。主要不良反应为腹泻、腹痛、口干、皮疹及倦怠、头晕等。

7. 抗抑郁药 常用药物有三环类抗抑郁药如阿米替林、选择性抑制5－HT再摄取的抗抑郁药如帕罗西汀等。宜从小剂量开始，注意药物的不良反应。此类药物起效慢，应向患者耐心解释，提高其依从性，以免患者对药物产生怀疑而影响效果。常见不良反应为阿托品样作用的口干、便秘、视物模糊、心悸等。因易致尿潴留及眼内压升高，故前列腺肥大及青光眼患者禁用。

8. 肠道微生态制剂 常用药物有双歧杆菌、乳酸杆菌、酪酸菌等制剂，可纠正肠道菌群失调，对腹泻、腹胀有一定疗效。主要不良反应为过敏反应，有继发感染的可能，偶见大便干燥、腹胀。

【治疗药物选用】

肠易激惹综合征的药物治疗主要为对症治疗，目标是减轻或缓解症状、保持粪便为成型软便。

1. 解痉 解痉药作为IBS的一线用药，尤其是痉挛性疼痛发作时，可改善IBS的总体症状或腹痛症状。可选用匹维溴铵每次50mg，3次/日，口服；阿托品0.5mg，肌内注射，每4小时给药1次。

2. 止泻 推荐使用洛哌丁胺作为腹泻型IBS的一线用药，长期应用可改善IBS总体症状、疼痛和大便习惯。用药过程中应根据治疗反应调整用量以保持粪便成形。推荐剂量为每次4mg，3次/日，口服。

3. 导泻 便秘型IBS患者应考虑使用导泻剂，建议根据治疗反应调整用药剂量，保持粪便形态为成型软便。可选用聚乙二醇4000散，1袋/日，2次/日，溶解后服用。由于乳果糖在肠内产气，加重IBS的腹痛和腹胀症状，应避免使用。

4. 抗抑郁 三环类抗抑郁药和选择性抑制5－HT再摄取的抗抑郁药可作为导泻剂、解痉药或洛哌丁胺无效IBS患者的二线用药。可选用阿米替林50～250mg/d，分3次口服；帕罗西汀20～50mg，早餐前顿服。

【用药注意事项】

（1）使用导泻药时，注意监测体内电解质。

（2）药用炭吸附能力强，长期使用可影响营养物质的吸收。3 岁以下幼儿禁用。

（3）抗抑郁药尽可能采用最小有效剂量，疗效不佳时再逐渐增加剂量，切忌频繁换药，做到个体化用药。

（4）微生态制剂主要用于肠道菌群失调引起的腹泻，或由寒冷和各种刺激所致的肠易激综合征。微生态制剂多为活菌制剂，不宜与抗生素、药用炭、小檗碱和鞣酸蛋白等同时服用，以避免降低效价。如需合用，至少应间隔 2 ~3 小时。

实训九　消化性溃疡的药物治疗方案评定

实训提示

【实训目的】

1. 掌握消化性溃疡的常用治疗药物及其用法用量，熟悉消化性溃疡的临床表现。

2. 学会制定与评价消化性溃疡的药物治疗方案，指导患者合理应用 PPI 和抗幽门螺杆菌抗生素。

3. 养成团队协作的工作习惯，具备关爱患者的药学服务职业道德。

【实训内容】

病例：患者，男，38 岁，间断性上腹痛 4 年，加重 1 周。4 年前饮食不当后出现上腹胀痛，伴恶心、嗳气，无呕吐，自服“胃药”好转，此后常于秋冬、冬春交际或情绪不好时出现餐后上腹胀痛，无反酸、胃灼热，空腹时减轻，食欲可，进食减少。请结合以上病例，完成以下几个方面的实训。

1. 向患者详细询问病情，并给出最可能的诊断。

2. 根据病情制定药物治疗方案。

3. 对患者进行合理用药指导。

【实训步骤】

1. 问病　进入实训室，首先由教师讲解实训要求和安排，将学生按 2 人一组进行分组实训，分别模拟担任药师和典型的胃溃疡或者十二指肠球部溃疡患者。每组分别进行问病演示。

问病内容。①主要症状：疼痛的发作频率、持续时间、昼夜发作规律，与饮食的关系。②病史与诱因：吸烟史，情绪、饮酒等，有无明显的诱因及缓解因素。③伴随症状：大小便是否正常，有无便秘或者腹泻、有无大便隐血、黑便等。④诊疗过程：是否做过血常规、血色素是否正常、胃镜、吹气实验、幽门螺杆菌抗体等。相关检查，有无确诊。发病后是否用药，药物剂型、剂量、用法及疗效如何。⑤一般情况：工作及生活习惯及环境，饮食、睡眠、大小便、体重的变化及病情是否影响工作。⑥家族史、既往病史：家中有无相同症状的患者，是否有过敏史、感染病史、外伤史、手术史、用药史等。⑦病情评估：病情轻重、急缓、营养状况，可能出现的并发症、预后判断告知患者。消化性溃疡严重者可能并发溃疡穿孔，可出现持续性腹痛、腹膜炎、甚至休克。

2. 讨论　分组讨论，指出各组问病过程中的优、缺点，每组推出 1 名学生进行总结，各组对问病环节进行优化，带教老师挑选 1 ~2 组再次问病演示。

3. 制定药物治疗方案

（1）分组对案例进行讨论，给出诊断结果及依据，并制定药物治疗方案。

（2）各组代表发言。

（3）老师对各组的药物治疗方案进行点评、总结。

4. 用药指导 指导学生分别扮演“胃溃疡或者十二指肠球部溃疡”患者，每位同学就治疗方案中的药物进行介绍，并就用法用量、不良反应及用药注意事项等方面进行用药指导。

【实训考核】

由教师扮演“胃溃疡或者十二指肠球部溃疡”标准化患者，学生扮演药师，考核学生根据病情制定药物治疗方案并进行用药指导。

<table>
<tr><th>考核项目</th><th colspan="2">考核内容</th><th>分值</th><th>得分</th></tr>
<tr><td rowspan="4">实训准备
（15分）</td><td colspan="2">着装：
学生着工作服，仪表规范得体（1分）
女生不得披头发，男女生不得穿拖鞋（1分）</td><td>2</td><td></td></tr>
<tr><td colspan="2">报告班级、姓名、操作项目</td><td>1</td><td></td></tr>
<tr><td colspan="2">举止得体，语言清晰</td><td>2</td><td></td></tr>
<tr><td colspan="2">理论知识：
治疗消化性溃疡的药物治疗原则（4分）
治疗药物的药理作用和用途（3分）
抗消化性溃疡药的不良反应（3分）</td><td>10</td><td></td></tr>
<tr><td rowspan="6">实训操作
（75分）</td><td rowspan="2">沟通能力
（10分）</td><td>与患者的沟通技巧：
参考人际沟通知识，考生回答沟通技巧的内容（5分）</td><td>5</td><td></td></tr>
<tr><td>与患者的沟通的礼仪：
面对考官时，见面问候（2分），离开道别（3分）</td><td>5</td><td></td></tr>
<tr><td rowspan="4">专业能力
（65分）</td><td>临床诊断：
诊断正确（2分）
诊断依据陈述正确（3分）</td><td>5</td><td></td></tr>
<tr><td>药物选择：
药品名称、剂型正确（5分）
药品规格正确（5分）
药品剂量正确（5分）
无遗漏药品（5分）</td><td>20</td><td></td></tr>
<tr><td>药物介绍：
介绍药品名称及数量（5分）
介绍用法用量（5分）
介绍不良反应（5分）</td><td>15</td><td></td></tr>
<tr><td>用药指导：
是否符合消化性溃疡病的用药原则（5分）
用药注意事项（15分）
给出用药指导策略（5分）</td><td>25</td><td></td></tr>
<tr><td>实训报告
（10分）</td><td colspan="2">实训结果记录字迹工整，项目齐全，并能针对实训思考题目认真进行分析讨论</td><td>10</td><td></td></tr>
<tr><td colspan="3">合计</td><td>100</td><td></td></tr>
</table>

【实训思考】

1. 患者，男性，44岁，反复上腹疼痛8周，疼痛在进食后可以缓解，夜间疼痛明显，胃镜显示“十二指肠球部溃疡”，Hp阳性，试给出其治疗方案。说明为什么。

2. 药师应从哪些方面指导消化性溃疡患者合理使用治疗消化性溃疡药物？

简答题

1. 简述消化性溃疡的药物治疗原则。
2. 简述消化性溃疡的药物治疗方案中的“四联疗法”。

（王巧玲）

书网融合……

扫一扫，拧一拧　　微课　　习题

第十章 血液系统疾病的药物治疗

PPT

学习目标

知识目标：

1. 掌握 缺铁性贫血、巨幼细胞贫血和再生障碍性贫血的药物治疗原则、常用治疗药物和用药注意事项。

2. 熟悉 缺铁性贫血、巨幼细胞贫血和再生障碍性贫血的病因、发病机制与临床表现。

3. 了解 缺铁性贫血、巨幼细胞贫血和再生障碍性贫血的实验室检查。

能力目标：

1. 能结合医生诊断和用药方案对血液系统疾病患者开展用药指导与用药教育。

2. 能对常见血液系统疾病，如缺铁性贫血、巨幼细胞贫血、再生障碍性贫血的药物治疗方案进行评价。

素质目标： 培养学生感恩大爱的个人品格和回馈社会的责任与担当。

血液系统疾病是指原发于造血系统的疾病，或影响造血系统伴发血液异常改变的疾病，以贫血、出血和感染为主要特征。贫血是临床最常见的血液系统疾病之一。贫血是指人体外周血红细胞容量减少，低于正常范围下限，不能运输足够的氧至组织而产生的综合征。临床上常以血红蛋白（Hb）浓度作为诊断指标。一般认为在我国海平面地区，成年男性 Hb < 120g/L，成年女性（非妊娠）Hb < 110g/L，孕妇 Hb < 100g/L，6 个月至 6 岁的儿童 Hb < 110g/L，6 ~ 14 岁的儿童 Hb < 120g/L 就可以诊断为贫血。贫血不是一种独立的疾病，而是一种基础的或某些复杂疾病的重要临床表现。因此，一旦发生贫血，必须查明其发生的原因，结合病因进行合理的治疗。

基于不同的临床特点，贫血有不同的分类方法。如根据贫血的病情进展速度分为急性贫血与慢性贫血；根据红细胞形态可分为大细胞性贫血（如巨幼细胞贫血）、正常细胞性贫血（如再生障碍性贫血）和小细胞低色素性贫血（缺铁性贫血）；根据血红蛋白浓度分为轻度（Hb > 90g/L）、中度（Hb 60 ~ 90g/L）、重度（Hb 30 ~ 59g/L）和极重度贫血（Hb < 30g/L）。

案例导入

案例： 患者，男，53 岁，以“头晕、乏力 4 年，黑便 2 天”为主诉入院。4 年前出现无明显诱因的头晕和乏力症状，就诊检查结果提示血红蛋白偏低，患者未进行监测和治疗。入院前患者出现黑便 3 次，量不详，无腹泻，无鲜血便。既往有肝硬化病史 10 余年，以“重度贫血待诊”入院治疗。查体：一般状态较差，重度贫血貌，皮肤黏膜无出血点，浅表淋巴结未扪及肿大，巩膜无黄染，口唇苍白，下肢无水肿。实验室检查：WBC 7.82×10^9/L，RBC 2.12×10^{12}/L，Hb 39g/L，PLT 129×10^9/L。临床诊断：缺铁性贫血。

扫一扫，知解析

讨论： 请为该患者制定合适的药物治疗方案。

第一节　缺铁性贫血 微课1

缺铁性贫血（iron deficient anemia，IDA）是贫血中最常见的一种类型，是由于机体对铁的需求与供给失衡，导致人体内贮存铁缺乏，影响血红蛋白合成引起的小细胞低色素性贫血。在发展中国家、经济不发达地区发病率较高，多见于育龄期妇女及婴幼儿。人体铁来源于食物，正常成人体内含铁总量3～4.5g，其中67%存在于血红蛋白中。

缺铁性贫血可发生于各年龄阶段。造成缺铁性贫血的病因主要包括：①摄入不足。常见于食物中铁的含量不足、偏食或吸收不良，处于生长发育期的婴幼儿、青少年、妊娠期和哺乳期妇女。②吸收障碍。药物或胃肠疾病可影响铁的吸收，如抗酸药中的碳酸钙和碳酸镁，消化性溃疡时服用的H_2受体阻断剂，胃部手术、萎缩性胃炎、慢性腹泻等胃肠功能紊乱均可减少铁的吸收。③丢失过多。消化性溃疡、动静脉畸形、食管静脉曲张、肿瘤和钩虫感染等造成的胃肠道出血，以及女性月经过多、分娩和哺乳时有较多的铁丢失。缺铁性贫血的临床表现包括贫血的常见症状，如心悸、乏力、头晕、气促、眼花、耳鸣、皮肤黏膜苍白、心率增快等，还有缺铁的特殊表现，包括口角炎、舌乳头萎缩、舌炎，严重的缺铁可有匙状指甲（反甲），食欲减退等。此外，还可出现儿童生长发育迟缓、注意力不集中等。异食癖也是缺铁性贫血的特殊表现。实验室检查：血象呈小细胞低色素性贫血，少数病例白细胞和血小板可减少。骨髓增生活跃，以中、晚期幼红细胞为主。铁代谢检查出现铁蛋白下降，血清铁含量下降及血清总铁结合力的增高，但铁代谢检查受月经、妊娠等多种因素的影响，在判断结果时需结合临床考虑。

> **考点提示**
>
> 缺铁性贫血的临床表现

拓展阅读

非缺铁性小细胞低色素性贫血

在临床上，缺铁性贫血需要与其他非缺铁性小细胞低色素性贫血鉴别诊断，主要包括珠蛋白生成障碍性贫血、慢性感染性贫血和铁粒幼细胞性贫血。

1. 珠蛋白生成障碍性贫血　又称为地中海贫血，常有家族史，外周血片中可见多数靶形红细胞，血红蛋白电泳可见胎儿血红蛋白或血红蛋白A_2增加。患者的血清铁及转铁蛋白饱和度、骨髓可染铁均增多。

2. 慢性感染性贫血　铁的利用率降低，单核－巨噬细胞增生，吞噬作用加强，使血清铁降低，血清总铁结合力正常或降低，血清铁蛋白可增高。

3. 铁粒幼细胞性贫血　临床上不多见，好发于中老年人。主要是由于铁的利用障碍，骨髓中铁粒幼细胞增多，血清铁及铁蛋白水平增高，总铁结合力不低。

这些对非缺铁性小细胞低色素性贫血的认识和鉴别，不仅是对医学知识的深入理解，也是对医疗技术不断进步的体现。作为未来的药学服务工作者，我们应该不断学习和掌握这些先进的医学知识，用科学的态度和方法，保障人民健康，促进社会的整体福祉。

【药物治疗原则】

（1）对确诊缺铁性贫血的患者，应积极寻找病因，针对病因开展治疗。

（2）同时应给予铁剂治疗。补充铁剂的目的是使血红蛋白升至正常，并使铁贮存恢复。

（3）优先选择口服铁剂，若患者存在需快速补铁或无法耐受口服铁剂的不良反应等情况，可以选择静脉铁剂。

（4）如在去除病因后铁剂治疗仍无效时，应了解铁剂是否按时服用及吸收情况，有无活动性出血、慢性感染、肾和内分泌疾病或叶酸等其他造血原料缺乏的情况。

（5）血象恢复正常后，铁剂仍需继续服用3~6个月，以补足铁贮备量。

【常用治疗药物】

铁剂是治疗缺铁性贫血的特效药物。补充铁剂后，吸收入血的铁通过转铁蛋白转运至骨髓的幼红细胞，在细胞线粒体中与原卟啉结合形成血红素，血红素再与珠蛋白结合，形成血红蛋白。此外，铁离子还是许多酶的组成成分，参与三羧酸循环、儿茶酚胺代谢、DNA合成及细胞内线粒体的电子传递等多种生化代谢。补充铁剂可使上述代谢恢复正常，缓解由缺铁引起的一系列症状。目前使用的铁剂可分为口服铁剂和注射铁剂。

1. 口服铁剂　口服铁剂更安全、方便和经济，是治疗缺铁性贫血的主要药物。常用口服铁剂可分为无机铁剂、有机铁剂与螯合铁剂。无机铁剂，代表药物硫酸亚铁，具有含铁量较高，价格低廉，但生物利用度较差，胃肠道刺激性明显等特点；有机铁剂，代表药物富马酸亚铁、枸橼酸铁铵、琥珀酸亚铁，相较于无机铁剂，具有吸收率高，胃肠道刺激较小等特点；螯合铁剂，为第三代的口服铁剂，代表药物多糖铁复合物，具有生物利用度高，用药次数少，用药依从性好，极少出现胃肠道刺激等优势。口服铁剂不适用于活动性炎症性肠病、正在使用促红细胞生成素、既往口服补铁效果差、胃肠道反应重及口服补铁依从性差的患者。口服铁剂的不良反应包括恶心、呕吐、腹泻、牙齿染色、口腔金属异味、便秘等。

2. 注射铁剂　相较于口服铁剂，静脉铁剂具有能快速补充铁，治疗时间短，不良反应少，无胃肠道负担，患者依从性更好等优点。但是存在使用不便，价格较贵，可能出现严重过敏反应等不足。第一代的注射铁剂因严重不良反应已停用。常用的有第二代注射铁剂蔗糖铁注射液、右旋糖酐铁注射液以及第三代注射铁剂，如羧基麦芽糖铁、异麦芽糖酐铁等。

【治疗药物选用】 微课2

（1）纠正缺铁病因的同时首选口服铁剂治疗。多糖铁复合物，每次0.15~0.3g，1次/日，口服；琥珀酸亚铁片，每次0.1g，3次/日，餐时或饭后服用；富马酸亚铁片，每次0.2g，3次/日，餐时或饭后服用；硫酸亚铁缓释片，每次0.45g，2次/日，餐时或饭后服用；硫酸亚铁片，每次0.3g，3次/日，饭后服用。

（2）对于口服铁剂不耐受、口服补铁效果差、临床需要快速补铁及患者自身要求静脉快速补铁且无注射补铁禁忌证的患者，可进行注射铁剂治疗。蔗糖铁注射液，每次100~200mg，每周2~3次，静脉滴注或缓慢静脉注射；右旋糖酐铁注射液，每次100~200mg，每周2~3次，可肌内、静脉注射或者静脉滴注；羧基麦芽糖铁注射液，每周累计剂量不得超过1000mg铁，单次最大给药剂量15mg铁/kg体重（经静脉推注）或20mg铁/kg体重（经静脉滴注）；异麦芽糖酐铁注射液，静脉推注单次最大剂量为500mg，每周最多注射3次，或静脉滴注单次最多为20mg铁/kg体重，超过20mg铁/kg体重则须分2次给药，间隔时间至少为1周。

> **考点提示**
> 缺铁性贫血治疗药物的选用

【用药注意事项】

1. 口服铁剂　可于进餐时或餐后服用，以减少药物对胃肠道的刺激。若无明显胃肠道反应，一般不应将口服铁剂与食物一同服用。服药时应避免同服抗酸药、H_2受体阻断剂，以及浓茶、咖啡、乳类等，会抑制铁的吸收。维生素C则可促进铁的吸收。

2. 注射铁剂　鉴于铁可以促进细菌生长，败血症患者应避免使用注射铁剂；低磷血症患者、妊娠早期孕妇、铁剂过敏者禁用。静脉铁剂存在过敏反应的风险，用药前需评估患者否存在高危因素，并在用药过程中密切监护有无过敏反应的症状与体征，此外部分注射铁剂在用药前还需进行过敏试验。与口服铁剂同时使用会减少口服铁剂的吸收。

第二节 巨幼细胞贫血

巨幼细胞贫血(megaloblastic anemia）是指叶酸和（或）维生素 B_{12}缺乏，或遗传和某些药物影响核苷酸代谢等原因引起的细胞核 DNA 合成障碍所致的贫血，为大细胞性贫血。巨幼细胞贫血约占贫血类型的 13%，仅次于缺铁性贫血。

> 考点提示
>
> 巨幼细胞贫血的临床表现，治疗药物的选用

叶酸和维生素 B_{12}是 DNA 合成过程中重要的辅酶，当叶酸和维生素 B_{12}缺乏时，DNA 合成受阻，而 RNA 及蛋白质合成不受影响，导致细胞核的发育停滞，而细胞质仍在继续发育成熟，形成巨幼细胞形态。

根据缺乏物质的种类，巨幼细胞贫血可分为单纯叶酸缺乏性贫血、单纯维生素 B_{12}缺乏性贫血、叶酸和维生素 B_{12}同时缺乏性贫血。

叶酸缺乏的原因包括：①摄入不足，如食物中缺少新鲜果蔬，过度烹煮。②需求增加，如儿童和青少年、妊娠期妇女、甲状腺功能亢进等因素所致的叶酸需求增加。③吸收减少，如小肠炎症、肿瘤、手术切除及热带性口炎性腹泻等疾病导致的叶酸吸收障碍。④利用障碍，如甲氨蝶呤、氨苯蝶啶、乙胺嘧啶等能影响四氢叶酸生成。⑤丢失过多，如长期血液透析。维生素 B_{12}缺乏的病因包括：①摄入不足，如完全素食者；②需求增加，如儿童和青少年、妊娠期妇女以及哺乳期的妇女对维生素 B_{12}需求增加；③吸收减少，如萎缩性胃炎、全胃切除术后、恶性贫血、肠道寄生虫病等患者可存在维生素 B_{12}吸收障碍；④利用障碍，如先天性转钴蛋白Ⅱ缺乏的患者存在维生素 B_{12}输送障碍。

本病临床表现主要有：①乏力、疲倦、心悸、头晕、气促、面色苍白等慢性进行性贫血症状，少数患者可能出现轻度黄疸。②食欲减退、腹泻、腹胀、呕吐、便秘等消化道症状。舌炎表现突出，舌质红、舌痛、舌面光滑、舌乳头萎缩，俗称“牛肉舌”。③维生素 B_{12}缺乏引起的神经系统症状，表现为对称性远端肢体麻木、感觉障碍、行走困难、共济失调等周围神经炎。实验室检查：血象呈巨幼细胞贫血，平均红细胞体积（MCV）>100fL，中性粒细胞分叶过多，白细胞和血小板均可减少，偶见巨大血小板。骨髓象中可见各系细胞亦呈巨幼变，以红细胞改变最为显著。其他特殊检查有血清叶酸及维生素 B_{12}测定、红细胞叶酸含量测定等。

【药物治疗原则】

（1）有原发疾病的巨幼细胞贫血，应积极治疗原发疾病，去除病因。

（2）生活方式干预，纠正偏食及不良烹饪方式。

（3）补充缺乏的营养物质。①尽量区别巨幼细胞贫血是由叶酸缺乏还是维生素 B_{12}缺乏所致，有针对性的补充叶酸和维生素 B_{12}。对无条件明确何种物质缺乏的患者，也可叶酸和维生素 B_{12}同时应用。②叶酸缺乏性巨幼细胞贫血，口服叶酸，胃肠道不能吸收患者可肌内注射亚叶酸钙。用药至血红蛋白浓度恢复正常即可，若无原发病，不需维持治疗。如同时合并维生素 B_{12}缺乏，则需同时补充维生素 B_{12}，否则大量叶酸治疗会使维生素 B_{12}消耗增加，加重神经系统症状。③维生素 B_{12}缺乏性巨幼细胞贫血，肌内注射维生素 B_{12}，无维生素 B_{12}吸收障碍的患者可口服维生素 B_{12}。用药至血红蛋白恢复正常，有神经系统症状，维持治疗半年到 1 年，恶性贫血或胃全部切除患者需终身使用维生素 B_{12}

维持治疗。

【常用治疗药物】

由于巨幼细胞贫血主要是叶酸和维生素 B_{12}缺乏所致，故药物治疗主要就是补充足够的叶酸和维生素 B_{12}。维生素 B_{12}参与四氢叶酸的再生，两者在应用上可以互相辅助，但并不能完全替代。

1. 叶酸　叶酸为水溶性 B 族维生素，也叫维生素 B_9。叶酸经肠道吸收，在肝脏二氢叶酸还原酶的作用下，转变为有活性的四氢叶酸，进入细胞参与一系列重要的代谢过程，尤其是 DNA 的合成，从而纠正巨型变细胞的染色质改变，发挥治疗巨幼细胞贫血的作用。叶酸的不良反应较少，罕见过敏反应。大量服用可引起黄色尿。有些患者长期服用叶酸可能出现厌食、恶心、腹胀等胃肠道症状。

2. 维生素 B_{12}　常用药物有维生素 B_{12}、甲钴胺、腺苷钴胺。维生素 B_{12}为含钴的水溶性 B 族维生素，主要从动物性食物中摄取，在体内转化为具有活性的甲基钴胺和腺苷钴胺。甲基钴胺可协助甲基四氢叶酸去甲基生成四氢叶酸，继而参与 DNA 的合成。腺苷钴胺参与三羧酸循环，促进神经髓鞘脂类的合成，故维生素 B_{12}可治疗巨幼细胞贫血并纠正神经系统症状。口服维生素 B_{12}只有与内因子结合才能吸收入血，在细胞内转化为甲钴胺和腺苷钴胺发挥生物活性。而口服甲钴胺和腺苷钴胺不受这些限制，口服后可直接被机体吸收利用。肌内注射维生素 B_{12}偶可引起皮疹、瘙痒、腹泻及过敏性哮喘，严重时可发生过敏性休克。

拓展阅读

影响维生素 B_{12}吸收的药物

1. 新霉素　新霉素与链霉素、卡那霉素、庆大霉素都属于氨基糖苷类抗生素，可通过抑制转运维生素 B_{12}进入肠上皮而抑制其吸收。

2. 二甲双胍　二甲双胍是治疗糖尿病的一线药物，其作用机制是直接作用于糖的代谢过程，促进糖的无氧酵解，增加肌肉、脂肪等外周组织对葡萄糖的摄取和利用。二甲双胍可以影响消化道，使其对维生素 B_{12}的吸收减少。

3. 秋水仙碱　秋水仙碱可干扰溶酶体脱颗粒降低中性粒细胞的活性、黏附性及趋化性，从而发挥抗炎作用。秋水仙碱也可抑制转运维生素 B_{12}进入肠上皮而抑制维生素 B_{12}的吸收。

了解这些药物对维生素 B_{12}吸收的影响，提醒我们在用药时需要考虑药物间的相互作用和潜在副作用。这不仅是医疗实践中应有的科学态度，也体现了我们对患者负责任的精神。作为药学专业人员，我们应当不断更新知识，细心观察和处理这些复杂的用药关系，以确保每位患者都能得到最安全、最有效的治疗。

【治疗药物选用】

1. 叶酸缺乏　一般采用口服叶酸治疗，成人每次 5～10mg，3 次/日；儿童每次 5mg，3 次/日。胃肠道不能吸收者可肌内注射亚叶酸钙 1mg，1 次/日。

2. 维生素 B_{12}缺乏　肌内注射维生素 B_{12}，每次 500μg，每周 2 次；无维生素 B_{12}吸收障碍者可口服维生素 B_{12}片剂 500μg，每日 1 次；若有神经系统表现，治疗维持半年到 1 年；恶性贫血患者，治疗维持终生。甲钴胺，每次 0.5mg，3 次/日；腺苷钴胺，每次 0.5～1.5mg，3 次/日。

【用药注意事项】

（1）叶酸不宜单独用于恶性贫血，需与维生素 B_{12}合用，可防治神经症状。

（2）注射维生素 B_{12}，可致过敏反应，甚至过敏性休克，用药过程中应密切监护。

（3）痛风患者使用维生素 B_{12}时，可能发生高尿酸血症引起痛风，应慎用。

（4）应用维生素 B_{12} 过程中需要监测钾离子水平，严重巨幼细胞贫血患者需及时补充钾盐，以免发生心血管系统意外。

第三节　再生障碍性贫血

再生障碍性贫血（aplastic anemia，AA）简称再障，是一种骨髓造血衰竭综合征。再障发病年龄分别在 15 ~ 25 岁和 65 ~ 69 岁有 2 个高峰，男女发病率无明显差异，亚洲国家再障发病率明显高于欧美国家，地域性再障发病率增高很可能和环境中存在的再障易感因子有关。

再生障碍性贫血根据病因可分为先天性再障（遗传型）和获得性再障。先天性再障较为罕见，绝大多数再障属获得性。获得性再障根据是否有明确病因，又分为原发性和继发性，原发性再障无明确的病因。此外，依据病情轻重和进展情况可分为重型再障（serious aplastic anemia，SAA）和非重型再障（non - severe aplastic anemia，NSAA）。非重型再障根据是否依赖血制品输注，分为输血依赖型（transfusion dependent non - severe aplastic anemia，TD - NSAA）和非输血依赖型（non - transfusion dependent non - severe aplastic anemia，NTD - NSAA）。

多数再障的病因不明，可能与化学因素、病毒感染、接触放射性物质等因素有关。目前认为 T 细胞功能异常亢进，和（或）淋巴因子介导的造血干细胞过度凋亡引起的骨髓衰竭是原发性获得性再障的主要发病机制，遗传因素在再障发病中也发挥了一定作用。

再障在临床上以骨髓造血功能低下，外周血全血细胞减少及贫血、粒细胞和血小板减少所致反复感染、出血等为主要表现。重型再障起病急、进展快、病程短，以出血和感染为主要表现，贫血进行性加重症状明显，不易控制，可能出现颅内出血和严重感染。轻型再障起病缓、进展较慢、病程较长，常表现为贫血，出血症状较轻，且多限于皮肤黏膜，内脏出血较少，感染发热症状较轻微，且多在上呼吸道，重症感染少见。实验室检查：外周血呈全血细胞减少，网织红细胞百分数 <0.01，淋巴细胞比例增高。重型再障骨髓细胞增生程度 < 正常的 25%，网织红细胞绝对值低于 $20 \times 10^9/L$，中性粒细胞绝对值低于 $0.5 \times 10^9/L$，血小板低于 $20 \times 10^9/L$。

拓展阅读

再生障碍性贫血的发现与发展

1888 年，Ehrlich 首先报告了 1 例青年女性再生障碍性贫血患者，临床表现为白细胞减少、发热、严重贫血、牙龈溃疡和月经过多，尸检骨髓大部分呈现黄色脂肪髓。1904 年，Chanffard 将这类患者命名为再生障碍性贫血。近 100 年来，通过对其发病、临床表现特点、病理生理学、细胞生物学和治疗的不断研究，已明确再生障碍性贫血是一种造血干细胞和微环境损伤所致的独立疾病，大部分为特发性，一部分为继发于物理、化学、病毒或药物等致病因素对人体的作用。

我国对再生障碍性贫血的系统性研究始于 20 世纪 50 年代，此后全国范围内开展了对再生障碍性贫血的中西医结合治疗、胚胎干细胞输注、抗胸腺淋巴细胞球蛋白、环孢素 A 的治疗等研究，显著提高了再生障碍性贫血的治疗效果。近十年来由于移植和免疫抑制方案的不断进步，再生障碍性贫血患者的生存率得到了显著提高。这一发展历程展示了医学领域科研进步的力量和我国在治疗再生障碍性贫血方面的持续努力。作为未来的药师，我们应当继承和发扬这种不断探索和勇于创新的精神，通过科学研究和临床实践不断推动医学前沿的发展，努力为患者提供更有效的治疗方案，保障和提升人民健康。这种精神和努力是我们为国家和社会做出贡献的重要方式。

【药物治疗原则】

（1）再生障碍性贫血应坚持早期诊断、早期治疗的原则。

（2）重视再生障碍性贫血支持治疗。支持治疗包括成分血输注、保护性隔离、避免出血、预防与治疗感染等。

（3）NTD－NSAA 可采用环孢素联合促血小板生成素受体激动剂，和（或）雄激素等其他促造血治疗。SAA 和 TD－NSAA 可采用造血干细胞移植、免疫抑制治疗、造血生长因子等促造血治疗。

【常用治疗药物】

由于再障的发病机制尚不十分清楚，目前暂无满意的治疗药物。造血干细胞移植是目前治疗再障的最好方法，但寻找造血干细胞供体异常困难。

1. 免疫抑制治疗（immunosuppressive therapy，IST）　常用药物有抗胸腺细胞球蛋白（anti－human thymocyte immunoglobulin，ATG）、抗淋巴细胞球蛋白（anti－lymphocyte globulin，ALG）、环孢素 A（cyclosporin A，CsA）等。

（1）ATG 和 ALG　ATG 和 ALG 是用人的淋巴细胞或胸腺细胞免疫动物（马、兔、猪等）后获得的免疫球蛋白复合物，是对免疫活性细胞及造血细胞具有多种作用的多克隆抗淋巴细胞血清。ATG 和 ALG 能杀伤已激活的对造血干细胞有抑制作用的淋巴细胞，能间接促进 T 细胞产生多种造血因子。ALG 和 ATG 可能发生血清病反应（关节痛、肌痛、皮疹、轻度蛋白尿和血小板减少等）、过敏反应（发热、寒战、皮疹等）、感染倾向加重、高血压或低血压及液体潴留等多种不良反应。

（2）CsA　CsA 是真菌的代谢产物，为选择性 T 细胞抑制剂，免疫抑制效果较强。环孢素 A 还可抑制淋巴细胞生成干扰素。CsA 的不良反应主要有肝肾功能损害、消化道反应、齿龈增生、肌肉震颤、色素沉着等，其中肾毒性最为常见。

（3）其他免疫抑制剂　有研究显示他克莫司、吗替麦考酚酯（MMF）、环磷酰胺、甲泼尼龙、抗 CD52 单抗等药物对 SAA 有效。

2. 造血生长因子

（1）血小板生成素受体激动剂（thrombopoietin receptor agonist，TPO－RA）　TPO－RA 通过特异性结合 TPO 受体，调节巨核细胞增殖、分化与成熟，促进血小板生成。目前在国内上市的品种包括海曲泊帕、艾曲泊帕、阿伐曲泊帕等。

（2）其他造血因子　疗效较为肯定的有粒细胞集落刺激因子（granulocyte colony－stimulating factor，G－CSF）、粒细胞－巨噬细胞集落刺激因子（granulocyte－macrophage colony stimulating factor，GM－CSF）、白细胞介素 11（Interleukin－11，IL－11）、促红细胞生成素（erythropoietin，EPO）等。

3. 雄激素　雄激素在体内作用于雄激素受体和雌激素受体，能直接刺激骨髓干、祖细胞增殖分化，并促进 EPO 的产生，加强造血细胞对 EPO 的反应性。常用的雄激素有司坦唑醇、达那唑、十一酸睾酮、长效睾酮等。雄激素因其男性化作用及肝脏毒性，一般较少用于女性患者。雄激素长期用药有肝毒性，可能引起黄疸、诱发肝癌，用药过程中应密切关注肝肾功能。女性可能出现月经紊乱，停药后自行缓解。长期注射丙酸睾酮易产生疼痛、局部硬块、感染等不良反应。

【治疗药物选用】

NTD－NSAA 可采用环孢素联合促血小板生成素受体激动剂，和（或）雄激素等其他促造血治疗。

对于 SAA 和 TD－NSAA 患者，年龄≤40 岁且有 HLA 相合同胞供者的 SAA 患者，如无活动性感染和出血，首选 HLA 相合同胞供者造血干细胞移植；对无 HLA 相合同胞供者和年龄 >40 岁的患者首选免疫抑制治疗（ATG/ALG + CsA）联合 TPO - RA 和（或）其他促造血的治疗方案；HLA 相合无关供者造血干细胞移植或单倍体造血干细胞移植目前提倡适用于 IST 无效的年轻 SAA 患者。

1. IST（ATG/ALG + CsA）联合促造血治疗 IST 联合 TPO - RA 方案为不适合移植 SAA 患者的一线治疗方案。

（1）ATG/ALG ATG/ALG 因其来源不同，临床用量亦不同。兔源 ATG 2.5 ~ 3.5mg/(kg · d)，猪源 ALG 20 ~ 30mg/(kg · d)，5 天为 1 个疗程。首次 ATG/ALG 治疗后无效或者复发，可选择造血干细胞移植或者在 3 ~ 6 个月后应用第 2 疗程，选择第 2 次 ATG/ALG 治疗，应与前次治疗间隔 3 ~ 6 个月，宜尽可能采用动物种属来源与前次不同的 ATG/ALG 剂型。

（2）CsA CsA 联合 ATG/ALG 用于重型 AA 时，口服剂量为 3 ~ 5mg/(kg · d)。CsA 也可用于非重型 AA 的治疗。临床可根据血药浓度及疗效调整 CsA 的应用剂量。CsA 足量应用 6 个月或疗效达平台期后，建议持续用药 12 ~ 24 个月后停药。

（3）TPO - RA TPO - RA 包括海曲泊帕、艾曲泊帕、阿伐曲泊帕、罗米司亭等，其中海曲泊帕在我国获批难治成人 SAA 适应证，推荐起始剂量 7.5mg/d，每 2 周加量 2.5mg/d，最大剂量 15mg/d。

2. 促造血治疗 雄激素适用于全部类型 AA 治疗。司坦唑醇，口服，每次 2mg，3 次/日。达那唑，口服，每次 0.2g，3 次/日。十一酸睾酮，口服，每次 80mg，2 次/日。丙酸睾酮，肌内注射，每次 50 ~ 100mg，1 次/日。GM - CSF、EPO 配合免疫抑制剂使用可发挥促造血作用。

3. HLA 相合同胞供者造血干细胞移植 HLA 相合同胞供者造血干细胞移植（HLA - matched sibling donor hematopoietic stem cell transplantation，MSD - HSCT）目前仍被认为是 SAA 与 TD - NSAA 适合移植患者的首选治疗方案。对年龄≤40 岁且有 HLA 相合同胞供者的 SAA 患者，如无活动性感染和出血，首选 HLA 相合同胞供者 MSD - HSCT；年龄超过 40 岁的重型 AA 患者，在免疫抑制治疗失败后，也可采用。

4. HLA 相合无关供者造血干细胞移植 HLA 相合无关供者造血干细胞移植（HLA matching unrelated donor hematopoietic stem cell transplantation，MUD - HSCT）多用于免疫抑制治疗失败后的二线治疗。在一些特殊条件下，如预计免疫抑制治疗疗效不佳或 <20 岁的重型 AA 或极重型 AA 患者，骨髓库能找到 HLA - 10/10 全合无关供者，情况紧急且在 2 个月之内能实施 HSCT 的，可将 MUD - HSCT 作为一线治疗。

【用药注意事项】

（1）ATG 和 ALG 用药前应做过敏试验和（或）静脉试验，阴性者方可使用。用药过程中需同步使用糖皮质激素防治过敏反应。

（2）环孢素 A 的安全血药浓度范围较窄，个体差异大，应常规定时进行血药浓度测定，根据血药浓度及疗效调整剂量。

（3）环孢素 A 服药期间应定期复查肝肾功能，出现不良反应时应减量甚至停药。

（4）联合用药可提高疗效，但应注意不良反应的叠加。

实训十 缺铁性贫血的药物治疗方案评定

实训提示

【实训目的】

1. 掌握缺铁性贫血的常用治疗药物及其用法，熟悉缺铁性贫血的临床表现。

2. 学会制定并评价缺铁性贫血的药物治疗方案，能够指导患者合理应用治疗缺铁性贫血的药物。

3. 养成严谨求实和团结协作的工作态度，培养关爱患者的药学服务职业道德。

【实训内容】

病例：患者，女，45 岁，头晕、乏力、活动后心悸时作 2 年余，既往有月经过多史。入院后检查：神志清，体型偏瘦，指甲裂脆，唇甲色淡，周身皮肤无出血点，生理反射未见异常。实验室检查：血常规：红细胞计数 3.3×10^{12}/L、血红蛋白（Hb）85g/L、平均红细胞体积（MCV）65fL、红细胞平均血红蛋白含量 18.9 pg，网织红细胞计数 1.2%，血小板计数 218×10^{9}/L。血清铁蛋白 11μg/L，血清铁 7.35μmol/L，总铁结合力 79μmol/L。请结合以上病例，完成以下几个方面的实训。

1. 向患者详细询问病情，并给出最可能的诊断。
2. 根据患者的病情制定药物治疗方案。
3. 对患者进行合理用药指导。

【实训步骤】

1. 问病　进入实训室，首先由教师讲解实训要求和安排，将学生按 2 人一组进行实训，分别模拟担任药师和典型的缺铁性贫血患者。每组分别进行问病演示。

问病内容。①主要症状：发病的时间；阵发性或持续性。②诱因：有无明显的诱因；是否存在出血的情况。③伴随症状：是否有耳鸣、眼花、心慌、胸闷、注意力下降等。④诊疗过程：发病后是否用药，剂量及用法，是否做过血常规等相关检查，有无确诊。⑤一般情况：饮食、睡眠、大小便、体重的变化及病情是否影响工作。⑥家族史、既往病史：家中有无相同症状的患者，是否有神经系统病、心血管病史。

2. 讨论　分组讨论，指出各组问病过程中的优、缺点，每组推出 1 名学生进行总结，各组对问病环节进行优化，带教老师挑选 1～2 组再次问病演示。

3. 制定药物治疗方案

（1）分组对案例进行讨论，给出诊断结果及依据，并制定药物治疗方案。

（2）各组代表发言。

（3）老师对各组的药物治疗方案进行点评、总结。

4. 用药指导　教师扮演缺铁性贫血患者，每位同学就治疗方案中的药物进行介绍，并就用法用量、不良反应及用药注意事项等方面进行用药指导。

【实训考核】

由教师扮演缺铁性贫血患者，学生扮演药师，考核学生根据病情制定药物治疗方案并进行用药指导。

考核项目	考核内容	分值	得分
实训准备（15 分）	着装： 学生着工作服，仪表规范得体（1 分） 女生不得披头发，男女生不得穿拖鞋（1 分）	2	
	报告班级、姓名、操作项目	1	
	举止得体，语言清晰	2	
	理论知识： 缺铁性贫血的药物治疗原则（4 分） 治疗药物的药理作用和用途（3 分） 口服铁剂/注射铁剂的常见不良反应（3 分）	10	

续表

考核项目	考核内容		分值	得分
实训操作（75 分）	沟通能力（10 分）	与患者的沟通技巧： 参考人际沟通知识，考生回答沟通技巧的内容（5 分）	5	
		与患者的沟通的礼仪： 面对考官时，见面问候（2 分），离开道别（3 分）	5	
	专业能力（65 分）	临床诊断： 诊断正确（2 分） 诊断依据陈述正确（3 分）	5	
		药物选择： 药品名称、剂型正确（5 分） 药品规格正确（5 分） 药品剂量正确（5 分） 无遗漏药品（5 分）	20	
		药物介绍： 介绍药品名称及数量（5 分） 介绍用法用量（5 分） 介绍不良反应（5 分）	15	
		用药指导： 是否符合缺铁性贫血的用药原则（5 分） 用药注意事项（15 分） 给出用药指导策略（5 分）	25	
实训报告（10 分）	实训结果记录字迹工整，项目齐全，并能针对实训思考题目认真进行分析讨论		10	
合计			100	

【实训思考】

药师应从哪些方面指导缺铁性贫血患者合理使用铁剂？

简答题

1. 缺铁性贫血的治疗药物选择应注意哪些？
2. 简述巨幼细胞贫血的药物治疗原则。
3. 简述再生障碍性贫血的常用治疗药物。

（许丽娜　李　昆）

书网融合……

扫一扫，拓一拓　　微课 1　　微课 2　　习题

第十一章　泌尿系统疾病的药物治疗

PPT

学习目标

知识目标：

1. 掌握　慢性肾小球肾炎、肾病综合征、慢性肾衰竭、尿路感染的常用治疗药物及治疗药物的选择。

2. 熟悉　慢性肾小球肾炎、肾病综合征、慢性肾衰竭、尿路感染的药物治疗原则及用药注意事项。

3. 了解　慢性肾小球肾炎、肾病综合征、慢性肾衰竭、尿路感染的疾病诊断。

能力目标：

1. 能结合医生诊断和用药方案对泌尿系统疾病患者开展用药指导和健康教育。

2. 能对CKD患者的饮食、运动、药物知识及自我监测等方面进行指导，具备一定慢病管理的能力。

3. 能正确判断泌尿系统疾病药物治疗的疗效和疾病转归。

素质目标：培养学生精益求精、厚德精技，不断创新的科学精神，提升其砥砺前行的职业素养。

泌尿系统由肾脏、输尿管、膀胱、尿道及有关血管、淋巴和神经等组成。其中，最重要、最复杂的是肾脏。肾脏不仅是一个排泄器官，也是重要的内分泌器官，对维持机体内环境的平衡和稳定起到重要的作用。肾脏疾病因其病因、发病机制、发病部位、病理诊断各有不同，治疗方案的选择亦有所不同。

案例导入

案例：患者，男，16岁，因“全身水肿1周伴急性加重2天”入院。患者1周前熬夜后出现双下肢水肿，未在意。2天前发现全身凹陷性水肿，体重增加6公斤。查体：体温36.6℃，脉搏126次/分，呼吸24次/分，血压135/90mmHg，体重62kg。全身水肿，以双下肢为重，其他无明显阳性体征。实验室检查：尿常规：尿红细胞（-），尿蛋白（++++）。尿蛋白定量6.9g/24h。血生化：白蛋白20g/L，血肌酐60μmol/L，尿素4.2mmol/L，总胆固醇8.7mmol/L，三酰甘油2.3mmol/L，低密度脂蛋白胆固醇5.6mmol/L。临床诊断：肾病综合征。入院后排除肾脏穿刺禁忌证后给予肾穿，病理结果显示为“微小病变肾病”。

扫一扫，知解析

讨论：请为该患者制定合适的治疗方案。

第一节　慢性肾小球肾炎

慢性肾小球肾炎（简称慢性肾炎），是指以蛋白尿、血尿、水肿、高血压伴缓慢进展的肾功能减退为临床特点的一组原发性肾小球疾病，可发生于任何年龄，以青、中年为主，男性多见。

慢性肾炎的病因、发病机制和病理类型不尽相同，但起始因素多为免疫介导性炎症。高血压、高脂血症、慢性肾小管间质损害、血流动力学改变介导的肾小球硬化等，也在疾病的发生发展中起到重要作用。大多数慢性肾炎的病因仍不十分清楚。多数病例起病缓慢、隐匿，临床表现以蛋白尿和（或）水肿为首发症状，轻重不一，有轻重不等的高血压。可有不同程度的肾功能减退，病情时轻时重、迁延，渐进发展为慢性肾功能衰竭。实验室检查：可见蛋白尿、血尿，血压可正常或轻度升高，肾功能正常或轻度受损（表现为肌酐清除率下降或轻度氮质血症）。以上情况可持续数年甚至数十年。部分患者除上述慢性炎症的一般表现外，还可因血压持续升高或感染、劳累、服用肾毒性药物等因素导致病情恶化。目前，对慢性肾小球肾炎的治疗主要以积极控制并发症及延缓肾衰竭为目的。除药物治疗外，还应嘱咐患者注意休息，限制食物中盐和脂肪的摄入，并根据肾功能决定蛋白质的摄入量。

【药物治疗原则】

慢性肾小球肾炎的治疗主要是对症治疗，尚缺乏有效的治疗药物。治疗目的在于延缓肾衰竭病程的进展、改善或防治严重并发症，消除蛋白尿，改善肾功能。

【常用治疗药物】 e 微课

慢性肾小球肾炎的治疗药物包括必需氨基酸、利尿药、降压药、抗凝血药和延缓肾功能衰竭的药物等。

1. 必需氨基酸 在给予低蛋白饮食 2 周后，可使用必需氨基酸（如复方氨基酸注射液）或 α-酮酸，以防止负氮平衡。

2. 利尿药 临床上用于治疗慢性肾小球肾炎的利尿药包括袢利尿药、噻嗪类利尿药和保钾利尿药三类。

（1）袢利尿药 常用药物有呋塞米、布美他尼和托拉塞米等。袢利尿药作用于髓袢升支粗段的 $Na^+-K^+-2Cl^-$ 同向转运系统，减少氯化钠和水的重吸收，并使髓质间液渗透压降低，浓缩能力下降，从而发挥强效利尿作用。主要不良反应有水电解质紊乱、高尿酸血症、耳毒性等。

（2）噻嗪类利尿药 常用药物主要是氢氯噻嗪。噻嗪类利尿药通过抑制远曲小管近端 Na^+-Cl^- 同向转运系统抑制 NaCl 和水的重吸收，使肾小管管腔渗透压增高，水重吸收减少而利尿。主要不良反应有血糖升高、血尿酸升高和血钾降低。

（3）保钾利尿药 常用药物主要是螺内酯。保钾利尿药通过作用于远曲小管远端和集合管，直接阻滞管腔 Na^+ 通道而减少 Na^+ 的重吸收而利尿。主要不良反应有高血钾、男子乳房女性化和性功能障碍、妇女多毛症、胃肠道反应等。

3. 降压药 高血压会加速肾小球硬化、促进肾功能进展，积极控制高血压是慢性肾炎治疗的重要环节。

（1）肾素血管紧张素转化酶抑制剂（ACEI）与血管紧张素Ⅱ受体阻断药（ARB） 目前治疗肾性高血压的一线药物，除有确切的降压作用外，还能降低蛋白尿和肾小球囊内压，保护肾功能，是目前治疗慢性肾炎高血压的首选药物。

ACEI 类常用药物有卡托普利、依那普利、福辛普利、雷米普利和培哚普利等。ACEI 类通过抑制循环和组织中的血管紧张素转化酶，使血管紧张素Ⅱ生成减少，并抑制激肽酶，使缓激肽降解减少。主要不良反应有刺激性干咳、血管性水肿、高钾血症等。

ARB 类常用药物有氯沙坦、缬沙坦、厄贝沙坦、替米沙坦和奥美沙坦酯等。ARB 类通过阻断血管紧张素Ⅱ受体亚型 AT_1，充分阻断血管紧张素Ⅱ，并阻断 AT_1 负反馈引起血管紧张素Ⅱ增加，可激活 AT_2，能进一步阻断 AT_1 的生物学效应。优点：①不会因减少缓激肽降解而引发刺激性干咳；②较少引起直立性低血压。禁忌证同 ACEI。

（2）钙通道阻滞剂　二氢吡啶类钙通道阻滞剂对血管平滑肌具有选择性，较少影响心脏，常用于降压。常用药物有硝苯地平、非洛地平、氨氯地平、贝尼地平等。二氢吡啶类钙通道阻滞剂通过减少细胞内钙离子含量而松弛血管平滑肌，进而降低血压。主要不良反应有脚踝部水肿、颜面潮红、牙龈增生等。

（3）β受体阻断药　常用药物有普萘洛尔、美托洛尔、比索洛尔、卡维地洛、阿罗洛尔等。β受体阻断药的降压作用机制包括：①改变中枢性血压调节机制，产生降压作用；②阻断突触前膜β受体，从而取消血管平滑肌神经突触前膜β受体的正反馈作用；③抑制肾小球入球小动脉上的β受体，减少肾素的释放，阻碍肾素-血管紧张素-醛固酮系统对血压的影响，发挥降压作用；④阻断β_1受体，降低心排血量；⑤增加前列环素（PGI_2）的合成。主要不良反应有减慢心率、升高血脂、升高尿酸等。非选择性兼有血管扩张作用的第三代β受体阻断药（如卡维地洛）相比选择性β_1受体阻断药不良反应较少。

（4）利尿剂　主要选用噻嗪类利尿药降压，包括噻嗪类利尿药和噻嗪样利尿药。后者代表药物是吲达帕胺。吲达帕胺通过利尿排钠，直接舒张小动脉，降低血管壁张力和血管对升压物质的反应性，促进血管内皮细胞产生内皮细胞衍生的松弛因子，抗心肌肥厚等。主要不良反应有上腹不适、恶心、食欲缺乏、头痛、嗜睡、腹泻及皮疹等，血糖及血尿酸可轻度升高。

4. 抗凝血药　肾小球肾炎发生时，肾小球毛细血管内凝血和纤溶障碍是肾小球不可逆病变形成的决定因素之一。抗凝和抗血小板治疗对某些类型的肾炎（如IgA肾病）具有良好的稳定肾功能、减轻肾脏病理损伤的作用。

（1）肝素类　常用药物有肝素和低分子肝素。能特异性激活抗凝血酶Ⅲ，促进凝血因子Ⅱ、Ⅸ、Ⅹ、Ⅺ、Ⅻ的灭活。

（2）香豆素类　代表药物为华法林。可竞争性抑制维生素K环氧化物还原酶，产生抗凝作用。

（3）抗血小板药　常用药物有阿司匹林、氯吡咯雷等。阿司匹林竞争性抑制血小板内环加氧酶的活性，减少TXA_2的形成；氯吡格雷选择性阻断二磷酸腺苷与血小板P2Y12受体的结合，同时抑制继发性ADP介导的糖蛋白GPⅡb/Ⅲa复合物的活化。

5. 延缓肾功能的进展的药物　见本章第三节。

【治疗药物选用】

1. 补充必需氨基酸　可选用α-酮酸，0.1~0.2g/(kg·d)。

2. 水肿的治疗　一般轻、中度水肿无需药物治疗，经限制钠盐（<2.0g/d）及水的摄入和卧床休息即可消退，水肿明显者应给予利尿药。常用噻嗪类利尿药，如氢氯噻嗪每次25mg，2~3次/日，口服；必要时可用袢利尿药，如呋塞米20~60mg/d，注射或分2~3次口服，或托拉塞米，5~10mg/d，1次/日，注射或口服。需逐渐增加利尿剂剂量，直至最大耐受剂量或水肿现象改善。

3. 降压治疗　可选用噻嗪类利尿药、RAAS抑制剂、钙通道阻滞剂、β受体阻断药等进行降压治疗，成人的血压管理目标为收缩压<120mmHg。

（1）噻嗪类利尿药　氢氯噻嗪，口服；吲达帕胺，口服。

（2）RAAS抑制剂　ACEI/ARB作为治疗慢性肾小球肾炎高血压和蛋白尿的一线药物，具有以下特点：①ACEI类除具有降压、降蛋白作用外，还有抑制AngⅡ促心肌、血管平滑肌增生肥大和血管壁中层增厚的作用，对慢性肾炎高血压患者十分有利。②ARB类降压作用平稳、疗效好、作用时间长、耐受性好。

（3）钙通道阻滞剂　钙通道阻滞剂除可降压外，还具有改善肾小球内血流动力学、降低耗氧量、抗血小板凝集、保护肾功能等作用。

（4）β受体阻断剂　①非选择性β受体阻断药；②β_1受体阻断药；③a、β受体阻断药。

常用抗高血压药物的剂量和频次见表11－1。

表11－1 常用抗高血压药物的剂量和频次表

降压药物	每日剂量（mg）（起始剂量～足量）	每日给药次数
噻嗪类利尿药		
氢氯噻嗪	6.25～25	1～2
吲达帕胺	0.625～2.5	1
RAAS抑制剂		
卡托普利	25～300	2～3
依那普利	2.5～40	2
贝那普利	5～40	1～2
福辛普利	10～40	1
氯沙坦	25～100	1
缬沙坦	80～160	1
厄贝沙坦	150～300	1
替米沙坦	20～80	1
奥美沙坦	20～40	1
钙通道阻滞剂		
硝苯地平控释片	30～60	1
非洛地平缓释片	2.5～10	1
氨氯地平	2.5～10	1
拉西地平	4～8	1
贝尼地平	4～8	1
β受体阻断剂		
普萘洛尔	20～90	2～3
美托洛尔	50～100	2
比索洛尔	2.5～10	1
阿替洛尔	12.5～50	1～2
α、β受体阻断剂		
拉贝洛尔	200～600	2
卡维地洛	12.5～50	2
阿罗洛尔	10～20	1～2

4. 抗凝治疗 各种病理类型的肾小球肾炎伴高凝状态者都可应用普通肝素或低分子肝素，并根据APTT水平调整用量。对已有血栓形成或血管栓塞者，可用尿激酶或链激酶静脉滴注，同时辅以抗凝治疗半年以上。常用的抗凝药物有口服华法林，1.5～3mg/d，服药3～5天后检测INR水平，调整INR在1.5～2.0左右；低分子量肝素，如达肝素钠5000U/d，1次/日；依诺肝素钠4000U/d，1次/日。常用的抗血小板聚集药有双嘧达莫，每次25～50mg，3次/日；阿司匹林50～100mg/d，1次/日；氯吡格雷50～75mg/d，1次/日。

拓展阅读

小林制药“红曲风波”

2024年3月，日本有多人在服用小林制药公司生产的含红曲成分保健品后因肾脏疾病住院甚至死亡。截至28日晚，服用该公司涉事保健品的消费者中已有5人死亡、114人住院，另有约680人入院就诊或准备就诊。该事件引发日本国内外关注，并再次敲响保健品安全警钟。

芬兰毒理学与药物开发专家、赫尔辛基大学毒理学客座教授哈里·耶尔韦莱宁说，导致人出现肾中毒的情况有很多，即使不考虑制备过程的细节和所涉及的生产批次，肾中毒也有可能由患者服药总量中的活性成分本身超标引起。例如，在此次红曲相关产品风波中，如果患者未按说明而超量服用保健品，或在已服用他汀类处方药的基础上加用保健品，则可能导致肾中毒情况的发生。

肾脏是药物及其代谢产物的主要排泄器官，长期使用易导致药物慢性蓄积，使肾脏发生不可逆的损害，常见药物有镇痛药、中药等。因此，药物应在医生和药师的指导下使用，避免滥用，更要减少所谓“保健品”的使用。

【用药注意事项】

1. 利尿药　用药期间应注意及时纠正水、电解质紊乱，高效能和中效能利尿药都易导致低血钾，可与保钾利尿药合用以避免。应用呋塞米期间注意监测患者听力及肾功能，一旦出现异常，应立即停药，并注意避免与具有耳毒性、肾毒性的药物合用。保钾利尿药对肾功能不全患者容易导致高血钾，注意监测。

2. 抗高血压药　当患者无法耐受ACEI类药物导致的刺激性干咳时，可换用ARB类药物；ACEI和ARB所致血钾升高，可加用排钾利尿药，如氢氯噻嗪；在使用RAAS抑制剂过程中应注意监测肾功能，特别是对于慢性肾功能不全患者；妊娠期妇女禁用。

3. 抗凝血药　纤维蛋白溶解药尿激酶引起的自发性出血可用氨甲苯酸对抗；抗凝血药肝素诱发的自发性出血，可用特异性解救药鱼精蛋白对抗；华法林引起INR异常升高，可用维生素K对抗。抗血小板药物阿司匹林的使用注意事项包括：①胃肠道反应，空腹一杯水送服、使用肠溶片可减轻或避免；②支气管哮喘、消化性溃疡、有出血倾向者，妊娠最后三个月妇女等禁用。

拓展阅读

慢性肾脏病患者的八大“黄金法则”

1. 科学运动。提倡慢性肾脏病患者与医生讨论合适的运动类型，一般建议慢性肾脏疾病患者，坚持每周运动（每周至少5次，每次不少于30分钟）。还应当强调慢性肾脏病患者规律作息，避免疲劳。

2. 控制血糖。糖尿病会加重慢性肾脏病发展的风险，积极管理血糖对于肾脏保护非常重要。

3. 控制血压。对于慢性肾脏病患者，不论有无高血压，都应该规律监测血压，包括充分休息，避免劳累和焦虑紧张，低盐饮食等。

4. 健康饮食。慢性肾脏疾病患者饮食的基本原则是在不加重肾脏负担的情况下摄取机体必需的营养，以及保护残余肾功能。要控制摄入蛋白质的总量，饮食以优质蛋白质食物为主，如牛奶、鸡蛋、鱼肉、鸡肉等。应根据病情相应限制饮食中食盐的摄入，有水肿、高血压的患者每日食盐摄入量应控制在3克左右。

5. 适度饮水。喝水的量应当以保持尿量在每天1500～2500mL之间为宜。如患者出现尿量减少、水肿等不适时则提示患者需要减少饮水量。

6. 戒烟。烟草中的有毒物质会直接损害肾脏细胞，减慢肾脏血流灌注速度，影响肾脏的正常运转。吸烟还会使患上肾癌的风险增加50%。

7. 避免滥用药物。

8. 规律复查，科学管理。

遵循这些“黄金法则”不仅是慢性肾脏疾病患者维护自身健康的具体实践，也是每个公民应承担的健康责任。作为未来的药学服务工作者，我们应该引导和教育患者正确理解和实施这些健康管理措施，共同提升国民健康意识和水平，助力构建和谐健康的社会环境。

第二节　尿路感染

尿路感染（urinary tract infection）简称尿感，是由各种病原体侵犯黏膜或组织引起的尿路炎症。尿感可发生于各个年龄段，女性，尤其是妊娠期妇女的发生率最高。男性则好发于两个特别的人群，即肾移植受者和尿路有功能性或器质性异常的患者。

绝大多数尿感是由细菌上行感染引起，即细菌经尿道上行至膀胱，乃至肾盂引起感染。尿路感染的常见致病菌，大都为肠道内平时寄生的菌群，以革兰阴性杆菌常见，在革兰阴性杆菌中又以大肠埃希菌最为常见。少数为病毒、真菌、支原体、衣原体及滴虫等。常见易感因素包括尿路梗阻、膀胱输尿管反流及其他尿路畸形和结构异常、医源性操作、机体抵抗力降低、妊娠等。尿路感染的临床表现包括：①膀胱炎。主要表现为尿频、尿急、尿痛、排尿不畅等，成人尿感中，此类型最多见。②急性肾盂肾炎。全身表现及泌尿道表现均比较明显，表现为畏寒、发热，可伴恶心呕吐，同时有尿路刺激征和肾区扣痛等，常发生于生育年龄妇女。③慢性肾盂肾炎。全身及泌尿道表现不明显，急性发作期表现同急性肾盂肾炎；半数以上有急性肾盂肾炎病史。④无症状细菌尿。患者有细菌感染，而无尿路感染症状。常见于青年女性、尿路器械检查后或原有慢性肾脏疾病并发尿感者。对于绝经前、未孕女性、糖尿病女性、老年人、脊髓损伤的患者、留置导尿管的患者和儿童的无症状菌尿无需筛查和治疗。尿路感染治疗应鼓励患者多喝水、勤排尿，发热患者应卧床休息，注意会阴部清洁卫生，避免及尽可能去除尿路易感因素，治疗原发病，提高机体免疫力。

【药物治疗原则】

（1）根据药敏实验结果选择敏感抗菌药物，在未有药敏实验结果之前，首选对革兰阴性杆菌敏感的药物。

（2）选择尿药浓度高、肾毒性小的药物，肾盂肾炎时宜选择血中及尿液中浓度都高的药物。

（3）根据尿感定位、尿感严重程度，选择适宜的抗菌药物、给药途径及用药疗程。

（4）在应用抗菌药物过程中，应根据药物特点调节尿液酸碱度以增强抗菌药物的抗菌活性。

【常用治疗药物】

1. β－内酰胺类　常用药物有阿莫西林、头孢氨苄、头孢拉定、头孢克洛等。该类药物通过抑制细胞壁合成，而发挥杀菌作用。可用于大肠埃希菌、腐生葡萄球菌、肠球菌属等引起的感染。阿莫西林的主要不良反应是过敏反应。

2. 喹诺酮类　常用药物有氧氟沙星、左氧氟沙星。该类药物通过选择性抑制 DNA 回旋酶和拓扑异构酶Ⅳ而发挥抗菌作用。可用于大肠埃希菌引起的感染。主要不良反应有肌腱炎或肌腱断裂、重症肌无力恶化、超敏反应、光敏感性或光毒性、耐药细菌产生等。

3. β－内酰胺类抗生素/β－内酰胺酶抑制剂复方制剂和碳青霉烯类　常用药物有氨苄西林/舒巴坦、阿莫西林/克拉维酸、亚胺培南和美罗培南等。该类药物主要用于重症或伴血流感染的患者，其对大肠埃希菌，以及其他肠杆菌科细菌、肠球菌属等敏感。主要不良反应有过敏反应、出血、神经系统毒性等。

4. 硝基呋喃类　常用药物为呋喃妥因。该药通过干扰细菌体内氧化还原酶系统，从而阻断代谢过程。大肠埃希菌对其较为敏感，铜绿假单胞菌通常对本品耐药。主要不良反应有皮疹、恶心、呕吐、头昏、嗜睡、肌痛等，多属于可逆反应。

【治疗药物选用】

尿路感染治疗的目标是以最小的副作用、最小的细菌耐药、最低廉的费用来获得最佳的治疗效果。应根据尿道感染定位、药敏实验结果及患者感染严重程度制定合理的抗菌药物使用方案。

1. 急性膀胱炎　推荐使用3日疗法，常口服广谱青霉素类药物（阿莫西林，口服给药，每次0.5g，2次/日）、头孢菌素类或氟喹诺酮类药物（左氧氟沙星，口服给药，每次0.5g，1次/日）、STS方案（SMZ 1.0g、TMP 0.2g及碳酸氢钠片1g，2次/日）。治愈率为90%，停药7日后需要进行尿细菌定量培养。

2. 急性肾盂肾炎　治疗目的在于：①控制和预防败血症；②清除进入泌尿道的致病菌；③防止复发。首次发作的急性肾盂肾炎致病菌80%为大肠埃希菌，在留取尿液做细菌培养的同时开始药物治疗，首选对革兰阴性杆菌敏感的药物。72小时未显效则根据细菌培养结果换用敏感抗菌药物治疗。

（1）中等严重程度的肾盂肾炎　口服有效抗菌药物2周。可选用复方新诺明、氟喹诺酮类药物、阿莫西林等。如STS方案（SMZ 1.0g、TMP 0.2g及碳酸氢钠片1g，2次/日，14日为1疗程）。

（2）临床症状严重的肾盂肾炎　应采用静脉给药。可选择对革兰阴性菌有杀菌作用的药物，如喹诺酮类药物左氧氟沙星，500mg/d，静脉滴注，1次/日；氨基糖苷类药物阿米卡星每次0.2g，2次/日，静脉滴注；半合成青霉素阿莫西林或氨苄西林、第二、三代头孢及其他对革兰阴性菌有杀灭作用的抗菌药。必要时可联合应用抗菌药，如氨基糖苷类联合半合成青霉素、氨基糖苷类联合第三代头孢菌素类，或根据药敏试验结果选择针对性强的杀菌药。患者体温恢复正常后72小时可改为口服药物，完成2周的疗程。

3. 慢性肾盂肾炎　慢性肾盂肾炎治疗的关键是去除诱发因素，急性发作的治疗同急性肾盂肾炎。

4. 再发尿路感染　包括复发和重新感染。

（1）复发　是指治疗后症状消失，尿菌阴性，停药6周后再次发生先前细菌感染。若一年内发作3次或3次以上，可用长疗程低剂量疗法。一般选择低毒药物，如复方新诺明每晚1.2g或呋喃妥因每晚0.1g，服用1年或更长时间，60%尿菌转阴。男性因慢性前列腺炎复发者，可选择复方新诺明或喹诺酮类药物，疗程可达3个月，必要时手术切除病变部位。

（2）重新感染　是指治疗后症状消失，尿菌阴性6周后出现与先前不同菌的尿路感染。治疗方法与首次发作相同，并嘱患者注意尿路感染的预防，同时应检查有无易感因素存在并予以去除。

5. 妊娠期尿路感染　应选择毒力较低的抗菌药物，如阿莫西林、氨苄西林、头孢曲松等。不宜选择影响胎儿发育及肾毒性较大药物（如氨基糖苷类、喹诺酮类等）。妊娠期妇女急性膀胱炎治疗时间为3~7日；急性肾盂肾炎应静脉滴注给药，疗程为2周；反复发生尿路感染者可用呋喃妥因低剂量长疗程治疗。

【用药注意事项】

1. 青霉素类　常见过敏反应，严重者可发生过敏性休克，一旦发生，立即注射肾上腺素进行抢救。半合成青霉素类有胃肠道反应，饭后服用可以减轻。

2. 头孢菌素类　与青霉素类有交叉过敏反应，抢救同青霉素；口服药物有胃肠道反应，应饭后服用；第一代、第二代头孢有肾毒性，应避免和具有肾毒性的药物合用；头孢哌酮等会引起“双硫仑样”反应，用药期间及停药5天内禁止饮酒；头孢孟多、头孢哌酮可见低凝血酶原血症及血小板减少症，可用维生素K对抗。

3. 氨基糖苷类　①耳毒性：用药期间注意监测患者听力，老人和儿童慎用，避免与有耳毒性的药物合用；②肾毒性：应定期进行肾功能及尿量检查，避免与具有肾毒性的药物合用；③神经－肌肉阻滞：避免与肌肉松弛药和全麻药合用。

4. 喹诺酮类 ①胃肠道反应：应饭后服用。②神经系统反应：有癫痫和精神病病史者禁用。③过敏反应：皮肤损伤，应避免日光、紫外线直接照射。④其他：如软骨损伤、心脏毒性；妊娠期妇女、哺乳期妇女、18 岁以下未成年人应禁止使用本类药物；应注意多饮水，避免与碱化尿液的药物合用。

5. 磺胺类 ①肾损伤：在酸性尿液中易析出结晶，损伤肾小管，适当增加饮水和碱化尿液能减少结晶析出；②过敏反应；③抑制骨髓造血功能，治疗中应定期检查血象；④葡萄糖－6－磷酸脱氢酶（G－6－PD）缺乏者使用后可引起溶血。

6. 硝基呋喃类 胃肠道反应，应饭后服用；会影响胎儿及婴儿发育，妊娠期及哺乳期妇女禁用；肾功能不全者禁用。

第三节 肾病综合征

肾病综合征（nephrotic syndrome，NS）是由不同原因造成各种肾脏病理损害的一组肾小球疾病，可分为原发性肾病综合征及继发性肾病综合征两类，本节仅讲述原发性 NS 的药物治疗。

原发性 NS（以下简称为 NS）约占肾病综合征的 75%，根据肾活检病理改变，分为微小病变肾病、膜性肾病、IgA 肾病、局灶节段性肾小球硬化、系膜增生性肾炎和膜增生性肾小球肾炎。肾小球滤过屏障异常是肾病综合征蛋白尿的根本原因。临床表现：①大量尿蛋白（蛋白尿≥3.5g/24h），是肾病综合征最主要的特征；②低蛋白血症（血浆白蛋白≤30g/L），是肾病综合征必备的第二个特征；③水肿；④高脂血症；⑤其他并发症，如感染、血栓形成、急性肾损伤、营养不良等。肾病综合征是肾小球疾病的常见表现，其中以大量蛋白尿和低蛋白血症为诊断的必要条件。部分 NS 可发展为肾功能不全，且其并发症也可严重影响患者的生存质量及生命健康。

【药物治疗原则】

（1）肾病综合征治疗的目标是：控制或消除临床表现；减轻或恢复肾脏病理改变；减少或消除尿蛋白（≤0.5g/24 小时）；维持或恢复肾功能；防治急、慢性并发症（并发症及药物的毒副作用）。

（2）肾病综合征应及早明确病因及病理类型，并实施整体性的治疗，包括一般治疗和药物治疗。其中，药物治疗以利尿消肿及激素免疫抑制剂的应用为主。对微小病变性肾病中的激素依赖型应注意防止复发，病因明确者要设法去除病因，继发性肾病综合征则应以治疗原发病为主。

【常用治疗药物】

肾病综合征的药物治疗包括利尿消肿、免疫抑制、调血脂、改善血凝状态及纠正低白蛋白血症等。

1. 利尿消肿药 包括利尿药、渗透性利尿药、白蛋白或血浆等。

（1）利尿药 是治疗肾病水肿最主要的药物，以袢利尿剂为首选，其利尿效果与分泌至肾小管腔中的药量有关，而与血浆药物浓度无关。详见本章第一节。

（2）渗透性利尿药 常用药物有低分子右旋糖酐、淀粉代血浆等。主要通过提高血浆胶体渗透压，使组织中水分重吸收回血管，同时在肾小管腔内形成高渗状态，减少水钠的重吸收。对于尿量＜400mL/d 者，容易堵塞肾小管，引起急性肾功能不全。

（3）白蛋白或血浆 提高血浆胶体渗透压，促进组织间隙中的水分回吸收到血管而发挥利尿作用。静脉用白蛋白可增加肾小球高滤过和肾小管上皮细胞损害。

2. 免疫抑制剂　常用于治疗肾病综合征的免疫抑制剂包括糖皮质激素、环磷酰胺、钙调磷酸酶抑制剂、吗替麦考酚酯和生物制剂等五类。

（1）糖皮质激素　是治疗肾病综合征的基础药物。常用药物有醋酸泼尼松、甲泼尼龙和泼尼松龙等。糖皮质激素通过与靶细胞胞质内的糖皮质激素受体结合，增加或减少基因转录而抑制炎症过程的某些环节；同时，糖皮质激素对免疫过程的许多环节都有抑制作用。主要不良反应有库欣综合征、水钠潴留、高血糖、高血压、高血脂、眼压升高等。

（2）环磷酰胺　抑制细胞 DNA 合成、干扰细胞增殖并降低 B 淋巴细胞的功能，抑制抗体形成。其在体内被肝细胞微粒体羟化，产生有烷化作用的代谢产物，具有较强的免疫抑制作用。环磷酰胺常与糖皮质激素联合用于激素抵抗或依赖的肾病综合征。主要不良反应为骨髓抑制及肝损伤，并可出现性腺抑制、脱发、胃肠道反应及出血性膀胱炎等。

（3）钙调磷酸酶抑制剂　常用药物有环孢素 A 和他克莫司。主要作用于 T 辅助淋巴细胞，抑制白介素等淋巴因子的分泌，从而降低机体的免疫功能。目前临床上以治疗微小病变、膜性肾病和增生性肾炎疗效较好。环孢素 A 主要不良反应有肝肾毒性、高尿酸血症、多毛及牙龈增生等。他克莫司不会引起牙龈增生和多毛，但对血糖影响比环孢素更加明显。

（4）吗替麦考酚酯　选择性抑制 T、B 淋巴细胞增殖，对肾小球系膜细胞增生亦有抑制作用。不良反应相对较少，常见腹胀、腹泻等胃肠道反应。

（5）生物制剂　常用药物为利妥昔单抗。主要通过抗体依赖的细胞毒性、互补依赖的细胞毒性和直接诱导细胞凋亡来消除 $CD20^+$ B 细胞。利妥昔单抗被证实在治疗膜性肾病的有效性和安全性，并且优于经典药物环孢素。另外，利妥昔单抗治疗成人或小儿微小病变肾病综合征也有一定的疗效。

3. 调血脂药　包括羟甲基戊二酸单酰辅酶 A（HMG－CoA）还原酶抑制剂、贝特类、烟酸、胆固醇吸收抑制剂等。

（1）HMG－CoA 还原酶抑制剂　常用药物有阿托伐他汀、普伐他汀、辛伐他汀、氟伐他汀、瑞舒伐他汀等。HMG－CoA 还原酶抑制剂通过阻断肝内胆固醇的生物合成，增加肝细胞表面的低密度脂蛋白受体表达，使低密度脂蛋白胆固醇清除增加。不良反应较轻，常见胃肠道反应，部分患者出现头痛、皮肤潮红、视觉及味觉异常，可引起横纹肌溶解症，出现全身肌肉酸痛、发热、乏力等表现。

（2）贝特类　代表药物有非洛贝特，吉非罗齐。主要通过影响脂蛋白合成、转运和分解代谢，改变多种脂蛋白水平。主要用于降低三酰甘油。常见不良反应有胃肠道反应、恶心、腹泻，严重者可导致肝功能损害。与他汀类合用容易导致横纹肌溶解。

（3）烟酸　降低细胞 cAMP 的水平，使脂肪酶的活性降低。主要不良反应为颜面部潮红、胃肠道刺激症状。

（4）胆固醇吸收抑制剂　代表药物有依折麦布。通过抑制小肠对胆固醇吸收来降低血液中胆固醇水平。耐受性良好，不良反应轻微且呈一过性。

4. 改善血凝状态药　肾病综合征患者的止血、凝血、纤溶系统均发生变化，易致静脉血栓形成。常用抗凝药物有肝素或低分子量肝素、双香豆素。已发生血栓栓塞的患者应尽快应用纤维蛋白溶解药尿激酶、链激酶进行溶栓治疗。

5. ACEI/ARB　大量蛋白尿是肾病综合征最重要的问题，可加重肾小管－间质损伤、促进肾小球硬化。减少尿蛋白可以有效延缓肾功能的恶化。ACEI 和 ARB 除有效控制高血压外，能改善肾小球滤过膜的通透性，改善足细胞功能，减少细胞外基质蓄积，故能减少尿蛋白排泄，延缓肾小球硬化和肾间质纤维化。

【治疗药物选用】

1. 利尿治疗

（1）利尿剂　详见本章第一节。

（2）渗透利尿剂　用量视病情而定，低分子右旋糖酐，成人常用量每次250～500mL，24小时不超过1000～1500mL；羟乙基淀粉130/0.4氯化钠注射液，初始10～20mL缓慢输入，根据患者血流动力学参数调整。

（3）白蛋白　不常规使用，一般5～10g/d，1次/日，具体用法用量视病情而定。

2. 抗免疫治疗

（1）糖皮质激素　糖皮质激素应遵循"足量、缓慢减量、长期维持"的原则，应根据病理类型、炎症严重程度、过去治疗反应、年龄和对激素的耐受性等情况选择合适的剂量。使用方案包括：①起始足量。使用药物泼尼松片/泼尼松龙片/甲泼尼龙片或注射用甲泼尼龙琥珀酸钠，按泼尼松计，成人1mg/(kg·d)，儿童2mg/(kg·d)，疗程4～12周，最大剂量60mg/d。甲泼尼龙：泼尼松＝4mg：5mg。②缓慢减量。NS明显缓解后进入减量期，每2～3周减少原剂量的10%。③维持治疗。减少剂量至0.5mg/(kg·d)时，维持治疗5个月至1年，然后再逐渐减量、停药。根据药物作用时间长短可采用每日晨给药法或隔日晨给药法。

（2）环磷酰胺　目前推荐用于膜性肾病的治疗。一般每月0.6～1.0g，维持6个月，累积剂量8～10g后停药。环磷酰胺用药当天多饮水、适当水化以及尽量上午用药，可减少出血性膀胱炎的发生。

（3）钙调磷酸酶抑制剂　①环孢素A：为强效免疫抑制剂，治疗起始剂量为3.5～5mg/(kg·d)，分2次服用，起效在2～8周内，一般3个月后逐渐减量，疗程为3～6个月。该药个体差异较大，服药期间需监测血药浓度，其谷浓度维持在100～200ng/mL。为减少药物用量，常用地尔硫䓬来提高血药浓度，同时可以减少肾损伤，停药后易复发。②他克莫司：初始剂量0.1～0.15mg/(kg·d)，服药要求同环孢素A。他克莫司的治疗窗窄，需要根据血药浓度监测的结果调整剂量，开始1月内每1～2周监测他克莫司的血药浓度，而后可2～4周监测，有效浓度维持在5～10ng/mL。诱导期3～6个月，连续使用3个月，蛋白尿较基线值减少<50%，即可认为他克莫司耐药，应停药改用其他治疗；有效则建议诱导6个月后，逐渐减量维持，每3个月减25%，总疗程12～24个月。

（4）吗替麦考酚酯　主要用于狼疮性肾炎、原发性肾小球疾病，特别是膜性肾病、系膜增生性肾炎和IgA肾病。推荐剂量为1.5～2.0g/d，分2次口服；维持量为0.5～1.0g/d，疗程为3～6个月。

（5）生物制剂　利妥昔单抗在治疗膜性肾病及成人或小儿微小病变肾病综合征，没有明确的治疗方案，一般根据B淋巴细胞进行滴定，实行个体化给药。

3. 对症治疗

（1）水肿的治疗　除限钠摄入及卧床休息外，应合理应用利尿药。常用药物剂量详见本章第一节。

（2）低蛋白血症的治疗　不常规补充白蛋白。根据患者水肿严重程度、利尿药使用后的效果及患者白蛋白水平综合考虑给药方案。

（3）抗凝、溶栓治疗　肾病综合征患者特别是重症患者常合并高凝状态和血栓形成，尤其当血浆白蛋白低于20～25g/L时，即有静脉血栓形成的可能性。因此，抗凝应列为常规预防治疗措施。临床上常首选肝素皮下注射，也可静脉滴注，常用剂量为100U/kg，1～2次/日，疗程为10～14日；儿童酌减。低分子量肝素每次40～60U/kg，1次/日，皮下注射。尿激酶的常用剂量为2万～8万U/d，使用时从小剂量开始，并可与肝素同时滴注。其他常用的抗凝药物有华法林、双香豆素、链激酶等。

（4）高脂血症的治疗　他汀类：阿托伐他汀 10～40mg/d，1 次/日；瑞舒伐他汀 5～20mg/d，1 次/日；辛伐他汀 40mg/d，1 次/晚；普伐他汀 10～20mg/d，1 次/日。贝特类：非诺贝特，每次 100～200mg，1～2 次/日；吉非贝齐，每次 600mg，2 次/日。

（5）减少尿蛋白的治疗　血管紧张素转化酶抑制剂（ACEI）/血管紧张素Ⅱ受体阻断剂（ARB），详见本章第一节。

【用药注意事项】

1. 白蛋白　虽然患者有低蛋白血症，但不常规补充；使用时需严格掌握适应证（严重低蛋白血症、高度水肿而少尿者）并严格控制用量。

2. 免疫抑制剂　免疫抑制剂不良反应较多，需注意用药宣教；使用过程中要定期检查血常规和肝肾功能；应严格控制药物的剂量及疗程，不可自行增减剂量。

3. 调脂药物　该类药物有引起横纹肌溶解的风险，不建议与贝特类合用。使用过程中如果出现肌肉酸痛、尿色变深等情况，应及时去医院就诊。

4. 治疗药物相互作用

（1）他克莫司和环孢素通过 P450 酶代谢，与奥美拉唑、辛伐他汀等合用时血药浓度可能升高，注意监测。

（2）华法林与很多药物存在相互作用，如广谱抗生素、阿司匹林、胺碘酮等；另外，华法林为高血浆蛋白结合率药物，患者血浆白蛋白水平会随着病情变化而发生波动，华法林的抗凝作用也会随之有所改变，故使用过程中需要监测 INR 水平。

第四节　慢性肾衰竭

慢性肾衰竭（chronic renal failure，CRF）是指由各种原因引起的肾脏损害进行性恶化，造成肾单位严重受损，使机体在排泄代谢废物和调节水、电解质及酸碱平衡等方面发生紊乱或失调的临床综合征，为各种肾脏疾病持续发展的共同转归，又称为尿毒症。

美国肾脏疾病基金会根据肾小球滤过率（glomerular filtration rate，GFR）水平将慢性肾脏病（chronic kidney disease，CKD）分为 5 期。1～3 期可无明显症状，或仅表现出乏力、腰酸、夜尿增多等；进入 4 期后，上述症状越发明显，并伴有其他并发症；5 期即尿毒症期，多器官多系统发生严重并发症，甚至危及生命。临床表现包括：①水、电解质、酸碱平衡紊乱。②糖、脂肪、蛋白质代谢障碍。③各器官系统功能障碍。包括消化系统、心血管系统、神经系统、血液系统、内分泌系统及免疫系统等。④其他。体温调节紊乱、肾性骨营养不良症、皮肤瘙痒、面色苍白或呈黄褐色等其他异常表现。CKD 涵盖了疾病的整个发展过程，而 CRF 则代表了 CKD 的失代偿阶段，主要为 CKD 4～5 期，是 CKD 持续进展的结果。CRF 的常用治疗方法包括药物治疗、透析治疗、肾移植等。适时开始透析治疗（血液透析、腹膜透析）是改善尿毒症患者预后的重要措施。肾移植是 CRF 最佳的治疗方法，成功的肾脏移植可以完全恢复肾衰病患者的肾功能。

拓展阅读

全国道德模范郭彩利——“割肾救夫”撑起家的一片天

2019 年 9 月，全国孝老爱亲模范、彭阳县孟塬乡白杨庄村村民郭彩利，从北京载誉归来。今年 40 多岁的郭彩利，在丈夫身患重病后，坚强面对，“割肾救夫”。她对爱人不离不弃，对爱情无悔坚守，对家庭无私奉献，成就一段患难与共、坚贞不渝的人间真情。

2006年8月，郭彩利的丈夫诊断为双侧肾功能衰竭，肾脏移植成为挽救王占学生命的唯一希望。为了守住一个完整的家，郭彩利瞒着丈夫和家人，偷偷做了肾源配型检查。检查结果显示，她和丈夫的肾脏配型比高达36.5%，比医学要求的比例高出11.5个百分点。她说服家人同意自己给丈夫换肾，并积极筹措手术费，亲朋向她施以援手，多家单位也发起倡议为其募捐。2008年8月郭彩利的一个健康肾脏被移植到丈夫体内，为了治病家里欠了32万元外债，对此郭彩利无怨无悔。2008年，郭彩利当选“感动宁夏”十大人物，其家庭被评为“全国最美家庭”。

郭彩利表示，“为了守护自己的小家，我只是做了一件自己该做的事情，没想到国家给了我这么高的荣誉。今后，我会一如既往爱祖国、爱家乡、爱亲人，爱身边可亲可敬的人。希望自己能够带动身边更多人崇德向善。”

【药物治疗原则】

（1）对原发病的及时诊断及治疗是治疗肾衰竭的关键。

（2）对CRF降压治疗时，既要考虑药物本身降压效果，又要考虑药物对肾脏的影响。

（3）对CRF的不同阶段，需根据患者疾病表现合理选择个体化给药方案，延缓CRF进展需要综合治疗。

【常用治疗药物】

慢性肾衰竭的药物治疗主要包括纠正水、电解质和酸碱平衡紊乱，纠正贫血、纠正钙磷代谢紊乱和促进毒素排泄等四个方面。尽量避免使用肾毒性药物，如氨基糖苷类抗菌药、非甾体抗炎药、马兜铃酸等。

1. 纠正水、电解质和酸碱平衡紊乱的药物

（1）利尿药　慢性肾功能不全进入4期后，中效和低效利尿剂效果不佳，常用袢利尿剂，具有利尿消肿作用。见本章第一节。

（2）纠正酸碱平衡　常用药物为碳酸氢钠。碳酸氢钠可使血浆内HCO_3^-浓度升高，中和H^+，从而纠正酸中毒；同时，碱化尿液，使尿酸、磺胺类及血红蛋白等不易在尿中形成结晶或聚集。长期使用碳酸氢钠可能会引起代谢性碱中毒。

2. 纠正贫血的药物

（1）铁剂　常用药物为多糖铁复合物、硫酸亚铁片、蔗糖铁注射液。其主要作用机制是补充铁元素，提高血清铁水平和升高血红蛋白。口服制剂的主要不良反应为胃肠道反应，如恶心、呕吐、便秘、黑便等；注射用铁的主要不良反应为过敏性反应，但比较罕见。

（2）重组人促红细胞生成素　常用药物为重组人促红素注射液。其主要作用机制是作用于骨髓中红系造血祖细胞，促进其增殖、分化，对慢性肾功能衰竭贫血有明显的改善作用。主要不良反应有血压升高、血液黏度明显升高，偶有胃肠道反应如恶心、呕吐等。

（3）叶酸　常用药物为叶酸片。其主要作用机制为补充叶酸，促进红细胞成熟从而改善贫血。不良反应较少，长期用药可以出现恶心、腹胀等胃肠道反应。

3. 纠正慢性肾功能不全-钙磷代谢紊乱的药物

（1）钙剂　常用药物为碳酸钙和醋酸钙。其主要作用机制是通过餐中嚼服来结合食物中的磷，促进磷的排泄，从而降低血磷。其主要不良反应为血钙升高。

（2）不含钙的磷结合剂　常用药物为碳酸镧和司维拉姆。碳酸镧在上消化道的酸性环境下解离，与食物中的磷酸盐结合形成不溶性的磷酸镧复合物以抑制磷酸盐的吸收，从而降低体内血清磷酸盐和磷酸钙的水平；司维拉姆通过结合消化道中的磷酸根并降低其吸收，可降低血清中的磷酸根浓度。其主要不良反应均是胃肠道不适。

（3）降低甲状旁腺素的药物　常用药物为骨化三醇。主要用于慢性肾功能不全引起的继发性甲状旁腺功能亢进症，降低甲状旁腺素，从而调整血钙和血磷。其主要不良反应是高钙血症。

4. 排毒药物　常用药物有大黄、碳酸氢钠、尿毒清和氧化淀粉。前两者通过促进毒素的排泄，氧化淀粉通过其醛基与氮质产物结合成络合物而排出体外。

5. 其他　包括降尿酸药、他汀类等。

【治疗药物选用】

1. 积极治疗原发疾病　糖尿病、高血压、肾小球肾炎等仍是引起肾功能不全的主要原因。在慢性肾衰竭时，对原发病的治疗很重要。

（1）控制血压　无蛋白尿 CKD 高血压患者可选择 ACEI/ARB、CCB 等；有蛋白尿 CKD 高血压患者首选 ACEI 或 ARB；为提高高血压达标率，推荐使用单片复方制剂或组合制剂（如缬沙坦氨氯地平、血管紧张素受体脑啡肽酶抑制剂）；严重高血压者可选择 3 种或 3 种以上的抗高血压药物联合治疗。

（2）控制血糖　HbA1c 目标值为 7.0% 以下。对于 2 型糖尿病合并 CKD，当 eGFR≥45mL/（min·1.73m^2）时，推荐二甲双胍联合 SGLT2i 作为一线降糖方案。当血糖未能达标或不宜使用 SGLT2i 时，建议加用 GLP-1 受体激动剂。当 eGFR 30～44mL/（min·1.73m^2）时，二甲双胍应减量，并注意监测 eGFR 变化；当 eGFR＜30mL/（min·1.73m^2）时，二甲双胍和 SGLT2i 均不建议使用。

慢性肾衰竭时，由于进入体内的药物不能顺利地随尿排出，易在体内潴留。因此，应根据药动学特点、排泄途径、肾小球滤过率等因素决定选择药物种类及用药剂量，并尽量避免使用肾毒性药物。

2. 延缓肾功能进展

（1）纠正水、电解质、酸碱平衡失衡　慢性肾功能不全如无严重水肿、心力衰竭，不应盲目限制饮水量，每日摄入水量应补足前日尿量，另加 400～500mL 液体。当有水钠潴留时，可先给予噻嗪类利尿药，如氢氯噻嗪每次 25mg，2～3 次/日。除非有低钾血症，一般不首选保钾利尿药，如螺内酯。当 GFR＜30mL/min 时，噻嗪类利尿药一般无利尿作用，需选用强效利尿药，如呋塞米、托拉塞米等。一般口服呋塞米每次 20mg，2～3 次/日，必要时可静脉注射。

当 GFR＜5mL/min 时，尿毒症患者将发生排钾障碍，易出现高钾血症，CKD 患者血清钾浓度≥5.0mmol/L，诊断为高钾血症。轻度升高者应限制钾摄入，停用一切能升高血钾的药物，并强效利尿，保持大便通畅。重度升高者（血钾＞6.5mmol/L），可用 10% 葡萄糖酸钙 10～20mL 静脉注射，联合胰岛素加入葡萄糖液静脉滴注（胰岛素：糖＝1U：4～6g），同时可结合动脉血气分析结果，静脉滴注 5% 碳酸氢钠 100～200mL。紧急处理后，还需行急诊血透治疗。

慢性肾脏病患者血 HCO_3^- 小于 22mmol/L 时，应口服碳酸氢钠等碱制剂，使血 HCO_3^- 维持在正常水平。一般为口服碳酸氢钠 3～6g/d，分次口服；若 CO_2 结合率低于 15mmol/L，可静脉输注碳酸氢钠；严重酸中毒者尽快给予透析治疗。

（2）纠正贫血　重组人促红细胞生成素（EPO），皮下注射，每次 2000～3000U，2～3 次/周，根据血红蛋白水平调整用药剂量。补充铁剂，如多糖铁复合物，每次 0.15～0.3g，1 次/日；硫酸亚铁，饭后口服，每次 0.3g，3 次/日；蔗糖铁注射液 100mg，静脉滴注，1 次/周。叶酸每次 5mg，1 次/日。

（3）慢性肾功能不全－钙磷代谢紊乱的管理　含钙磷结合剂主要有碳酸钙和醋酸钙，0.4～0.6g/d，分次餐中嚼服，使用中应每1～2周查血钙1次。碳酸镧每次500mg，2～3次/日，餐中嚼服；司维拉姆，每次800mg，2～3次/日，餐中整片吞服。

临床上凡有低钙血症、继发性甲状旁腺功能亢进及肾性骨营养不良三者之一出现，可补充钙剂或使用活性维生素D制剂。常用药物包括：①骨化三醇胶丸口服，0.25μg/d，1次/日；或冲击治疗，每次2～4μg，2次/周。②α－骨化三醇口服，0.5μg/d，每日1次。用于低钙血症时白天服用，用于继发性甲状旁腺功能亢进时，睡前服用。用药期间应监测血钙及碱性磷酸酶变化，后者转向正常即应减量，一旦发生高钙血症应及时停药。

（4）促进毒素的排泄　口服氧化淀粉（包醛氧化淀粉，每次5～10mg，2～3次/日；AST－120，每次2g，3次/日）；口服大黄碳酸氢钠每次2～3片，2～3次/日。

（5）延缓肾功能进展的其他措施　通过使用中医药治疗（如黄芪、虫草制剂等），避免或减少肾毒性药物的使用（如NSAIDs、氨基糖苷类抗生素），使用他汀类药物，高尿酸血症的治疗等措施防治肾脏纤维化。

【用药注意事项】

1. 磷结合剂　应根据疗效、不良反应和经济个体化选择合适药物，根据饮食结构特点选择合适的服药时间。其中，使用含钙的磷结合剂时，要避免高钙血症，故治疗期间需要2周检测一次血钙。

2. 铁剂　晚饭后服用吸收效果更佳，避免与茶叶、钙片等同服。感染患者禁用注射铁剂。

3. 骨化三醇　对于甲状旁腺激素升高的患者建议夜间服用；而用于预防或治疗骨质疏松时，白天服用更佳。骨化三醇活性维生素D类似物，使用期间会增加钙的浓度，故治疗期间需要定期检测血钙。

4. 治疗药物相互作用　钙剂与铁剂一起服用，会影响铁的吸收，故两药服用间隔时间至少2个小时。

实训十一　慢性肾小球肾炎的药物治疗方案评定

实训提示

【实训目的】

1. 掌握慢性肾小球肾炎的常用治疗药物及用法用量，熟悉慢性肾小球肾炎的临床表现。

2. 学会制订与评价慢性肾小球肾炎的药物治疗方案，指导患者合理应用利尿药、抗高血压药、免疫抑制剂及一般治疗方法。

3. 养成团队协作的工作习惯，具备关爱患者的药学服务职业道德。

【实训内容】

患者，男性，33岁。于劳累后自觉尿中泡沫较前明显增多且血压控制不佳，波动于150～160/90～100mmHg，下肢水肿，就诊。饮食差，睡眠正常。大小便肉眼正常。既往否认糖尿病、冠心病病史，否认结核、肝炎等传染病病史，无外伤及手术史。否认高血压病等家族史。检查结果：尿常规：蛋白＋＋，潜血＋＋，尿红细胞数28/HPF；24小时尿蛋白定量（尿量1100mL/24h）1.8g。

请结合以上病例，完成以下几个方面的实训。

1. 向患者详细询问病情，结合检查结果，给出最可能的诊断。

2. 根据病情制定药物治疗方案。

3. 对患者进行合理用药指导。

【实训步骤】

1. 问病　进入实训室，首先由教师讲解实训要求和安排，将学生按 2 人一组进行分组实训，分别模拟担任药师和典型的慢性肾小球肾炎患者。每组分别进行问病演示。

问病内容。①主要症状：有无乏力，劳倦、腰部隐痛、刺痛或困重、食欲减退、水肿、中等程度的高血压等。②病史与诱因：免疫因素或非免疫因素、感染．过度疲劳、精神压力过大或使用肾毒性药物等因素。③伴随症状：有无眼底出血、渗血，水肿，舒张压持续性以中等以上的程度升高，血尿等。④诊疗过程：是否做过血、尿、便常规，凝血功能，血糖，血脂，腹部 B 超，肾功能检查，肾组织活检等相关检查，有无确诊。发病后是否用药，药物剂型、剂量、用法及疗效如何。⑤一般情况：工作、生活习惯及环境，饮食、睡眠、大小便、体重的变化及病情是否影响工作。⑥家族史、既往病史：家中有无相同症状的患者，是否有过敏史、感染病病史、外伤史、手术史、用药史等。⑦病情评估：病情轻重、急缓、营养状况，可能出现的并发症、预后判断告知患者。肾功能逐渐恶化并出现相应的临床表现，如贫血、血压升高、酸中毒，最终进展为尿毒症。

2. 讨论　分组讨论，指出各组问病过程中的优、缺点，每组推出 1 名学生进行总结，各组对问病环节进行优化，带教老师挑选 1～2 组再次问病演示。

3. 制定药物治疗方案

（1）分组对案例进行讨论，给出诊断结果及依据，并制定药物治疗方案。

（2）各组代表发言。

（3）老师对各组的药物治疗方案进行点评、总结。

4. 用药指导　指导学生分别扮演“慢性肾小球肾炎”患者，每位同学就治疗方案中的药物进行介绍，并就用法用重、不良反应及用药注意事项等方面进行用药指导。

【实训考核】

由教师扮演慢性肾小球肾炎患者，学生扮演药师，考核学生根据病情制定药物治疗方案并进行用药指导和健康教育。

<table>
<tr><th>考核项目</th><th colspan="2">考核内容</th><th>分值</th><th>得分</th></tr>
<tr><td rowspan="4">实训准备
（15 分）</td><td colspan="2">着装：
学生着工作服，仪表规范得体（1 分）
女生不得披头发，男女生不得穿拖鞋（1 分）</td><td>2</td><td></td></tr>
<tr><td colspan="2">报告班级、姓名、操作项目</td><td>1</td><td></td></tr>
<tr><td colspan="2">举止得体，语言清晰</td><td>2</td><td></td></tr>
<tr><td colspan="2">理论知识：
慢性肾小球肾炎的药物治疗原则（4 分）
治疗药物的药理作用和用途（3 分）
利尿剂、糖皮质激素的不良反应（3 分）</td><td>10</td><td></td></tr>
<tr><td rowspan="2">实训操作
（75 分）</td><td rowspan="2">沟通能力
（10 分）</td><td>与患者的沟通技巧：
参考人际沟通知识，考生回答沟通技巧的内容（5 分）</td><td>5</td><td></td></tr>
<tr><td>与患者的沟通的礼仪：
面对考官时，见面问候（2 分），离开道别（3 分）</td><td>5</td><td></td></tr>
</table>

续表

考核项目	考核内容		分值	得分
实训操作 （75 分）	专业能力 （65 分）	药物选择： 药品名称、剂型正确（5 分） 药品规格正确（5 分） 药品剂量正确（5 分） 无遗漏药品（5 分）	20	
		药物介绍： 介绍药品名称及数量（5 分） 介绍用法用量（5 分） 介绍不良反应（5 分）	15	
		用药指导： 是否符合慢性肾小球肾炎的用药原则（5 分） 用药注意事项（15 分） 给出用药指导策略（5 分）	25	
		健康教育 健康教育是否符合慢性肾小球肾炎患者治疗原则	5	
实训报告 （10 分）	实训结果记录字迹工整，项目齐全，并能针对实训思考题目认真进行分析讨论		10	
合计			100	

【实训思考】

1. 药师应从哪些方面指导慢性肾病患者合理用药？
2. 如何对慢性肾小球肾炎患者开展健康教育？

简答题

1. 简述尿路感染的药物治疗原则。
2. 简述肾病综合征的常用治疗方案。

（沈延婷）

书网融合……

扫一扫，捋一捋　　微课　　习题

第十二章 变态反应性疾病的药物治疗

PPT

学习目标

知识目标：

1. 掌握 变态反应性疾病的药物治疗原则、常用治疗药物及治疗药物的选用。

2. 熟悉 变态反应性疾病的临床表现、用药注意事项。

3. 了解 变态反应性疾病的病因及发病机制。

能力目标：

1. 能结合医生诊断和用药方案对变态反应性疾病患者开展用药指导和健康教育。

2. 能正确判断变态反应性疾病药物治疗的疗效和疾病转归。

素质目标：培养学生积极参与变态反应性疾病防治的社会责任感、人文情怀、敬业精神和求真务实的科学态度。

变态反应（allergic reaction）又称超敏反应（hypersensitivity），是一类异常的病理性免疫应答。人们日常生活中遇到的皮肤瘙痒、皮肤过敏、红肿等，就是一种常见的变态反应。变态反应在世界各国均很常见，全球发病率已高达40%，并且患病人数仍在持续增加。对多系统、多器官造成损害，甚至死亡，变态反应性疾病已成为全球关注的公众健康问题。

案例导入

案例：患者，女，12岁。3天前发现四肢出现少量红斑风团，略有瘙痒，自服西替利嗪片，未明显好转，后红斑风团逐渐蔓延至全身，瘙痒加重。为进一步治疗，遂来医院就诊。查体：全身散在大量红斑风团，皮肤划痕试验（+）。实验室检查：白细胞16.13×10^9/L、淋巴细胞百分比13.1%、中性粒细胞百分比82.3%、C反应蛋白67.58mg/L，诊断为急性荨麻疹。给予头孢曲松、甲泼尼龙、复方甘草酸苷、地奈德软膏等药物进行抗感染、抗过敏、抗感染治疗，并辅以奥美拉唑抑酸护胃支持治疗，经治疗后好转。

扫一扫，知解析

讨论：1. 请简要说出医生的诊断依据。

2. 医生制定的治疗方案是否合理？

变态反应性疾病是由结合在肥大细胞、嗜碱性粒细胞上的抗体与再次接触的变应原结合后导致肥大细胞和嗜碱性粒细胞脱颗粒，释放一系列生物活性物质，导致机体生理功能紊乱的一组疾病，通常无组织细胞损伤。其发生需具备两个主要条件：一是容易发生变态反应的特应性体质，这是由先天遗传决定的，遗传因素是变态反应性疾病发病的基础；二是与变应原的接触，变应原的种类繁多，是诱发变态反应发生的直接病因。临床上常见的变应原有吸入物、食入物、物理化学接触物和感染因素等四大类。有特应性体质的人再次接触同一种变应原时，就可发生变态反应，其时间不定，快者可在再次接触后数秒钟内发生，慢者需数天甚至数月时间。常见的临床表现有瘙痒、流涕、打喷嚏、鼻黏膜水肿、红斑风团、血管性水肿、恶心、呕吐、腹痛或腹泻等。

变态反应性疾病的预防和治疗是密不可分的两个方面。一方面要尽可能寻找变应原的种类，避免再次接触；另一方面应针对疾病发生发展的整个过程，对某个环节进行切断或干预，终止其发病。治疗方法主要包括：支持疗法、避免接触过敏源、特异性脱敏疗法及非特异性药物治疗。本节主要介绍非特异性药物治疗。

拓展阅读

变态反应的分型

变态反应一般分为Ⅰ型（速发型）、Ⅱ型（细胞毒型）、Ⅲ型（免疫复合物型）和Ⅳ型（迟发型）。Ⅰ型临床表现为受累器官的功能障碍，与毛细血管扩张、血管壁通透性增加、皮肤黏膜水肿，血压下降，腺体分泌增多及呼吸道和消化道平滑肌痉挛等有关，常见疾病有荨麻疹、过敏性鼻炎、过敏性休克等；Ⅱ型临床表现与抗体和细胞原有的抗原或吸附在细胞表面的抗原结合后，通过补体、巨噬细胞、K细胞等共同破坏靶细胞或免疫反应攻击靶细胞有关，常见疾病有输血反应、新生儿溶血症等；Ⅲ型主要表现为受累部位的炎症反应，与某些细菌、病毒、寄生虫等抗原或免疫复合物有关，常见疾病有类风湿关节炎、血清病样综合征等；Ⅳ型临床表现与致敏淋巴细胞增殖分化的部位有关，常见疾病有接触性皮炎、湿疹、移植排斥反应等。了解和掌握变态反应的分型对于预防和治疗相关疾病具有重要意义。作为未来的药学工作者，我们应秉持科学态度，深入研究和应对这些反应，以提高临床治疗效果，保护人民健康。

【药物治疗原则】

（1）及时用药治疗，以缓解变态反应性疾病的症状，减轻病患的不安与痛苦。

（2）使用药物控制或干扰变态反应的发生、发展过程，减轻组织损伤或生理功能紊乱。

（3）非特异性药物控制抗原抗体反应时，使用糖皮质激素与免疫抑制药，应注意尽量减少不良反应的发生。

（4）预防和控制继发感染的发生。

【常用治疗药物】

药物治疗可用于各型变态反应，优点是方便快捷，不需明确变应原种类，且见效快，短期内可迅速缓解急性症状；缺点是只对症治疗，且部分药物有较多的不良反应。所以，一般需要采用多种药物综合治疗。常用的治疗药物包括生物活性介质拮抗药、抑制生物活性介质合成与释放的药物、改善效应器官反应性的药物三类。

1. 生物活性介质拮抗药 即H_1受体阻断药，通过竞争性阻断H_1受体而产生拮抗作用。目前临床常用的H_1受体阻断药有第一代、第二代及其他产品。

（1）第一代H_1受体阻断药 常用药物有苯海拉明、异丙嗪、氯苯那敏、赛庚啶等。其特点有：①H_1受体阻断作用强；②有不同程度的中枢抑制作用，可引起嗜睡、镇静等不良反应；③价格便宜、疗效可靠。

第一代H_1受体阻断药的不良反应主要是中枢抑制，表现为镇静、头昏、嗜睡、乏力、注意力不集中、认知能力降低等。中枢抑制作用的强弱与个体反应有关，常随用药时间延长而逐渐耐受，但疗效亦会降低，以异丙嗪、赛庚啶及苯海拉明尤为明显。故使用此类药物时剂量不宜过大，从事高空作业、驾驶员、机械操作等特殊人群禁用或慎用。此外，由于药物的抗胆碱作用，少数药物还可引起口干、心悸、视物模糊、排尿困难、胃肠道反应等，尿潴留、幽门梗阻、青光眼者禁用。极少数药物有引起血液系统损害的报告，如苯海拉明引起粒细胞减少，赛庚啶使得葡萄糖-6-磷酸脱氢酶缺乏者诱发溶血性贫血。

（2）第二代H_1受体阻断药 常用药物有西替利嗪、氯雷他定、咪唑斯汀、依巴斯汀等。其特点有：①H_1受体阻断作用更强、特异性较高，在皮肤科临床应用十分广泛；②大部分药物半衰期比第一代长，药物作用可长达 24 小时，每天口服一次即可；③无明显的中枢抑制作用，尤其对驾驶员、高空作业者等特殊人群及慢性病例较为适用。

第二代 H_1受体阻断药的不良反应主要是心脏毒性反应，表现为室上性心动过速、心搏骤停等，严重者可致心性猝死。以阿司咪唑、特非那定报道最多。当这两种药物代谢受到抑制时，可引起致命性心律失常（尖端扭转性心律失常）。心脏毒性反应多与超剂量使用、多种药物混合使用、患者自身心脏疾病等有关。此外，有些患者使用第二代 H_1受体阻断药后也会出现第一代 H_1受体阻断药抗胆碱的副作用，少数药物还可出现轻度的困倦、嗜睡、眩晕等。

（3）其他 H_1受体阻断药　常用药物有左西替利嗪、地氯雷他定、非索非那定等。上述药物在第二代 H_1受体阻断药化学结构的基础上进行优化，具有安全性高、毒副作用小等方面的优势，抗炎、抗过敏的作用效果也得到了显著增强。

2. 抑制生物活性介质合成与释放的药物

（1）过敏介质阻释药　常用药物有色甘酸钠和酮替芬。通过稳定肥大细胞膜而减少过敏介质的释放，对平滑肌无松弛作用，也无对抗组胺、白三烯等过敏介质的作用。色甘酸钠的不良反应较少见，偶有恶心、呕吐、头痛、头晕及关节痛。酮替芬的不良反应主要有嗜睡、倦怠、口干、恶心等，偶见头痛、头晕、迟钝以及体重增加。

（2）白三烯受体阻断剂　常用药物有孟鲁司特、扎鲁司特、普鲁司特等。是一类非激素类抗炎药，主要通过竞争性结合半胱氨酰白三烯（cysteinyl leukotrienes，CysLTs）受体、阻断 CysLTs 的活性而发挥作用，也可以抑制血管通透性的增加及支气管痉挛。此类药物耐受性良好，不良反应轻微。使用时可能引起头痛或胃肠道反应等，通常不需要终止治疗。

（3）甘草酸类制剂　常用药物为复方甘草酸苷。甘草酸苷通过抑制花生四烯酸水解所需的磷脂酶 A_2，减少白三烯、前列腺素等炎症前体物质的合成和释放，从而保护细胞膜；可增强糖皮质激素抑制应激反应的作用，并拮抗糖皮质激素抗肉芽形成和胸腺萎缩等方面的作用。复方甘草酸苷的不良反应主要有低钾血症、血压上升、水钠潴留、浮肿、尿量减少、体重增加等假性醛固酮增多症等。

（4）糖皮质激素　常用药物有泼尼松、倍氯米松、布地奈德、莫米松等。通过抑制过敏介质释放，抑制细胞因子的生成，降低毛细血管通透性，干扰前列腺素和白三烯的生物合成等产生作用。使用糖皮质激素时可引起一系列不良反应，其严重程度与用药剂量及用药时间相关。长期使用可引起高血压、高血糖、骨质疏松、溃疡及感染等不良反应，故不宜长期使用。使用吸入型糖皮质激素时可引起轻度喉部刺激，咳嗽、声嘶和口咽部念珠菌感染，偶见过敏反应和精神症状。

3. 改善效应器官反应性的药物

（1）茶碱类　常用药物有氨茶碱、二羟丙茶碱等。可松弛支气管平滑肌，对处于痉挛状态的支气管作用尤为明显。氨茶碱的不良反应包括：口服可有恶心、呕吐，肌内注射局部红肿、疼痛，静脉滴注有头晕、心悸、心律失常、血压下降、抽搐、惊厥等。少数患者可出现失眠、目眩。剂量过大可引起惊厥、谵妄或谵语。

（2）M 受体阻断药　常用药物有阿托品、山莨菪碱和异丙托溴铵等。通过阻断 M 受体解除支气管平滑肌痉挛。该类药物的不良反应主要有：皮肤干燥、口干、视物模糊、潮红、心悸、排尿困难、便秘等。

（3）肾上腺素受体激动药　常用药物有肾上腺素、麻黄碱等。麻黄碱与肾上腺素相比，起效慢，作用弱而持久。选择性 β_2受体激动药如沙丁胺醇、特布他林、沙美特罗、福莫特罗等，具有选择性高、心血管系统不良反应少、稳定性较高、作用时间长等特点，长期使用肾上腺素受体激动药（如麻黄碱、沙丁胺醇等）易产生快速耐受性，停药 1～2 周后机体可恢复其敏感性。

（4）葡萄糖酸钙和维生素 C　可解除支气管平滑肌痉挛，也可降低毛细血管通透性从而减少渗出，改善靶器官的反应性。以静脉给药为主，亦可口服。葡萄糖酸钙的不良反应主要有静脉注射可致全身发热，静注过快可产生心律失常甚至心跳停止、呕吐、恶心，还可致高钙血症。长期大剂量应用维生素 C 可引起停药后坏血病、结石、头痛、尿频、胃肠道反应等。

【治疗药物选用】

1. Ⅰ型变态反应　Ⅰ型是变态反应性疾病中最常见的一种。组胺、白三烯、缓激肽、5-羟色胺及前列腺素等是引起Ⅰ型变态反应的生物活性介质，其中组胺是引起此类疾病的主要生物活性介质。因此，生物活性介质拮抗药是此类疾病常用的治疗药物，可联合使用抑制生物活性介质合成与释放的药物、改善效应器官反应性的药物，以提高疗效。

（1）生物活性介质拮抗药　主要包括组胺 H_1 受体阻断药、白三烯受体阻断药等，其中 H_1 受体阻断药几乎对所有的Ⅰ型变态反应引起的皮肤病均有效，如荨麻疹、血管神经性水肿等；对过敏性鼻炎，特别是花粉症，疗效亦好；对支气管哮喘及过敏性休克单用效果不佳。H_1 受体阻断药多为口服给药。长期、大剂量服用同一种药物时容易出现耐受现象，故服用时间一般 1～3 个月为宜。常用 H_1 受体阻断药的给药剂量和方法见表 12-1。

表 12-1　常用 H_1 受体阻断药的服用剂量和频次

口服药物	每日剂量（mg）（起始剂量～足量）	每日给药次数
第一代		
苯海拉明	50～75	2～3
异丙嗪	25～37.5	2～3
氯苯那敏	12	3
赛庚啶	4～12	2～3
第二代		
西替利嗪	10	1
氯雷他定	10	1
咪唑斯汀	10	1
依巴斯汀	10～20	1
其他		
左西替利嗪	5	1
地氯雷他定	5	1
非索非那定	30～180	1

（2）抑制生物活性介质合成与释放的药物

1）过敏介质阻释药：主要用于预防过敏性支气管哮喘、过敏性鼻炎及过敏性结膜炎等。色甘酸钠可与异丙肾上腺素合用预防少数患者因粉尘刺激引起的气急、呛咳、支气管痉挛等。给予色甘酸钠气雾剂用于预防支气管哮喘，喷吸前先摇匀液体，气雾吸入，每次 3.5～7mg，3～4 次/日。色甘酸钠滴眼液用于预防春季过敏性结膜炎，外用滴眼，每次 1～2 滴，4 次/日，重症可适当增加到 6 次/日，均需在发病季节前 2～3 周用药。酮替芬片用于过敏性鼻炎、过敏性支气管哮喘，口服，每次 1mg，2 次/日，可连服 2～6 周。酮替芬鼻喷雾剂用于过敏性鼻炎，鼻腔喷雾，每次 1～2 喷（0.15～0.30mg），1～3 次/日。

2）白三烯受体阻断剂：主要用于儿童哮喘的预防和长期治疗，减轻过敏性鼻炎引起的症状。给予孟鲁司特钠咀嚼片，口服咀嚼，1 次/日。2～5 岁，每次 4mg；6～14 岁，每次 5mg；15 岁及以上者，每次10mg，可连服3个月。

3）甘草酸类制剂：主要用于治疗荨麻疹、湿疹、皮肤炎等。给予复方甘草酸苷片（主要成分甘草酸苷25mg），饭后口服，成人每次50～75mg，儿童每次25mg，3次/日。

4）糖皮质激素：此类药物短期效果显著，虽然作为Ⅰ型变态反应性疾病最有效的治疗药物，但一般只作为次选药。以局部用药为主，效果不佳时或急、重症患者需全身用药。给予泼尼松片用于药物性皮炎、荨麻疹、支气管哮喘等，口服，20～40mg/d，症状减轻后减量，每隔1～2日减少5mg；倍氯米松气雾剂用于缓解哮喘症状和过敏性鼻炎等，气雾吸入，每次0.05～0.1mg，3～4次/日，儿童用量按年龄酌减，每日最大量不超过0.4mg，症状缓解后逐渐减量；布地奈德鼻喷雾剂用于治疗季节性和常年性过敏性鼻炎，鼻腔喷入，256μg/d，早晨一次或早晚分二次给药；莫米松乳膏用于湿疹、神经性皮炎、异位性皮炎及皮肤瘙痒症，局部外涂，1次/日。

（3）改善效应器官反应性的药物　主要用于支气管平滑肌痉挛。可选用：①茶碱类。氨茶碱，静脉注射，成人，每次0.125～0.25g，4次/日，以50%葡萄糖注射液稀释至20～40mL，注射时间不得短于10分钟；静脉滴注，每次0.25～0.5g，2次/日，以5%～10%葡萄糖注射液稀释后缓慢滴注。注射给药，极量每次0.5g，2次/日。小儿，静脉注射，一次按体重2～4mg/kg，以5%～25%葡萄糖注射液稀释后缓慢注射，亦可口服。②M受体阻断药。阿托品，皮下、肌内或静脉注射，成人，每次0.3～0.5mg，0.5～3mg/d；极量每次2mg。儿童，皮下注射，每次0.01～0.02mg/kg，2～3次/日。山莨菪碱，成人，5～10mg，小儿0.1～0.2mg/kg，肌内注射，1～2次/日。异丙托溴铵，气雾吸入，每次40～80μg，2～4次/日。③肾上腺素受体激动药。肾上腺素每次0.25～0.5mg，皮下注射，3～5分钟见效，但仅能维持1小时，必要时每4小时可重复注射一次。麻黄碱每次15～30mg，3次/日，口服，现已少用。缓解哮喘时选用β_2受体激动药如沙丁胺醇、特布他林、沙美特罗、福莫特罗等，以吸入给药为主。④葡萄糖酸钙。用10%葡萄糖注射液稀释后缓慢注射，每分钟不超过5mL，每次1g。维生素C，肌内或静脉注射，成人，每次100～250mg，1～3次/日；小儿，100～300mg/d，分次注射，亦可口服。

2. Ⅱ型变态反应　Ⅱ型变态反应可选用糖皮质激素和静脉用免疫球蛋白治疗。治疗自身免疫性溶血性贫血时，可用糖皮质激素抑制淋巴细胞功能和免疫球蛋白生成。治疗自身免疫性血小板减少症时，可用大剂量静脉用免疫球蛋白，但对自身免疫性贫血的治疗效果不佳。此外，Ⅱ型变态反应性疾病若为血型抗体所引起，在有条件的前提下可实施换血疗法或血浆交换除掉致敏红细胞和细胞毒抗体。初产妇可在分娩后72小时内肌内注射抗Rh免疫抗体，从而阻断Rh^+红细胞对母体的致敏作用，可有效地预防新生儿溶血。

3. Ⅲ型变态反应　Ⅲ型变态反应可选用糖皮质激素发挥抗炎和抑制机体的病理性免疫反应作用，并能稳定中性粒细胞溶酶体膜，降低炎症反应和组织损伤。也可合用细胞毒性免疫抑制药，联合用药不但可以巩固疗效和缓解病情，还可避免长期大剂量使用糖皮质激素导致的一系列严重不良反应。

4. Ⅳ型变态反应　应根据病种制定相应的用药治疗方案。传染性变态反应，应针对病原体给予相应的有效治疗，如结核病给予抗结核药治疗，急性移植排斥反应则给予免疫抑制药。

【用药注意事项】 微课

1. 第一代H_1受体阻断药　①避免与四环素类抗生素同时服用，否则会影响该类药物的吸收；②避免与对中枢神经系统有抑制作用的含乙醇饮品（如酒等）、镇静催眠药（如氯硝西泮等）、吩噻嗪类药物（如氯丙嗪等）同时服用，否则有可能引起头昏、运动失调、全身无力、视物模糊等中枢神经过度抑制症状，儿童及体弱患者更易发生；③尽可能避免与复方感冒药同时服用，因为多数复方感冒药中都含有此类药物成分（如氯苯那敏、苯海拉明等），易致重复用药；④避免与抗胆碱药（如阿托品等）、三环类抗抑郁药（如多赛平等）同时使用，否则可出现口渴、排尿困难、便秘、青光眼症状加重、记忆功能障碍等副作用。

2. 第二代 H_1 受体阻断药 ①心脏病患者及电解质紊乱（如低钾血症、低钙血症、低镁血症等）者避免使用；②应严格控制使用剂量，避免超剂量使用；③过量使用中毒时，应及早处理：洗胃、催吐，密切进行心电监护，可采用适当的抗心律失常药治疗，但应避免使用延长 Q－T 间期的抗心律失常药（如胺碘酮等）；④同时使用两种以上 H_1 受体阻断药以加强疗效时，可选择不同类型的 H_1 受体阻断药交替使用，避免耐受现象的发生；⑤第二代 H_1 受体阻断药可致动物畸胎，妊娠期及哺乳期妇女禁用；⑥部分患者在局部使用 H_1 受体阻断药后，出现过敏症状加重的现象，此为抗过敏药的致敏现象，须立即停药，并及时去医院治疗；⑦禁止与肝药酶抑制剂如大环内酯类抗生素（如罗红霉素、克拉霉素等）、唑类抗真菌药（如伊曲康唑、氟康唑等）合用，否则可引起本类药物血药浓度升高，导致室性心律失常，甚至死亡；⑧避免与钠通道阻滞药（如奎尼丁等）、钙通道阻滞药（如维拉帕米等）、镇静催眠药（如水合氯醛等）合用，否则会增加发生心律失常的危险。

3. 糖皮质激素 ①需对用药追踪监测，必要时停药；②长期使用后不可突然停药，应逐渐减量后停药，以避免“反跳”现象或停药症状；③使用吸入型糖皮质激素后，用清水漱口可减少声嘶和口咽部念珠菌感染的发生率；④色甘酸钠与糖皮质激素合用时，糖皮质激素应逐渐减量，停药后为避免“反跳”现象或停药症状，应恢复或加大糖皮质激素用量，否则会引起严重的哮喘发作。

4. 氨茶碱 ①静脉滴注氨茶碱时，应避免与维生素 C、葡萄糖酸钙、肾上腺素、四环素等配伍；②氨茶碱静脉注射浓度过高或速度过快时易发生严重心律失常，甚至猝死，故临床使用时要严格控制剂量浓度和滴速；③氨茶碱应避免与西咪替丁、红霉素、依诺沙星、克林霉素等药物合用，因其可降低氨茶碱在肝脏的清除率，使其半衰期延长，血药浓度可高于正常水平，易致中毒；④对氨茶碱中毒者，目前无特效拮抗剂，应及时进行对症治疗，采取镇静退热、吸氧排毒、抗休克等治疗措施。

5. 甘草酸苷 部分利尿剂可增强甘草酸苷的排钾作用，使血钾进一步降低。同时服用莫西沙星还可能引起室性心动过速。因此在用药过程中，要充分注意观察血清钾值，发现异常情况，应立即停止给药。

6. 白三烯受体阻断剂 与糖皮质激素合用时，可逐渐减少合并使用的吸入糖皮质激素剂量，但不建议使用本品突然替代吸入或口服糖皮质激素。

7. 葡萄糖酸钙 静脉注射葡萄糖酸钙时，若发现药液漏出血管外，应立即停止注射，并用氯化钠注射液作局部冲洗注射，局部给予氢化可的松、1% 利多卡因和透明质酸，并抬高局部肢体及热敷。

实训十二 荨麻疹的药物治疗方案评定

实训提示

【实训目的】

1. 掌握荨麻疹的常用治疗药物及其用法用量，熟悉荨麻疹的临床表现。
2. 学会制定与评价荨麻疹的药物治疗方案，指导患者合理应用抗组胺药及糖皮质激素。
3. 养成团队协作的工作习惯，具备关爱患者的药学服务职业道德。

【实训内容】

病例： 患者，男，17 岁，躯干四肢散在红色风团伴瘙痒 4 天，风团大小不等，部分融合成片，皮肤划痕试验（+），反复发生，近期患病毒性感冒。请结合以上病例，完成以下几个方面的实训。

1. 向患者详细询问病情，并给出最可能的诊断。

2. 根据病情制定药物治疗方案。

3. 对患者进行合理用药指导。

【实训步骤】

1. 问病　进入实训室，首先由教师讲解实训要求和安排，将学生按2人一组进行分组实训，分别模拟担任药师和典型的荨麻疹患者。每组分别进行问病演示。

问病内容。①主要症状：风团发作频率、皮损持续时间、昼夜发作规律，风团大小、数量、形状和分布。②诱因：有无明显的诱因及缓解因素。③伴随症状：是否伴有瘙痒或疼痛，消退后是否有色素沉着。④诊疗过程：是否做过血常规、过敏源检测、风湿全套、自身抗体等相关辅助检查，有无确诊。发病后是否用药，药物剂型、剂量、用法及疗效如何。⑤一般情况：工作及生活习惯及环境，饮食、睡眠、大小便、体重的变化及病情是否影响工作。⑥家族史、既往病史：家中有无相同症状的患者，是否有过敏史、感染病史、外伤史、手术史、用药史等。⑦病情评估：病情轻重、急缓、营养状况，可能出现的并发症、预后判断告知患者。荨麻疹可能会累及消化系统、肾脏，继而出现腹痛、腹泻、便血、蛋白尿等，严重情况下可出现喉头水肿、呼吸困难，甚至休克。

2. 讨论　分组讨论，指出各组问病过程中的优、缺点，每组推出1名学生进行总结，各组对问病环节进行优化，带教老师挑选1～2组再次问病演示。

3. 制定药物治疗方案

（1）分组对案例进行讨论，给出诊断结果及依据，并制定药物治疗方案。

（2）各组代表发言。

（3）老师对各组的药物治疗方案进行点评、总结。

4. 用药指导　教师扮演荨麻疹患者，每位同学就治疗方案中的药物进行介绍，并就用法用量、不良反应及用药注意事项等方面进行用药指导。

【实训考核】

由教师扮演荨麻疹患者，学生扮演药师，考核学生根据病情制定药物治疗方案并进行用药指导。

考核项目	考核内容		分值	得分
实训准备（15分）	着装： 学生着工作服，仪表规范得体（1分） 女生不得披头发，男女生不得穿拖鞋（1分）		2	
	报告班级、姓名、操作项目		1	
	举止得体，语言清晰		2	
	理论知识： 荨麻疹的药物治疗原则（4分） 治疗药物的药理作用和用途（3分） 抗组胺药/糖皮质激素的不良反应（3分）		10	
实训操作（75分）	沟通能力（10分）	与患者的沟通技巧： 参考人际沟通知识，考生回答沟通技巧的内容（5分）	5	
		与患者的沟通的礼仪： 面对考官时，见面问候（2分），离开道别（3分）	5	

续表

考核项目	考核内容		分值	得分
实训操作（75 分）	专业能力（65 分）	临床诊断： 诊断正确（2 分） 诊断依据陈述正确（3 分）	5	
		药物选择： 药品名称、剂型正确（5 分） 药品规格正确（5 分） 药品剂量正确（5 分） 无遗漏药品（5 分）	20	
		药物介绍： 介绍药品名称及数量（5 分） 介绍用法用量（5 分） 介绍不良反应（5 分）	15	
		用药指导： 是否符合荨麻疹的用药原则（5 分） 用药注意事项（15 分） 给出用药指导策略（5 分）	25	
实训报告（10 分）	实训结果记录字迹工整，项目齐全，并能针对实训思考题目认真进行分析讨论		10	
合计			100	

【实训思考】

1. 药师应从哪些方面指导荨麻疹患者合理使用糖皮质激素类药物？
2. 对从事高空作业或驾驶工作的荨麻疹患者进行用药指导时，应强调什么？为什么？

简答题

1. 简述白三烯受体阻断剂的临床应用、不良反应及用药注意事项。
2. 简述变态反应性疾病的药物治疗原则。

（许丽娜　凌　柏）

书网融合……

扫一扫，拇一拇　　微课　　习题

第十三章　内分泌代谢疾病的药物治疗

PPT

学习目标

知识目标：

1. 掌握　甲状腺功能亢进症、糖尿病、骨质疏松症、痛风的常用治疗药物和药物治疗原则。

2. 熟悉　甲状腺功能亢进症、糖尿病、骨质疏松症、痛风的主要临床表现、治疗药物作用和相互作用。

3. 了解　甲状腺功能亢进症、糖尿病、骨质疏松症、痛风的一般治疗方法。

能力目标：

1. 能结合医生诊断和用药方案对内分泌代谢疾病患者开展用药指导和健康教育。

2. 能熟练操作并指导患者正确使用血糖仪测量血糖。

3. 能正确判断内分泌代谢疾病药物治疗的疗效和疾病转归。

素质目标： 培养学生的工匠精神和奉献精神，树立远大理想和正确的价值观。

内分泌系统是由人体多个内分泌腺和多种组织的激素分泌细胞组成。在正常情况下，这些腺体和细胞能分泌一种或多种具有高度生物活性的物质，作用于其他部位的组织、器官或作用于自身组织或细胞，用于调节其代谢功能或形态结构，这种活性物质即激素（hormone）。如果某些激素的分泌量异常、激素的结构异常、激素的受体或激素与受体结合后的任何环节异常，都会扰乱激素的平衡，引起某些组织器官的功能失调。体内重要的内分泌腺有下丘脑、脑垂体、甲状腺、胰腺、肾上腺和性腺等。本章主要介绍甲状腺功能亢进症、糖尿病、骨质疏松症和痛风的药物治疗。

案例导入

案例： 患者，女，41岁，因“怕热、多汗、心悸、食欲亢进、无力、体重减轻”就诊。半年前无明显诱因出现心悸、乏力、消瘦、眼胀等症状。查体：体温36.9℃，心率98次/分，双眼突出、睑裂增宽、双侧甲状腺弥漫性对称性肿大，双手平伸震颤。基础代谢率+59%（正常范围：-10%～+15%）。实验室检查：T_3、T_4水平增高，甲状腺摄^{131}I率增高。临床诊断：甲状腺功能亢进症。

扫一扫，知解析

讨论： 1. 治疗甲状腺功能亢进症的常用药物有哪些？

2. 丙硫氧嘧啶治疗甲亢时应如何用药？

第一节　甲状腺功能亢进症

甲状腺功能亢进症（hyperthyroidism）简称甲亢，主要是由于血液中甲状腺激素水平过高，基础代谢率增高，能量和多种物质消耗均增多，从而引起神经、循环、消化等多系统兴奋性增高和代谢亢进为特征的综合征。甲亢是一种常见的内分泌疾病，也是最常见的甲状腺疾病，患病率为0.5%～1%，可发生于任何年龄，最多见于青年女性。

甲亢的病因比较复杂，临床上弥漫性毒性甲状腺肿（又称 Graves 病）是甲亢的主要病因，约占甲亢的 80%。其他原因还有结节性毒性甲状腺肿、甲状腺自主性高功能腺瘤、垂体 TSH 瘤、滤泡性甲状腺癌等。甲亢的主要临床表现有乏力、怕热多汗、食欲亢进、体重减轻、紧张多虑、心律失常、女性月经失调等。同时，多数患者还常有突眼、眼睑水肿、视力减退、怕热、容易激动、失眠等症状。严重者可出现甲状腺危象。甲亢患者血清总甲状腺素（TT_4）、血清总三碘甲状腺原氨酸（TT_3）、血清游离甲状腺素（FT_4）和血清游离三碘甲状腺原氨酸（FT_3）升高，促甲状腺激素（TSH）降低。甲亢的临床治疗措施包括内科治疗、同位素治疗和手术治疗等。药物治疗是内科治疗的一部分，主要是应用药物控制甲亢症状，或者为手术前准备性治疗。甲亢药物治疗的目的是控制甲亢症状，使血清甲状腺激素水平降至正常。

【药物治疗原则】

甲亢治疗目的在于控制甲亢症状，使血清中甲状腺激素水平降到正常，促进免疫监护的正常化。

1. 长期用药 药物治疗适合甲亢妊娠期妇女、儿童、甲状腺轻度肿大的患者。治疗时间一般需要 1～2 年。治疗中需要根据甲状腺功能情况增减药物剂量。如维持时间不足，则容易引起复发。

2. 规则用药 甲亢的治疗过程分为初治期、减量期和维持期，不同阶段的用药剂量不同。

3. 安全用药 抗甲亢的药物严重的不良反应是骨髓抑制和肝脏损害，用药期间须定期进行血象检查和肝功能监测。

4. 辅助用药 为了迅速控制患者的多种症状，尤其是交感神经兴奋性增高的表现，对交感神经兴奋明显或是心率加快者，可联合应用普萘洛尔，以改善精神紧张、心动过速、多汗、震颤等症状。

【常用治疗药物】

甲亢的治疗药物包括抗甲状腺药、碘剂和甲亢的辅助治疗药。硫脲类为常用的抗甲状腺药物，碘剂包括大剂量碘剂和放射性碘，常用的甲亢辅助治疗药主要是 β 受体阻断药。

1. 硫脲类药物 硫脲类是临床常用的抗甲状腺药物，可分为两类：①硫氧嘧啶类。常用药物有甲硫氧嘧啶（methiouracil，MTU）、丙硫氧嘧啶（propylthiouracil，PTU）。②咪唑类。常用药物有甲巯咪唑（methioimidazole，MMI，他巴唑）、卡比马唑（carbimazole，CME，甲亢平）。本类药物主要通过抑制甲状腺的过氧化酶，进而抑制酪氨酸的碘化及偶联，减少甲状腺激素的合成。对于已经合成的甲状腺激素无对抗作用，所以起效缓慢，2～3 周症状才能改善，3～4 周存储的 T_4 水平下降，1～2 个月基础代谢才能恢复正常。丙硫氧嘧啶能迅速控制血清中的 T_3，在重症甲亢、甲状腺危象时可作为首选。硫脲类药物还可减少肌肉组织的 β 受体数目，减轻 β 受体介导的糖代谢，另外对免疫球蛋白的生成还具有一定的抑制作用，使甲状腺淋巴细胞减少、甲状腺刺激抗体下降，对甲亢也可起到一定的病因治疗作用。

本类药物应用方便、安全、经济，患者依从性好，疗效肯定，是临床上甲亢内科治疗的主要药物，可用于轻症和不宜手术、放射性碘治疗的患者，如儿童、青少年、术后复发、中重度老年患者或者兼有心、肝、肾、出血性疾病患者。一般不引起永久性甲状腺功能减退（简称甲减）。

硫脲类药物主要的不良反应有粒细胞减少、过敏反应、肝损害等。其中粒细胞减少为硫脲类药物的严重不良反应，常在用药后几周发生，其发生率为 0.1%～0.8%。用药期间须定期检查血常规，如白细胞低于 $3.0\times10^9/L$ 或中性粒细胞低于 $1.5\times10^9/L$，或伴有咽痛、发热、皮疹等，应立即停药就诊。

2. 碘化物和碘 常用药物有碘化钾、碘化钠和复方碘溶液（卢戈液：含碘 5%、碘化钾 10%）等。小剂量的碘用于治疗单纯性甲状腺肿。大剂量的碘可抑制甲状腺激素释放所必需的谷胱甘肽还原酶，减少还原性谷胱甘肽，使 T_3、T_4 不能和甲状腺球蛋白解离，从而减少甲状腺激素的释放。另外，大剂量碘还可抑制氧化酶，阻断酪氨酸的碘化，直接抑制甲状腺素合成。其抗甲状腺作用起效快而强，用药 1～2 天显效，10～15 天达最大效应。大剂量的碘还可抑制腺体增生，使腺体缩小变硬，减少血管出血，便于手术。但不宜长期用药，否则抑制碘的摄取，失去抑制激素合成的作用，而引起甲亢的复发。大剂量的碘可用于甲亢手术前的准备：一般手术前先服用硫脲类药物，使患者症状消失，甲状腺功能恢复正常，在手术前2周开始服用大剂量碘或碘化物，以便于手术减少出血。在甲状腺危象的治疗中可用大剂量的碘剂抑制甲状腺激素的释放，但不宜长时间使用，一般在2周内逐渐停用。

3. 放射性碘　放射性碘主要包括^{123}I、^{125}I、^{131}I，其中^{131}I最常用。甲状腺具有高度的聚碘能力，^{131}I吸收后主要集中在甲状腺。^{131}I衰变时可放出两种射线，即β射线和γ射线。β射线在组织内的射程仅2mm，其辐射作用仅限于甲状腺组织，可引起甲状腺上皮组织的破坏，降低甲状腺功能。γ射线射程较长，可在体外检测，主要用于甲状腺摄碘功能的测定。^{131}I的$t_{1/2}$为8天，用药一个月后其放射性可消除约90%，两个月内能消除99%。而^{125}I的$t_{1/2}$过长（60天），^{123}I的$t_{1/2}$过短（13小时），均不适合临床应用。^{131}I主要用于硫脲类药物无效或过敏者，以及不宜手术或手术后复发者。

4. β受体阻断药　β受体阻断药常用药物为普萘洛尔、吲哚洛尔、纳多洛尔等。主要通过阻断β受体改善甲亢患者交感神经活动增强的症状，抑制外周组织T_4转变为T_3，使甲亢患者症状减轻，还可拮抗甲状腺激素对心脏的作用。β受体阻断药单用作用有限，与硫脲类药物合用时作用迅速，对患者交感神经活动增强引起的心率加快、心收缩力增强等有显著效果。

> **考点提示**
>
> 甲状腺功能亢进症的药物治疗

【治疗药物选用】

1. Graves病

（1）硫脲类　治疗分初治期、减量期和维持期。①初治期：MMI起始剂量为20～40mg/d，1～2次/日，口服。起始剂量也可参照患者的FT_4水平：如超过正常值上限1.0～1.5倍：5～10mg/d；1.5～2.0倍：10～20mg/d；2.0～3.0倍：30～40mg/d。PTU起始剂量为300mg/d，视病情轻重界于150～400mg/d，最大量600mg/d，分次口服。②减量期：当症状好转、甲状腺功能接近正常时可逐步减少药量。在减量过程中，每2～4周随访一次，每次减少MMI 5mg或者PTU 50mg，不宜减量过快，此阶段需2～3个月。③维持期：一般用PTU 50～100mg/d，或MMI 5～10mg/d，每2个月复查甲状腺功能，维持治疗的时间1～2年。必要时还可以在停药前将维持量减半。

（2）^{131}I　服用^{131}I的剂量取决于甲状腺大小、甲状腺最高摄^{131}I率、^{131}I在甲状腺内的有效半衰期和甲状腺对电离辐射的敏感性。多数学者主张每克甲状腺组织一次给予^{131}I 70～100μCi（微居里，1Ci = 3.7×10^{10}Bq），整个甲状腺所接受的辐射剂量平均为7000rad（拉德，1 rad = 10^{-2}Gy）。剂量确定后，于空腹1次口服。一般服用^{131}I后第3～4周出现，而3～4个月后患者可达到正常甲状腺功能水平。

2. 甲状腺危象　甲状腺危象主要表现为高热、脉率增快可达140次/分以上，大汗、呕吐、腹泻、极度烦躁、谵妄甚至昏迷。危象发生后，应积极治疗，否则病死率很高。主要采取针对诱因治疗、抑制甲状腺激素合成与释放、阻滞儿茶酚胺的释放和支持治疗等综合治疗。

（1）抑制甲状腺激素的合成　首选PTU，500～1000mg首次口服或胃管内注入，以后每次250mg，每4小时1次。无PTU时给MMI首剂60mg口服，继之20mg，每8小时给药1次。

（2）抑制甲状腺激素的释放　复方碘溶液，每6小时口服1次，每次5滴（0.25mL或者250mg）。服用PTU后1h开始服用，一般使用3～7d。对碘剂过敏者可试用锂盐。

（3）阻滞儿茶酚胺的释放　选用普萘洛尔，60～80mg，每4小时1次，甲亢患者伴有低输出量性心力衰竭者应禁用β受体阻断药，如必须使用，可慎用超短效的选择性$β_1$受体阻断药艾司洛尔。必要时也考虑使用非二氢吡啶类钙离子通道阻滞剂（如地尔硫䓬）控制心率。

（4）其他治疗　积极控制诱因、降温、补液以纠正水电解质紊乱，必要时使用氢化可的松200～300mg/d静脉滴注或静脉注射地塞米松2mg，每6h一次，病情好转后减量，一般3～5日后停用。

【用药注意事项】

（1）硫脲类药物（如丙硫氧嘧啶、甲巯咪唑等）均可引起白细胞减少症，故在用药期间必须定期检查血象。甲巯咪唑可引起胰岛素自身免疫综合征，多在治疗后2～3个月发生。丙硫氧嘧啶还可引起中性粒细胞胞浆抗体相关性血管炎，停药后缓解，但严重病例需用大剂量糖皮质激素治疗。

（2）丙硫氧嘧啶服用期间应避免摄入高碘食物或者含碘药物，以免加重病情。

（3）放射性碘可引起甲状腺功能低下，一旦出现可补充甲状腺激素对抗。卵巢同样对放射性碘具有浓集作用，故20岁以下、妊娠期或哺乳期患者不宜使用。

（4）普萘洛尔禁用于严重左室心功能不全、窦性心动过缓、重度房室传导阻滞和支气管哮喘的患者。

（5）妊娠前或妊娠早期需使用硫脲类抗甲状腺药物时，可选择丙硫氧嘧啶。甲巯咪唑因可透过胎盘，若给药剂量不当，可导致胎儿甲状腺肿形成和甲状腺功能减退，故妊娠期妇女应慎用，如有必要应使用甲巯咪唑最低有效剂量。

（6）碘剂可明显延缓硫脲类药物的起效时间，故在应用硫脲类药物前应避免服用碘剂。抗甲状腺药物也能干扰碘渗入甲状腺球蛋白，因此，在应用放射性碘前后应停用该类药物。

第二节 糖尿病 微课1

糖尿病（diabetes mellitus，DM）是由多种遗传和环境因素等原因引起的以血浆葡萄糖升高为主要特征的一组内分泌、代谢性综合征。近年来，我国糖尿病患病率有增长趋势，我国18岁及以上人群糖尿病患病率为11.2%。

> **考点提示**
>
> 糖尿病的分型

糖尿病的病因和发病机制尚未完全阐明。目前认为，导致糖尿病的主要因素有遗传因素、自身免疫性疾病和环境因素等。根据病因可将糖尿病分为1型糖尿病（type 1 diabetes mellitus，T1DM）、2型糖尿病（type 2 diabetes mellitus，T2DM）、特殊类型糖尿病和妊娠期糖尿病。1型糖尿病是由于胰岛B细胞破坏，导致胰岛素分泌绝对不足而引起；2型糖尿病是由于胰岛素抵抗为主伴胰岛素相对缺乏或胰岛素分泌受损，约占糖尿病患者的90%以上。糖尿病的典型临床表现主要有多饮、多尿、多食和消瘦。糖尿病的诊断主要以血糖升高为依据，典型糖尿病症状加上随机血糖≥11.1mmol/L，或加上空腹血糖≥7.0mmol/L，或加上口服葡萄糖耐量试验（oral glucose tolerance test，OGTT）2h血糖≥11.1mmol/L，或加上HbA1C≥6.5%，无糖尿病典型症状者，需改日复查确认。患者血糖长期升高可引起心、脑、肾、血管、眼、神经等器官出现慢性病变，导致心脑血管病变、肾功能衰竭、双目失明和肢端坏疽等，是致死、致残的主要原因。糖尿病的治疗包括饮食控制、运动疗法、血糖监测、药物治疗和糖尿病教育等5个方面，其治疗目标为合理控制血糖，延缓并发症的发生和发展，提高生活质量，延长患者寿命。

【药物治疗原则】

1. 早期治疗 T1DM诊断明确后应及早给予胰岛素治疗，避免或减少酮症酸中毒的发生；T2DM在调整膳食、运动治疗无效时，及早给予药物治疗。

2. 长期治疗 目前对糖尿病的病因缺乏有效治疗手段，故必须坚持长期治疗，治疗过程中不能随意停药，尤其是T1DM，否则有诱发酮症酸中毒的危险。

3. 综合治疗 通过健康教育与心理改善、药物改善、饮食改善、运动改善和血糖监测等5个方面的综合治疗，可使糖尿病患者血糖长期控制稳定，有效防止或减少糖尿病并发症发生。

4. 个体化治疗　主要依据患者的年龄、性别、体重、血糖水平、并发症、对药物的反应以及患者对治疗的依从性等制定个性化治疗方案。通常在糖尿病患者标准化的基础之上，再配合两个层面的个体化，即血糖控制目标的个体化设定及治疗的个体化选择，以确保血糖稳定达标，减少并发症的发生。

【常用治疗药物】

用于治疗糖尿病的药物主要包括胰岛素、口服降血糖药和胰高糖素样肽－1受体激动剂等三类。

1. 胰岛素　胰岛素主要通过促进肝脏、脂肪、肌肉等靶组织糖原和脂肪的储存，达到降低血糖的效果。常见不良反应有低血糖、过敏反应、胰岛素抵抗和脂肪萎缩等。根据胰岛素起效快慢、活性达峰值时间和作用维持时间长短等分为以下几种。

（1）超短效胰岛素（IA）　如赖脯胰岛素和门冬胰岛素。与常规胰岛素相比，起效迅速，维持时间短，用药时间灵活，餐前10分钟给药。

（2）短效胰岛素（RI）　如普通胰岛素，主要有动物来源和重组人胰岛素两种，可以皮下注射给药，也可用于静脉给药。

（3）中效胰岛素（NPH）　如低精蛋白锌胰岛素，本品中所含的鱼精蛋白锌与胰岛素分离缓慢，因此胰岛素吸收速度缓慢，维持时间较长。

（4）长效胰岛素（PZI）　如精蛋白锌胰岛素，与低精蛋白锌胰岛素相比，其中所含的鱼精蛋白锌较多，所以吸收速度更慢、维持时间更长。

（5）超长效胰岛素　如甘精胰岛素和地特胰岛素。

（6）预混胰岛素　即按一定比例将短效胰岛素与中长效胰岛素混合，如精蛋白生物合成人胰岛素注射液（预混30R），精蛋白锌重组人胰岛素混合注射液70/30。

（7）单组分胰岛素　为高纯度胰岛素（纯度>99%），抗原性弱，且胰岛素用量明显减少。

2. 口服降血糖药

（1）磺酰脲类　常用药物有格列本脲、格列吡嗪、格列美脲、格列喹酮、格列齐特等。磺酰脲类主要通过刺激胰岛B细胞释放胰岛素降低血糖。T2DM患者经饮食控制、运动、降低体重等治疗后，疗效尚不满意者均可用磺酰脲类药物。常见不良反应有皮肤过敏、胃肠不适、嗜睡及神经痛，也可导致黄疸和肝损害。

（2）双胍类　目前临床上使用的双胍类药物主要是盐酸二甲双胍，国内外多个指南中均推荐二甲双胍作为T2DM患者控制高血糖的一线用药和药物联合中的基本用药。双胍类通过促进脂肪组织摄取葡萄糖，降低葡萄糖在肠道的吸收及糖异生，抑制胰高血糖素释放等作用降低血糖。二甲双胍具有良好的安全性和耐受性，单独使用不增加低血糖的发生风险，其胃肠道不良反应多为一过性的；在掌握好禁忌证的前提下，长期使用二甲双胍不增加高乳酸血症或乳酸性酸中毒风险；与其他降糖药物相比，二甲双胍具有良好的成本/效益。

（3）α－葡萄糖苷酶抑制药　临床常用药物有阿卡波糖、伏格列波糖、米格列醇等。通过在小肠上皮刷状缘与碳水化合物竞争糖苷水解酶，减慢碳水化合物水解和葡萄糖的生成，从而降低血糖。本类药物的主要不良反应为胃肠道反应（如腹胀、排气等）。从小剂量开始，逐渐加量是减少不良反应的有效方法。单独服用本类药物通常不会发生低血糖。

（4）胰岛素增敏药（噻唑烷二酮类TZD）　目前在我国上市的主要有罗格列酮、吡格列酮及其与二甲双胍的复方制剂。胰岛素增敏药可改善胰岛素抵抗降低高血糖，还具有改善脂肪代谢紊乱、防治T2DM血管并发症及改善胰岛B细胞功能等作用。单独使用时不增加低血糖风险，但与胰岛素或胰岛素促泌剂联合使用时可增加低血糖风险。常见不良反应是体重增加和水肿，这些不良反应在与胰岛素联合使用时表现更加明显。TZD 的使用与骨折和心力衰竭风险增加相关。

（5）格列奈类药物　格列奈类药物为非磺酰脲类胰岛素促泌剂，我国上市的有瑞格列奈、那格列奈和米格列奈。可与胰岛 B 细胞膜上的特异性受体结合，促进胰岛素分泌。餐前即刻口服，每次主餐时服，不进餐不服。格列奈类药物的常见不良反应是低血糖和体重增加，但低血糖的风险和程度较磺酰脲类药物轻。格列奈类药物可以在肾功能不全的患者中使用。

（6）二肽基肽酶 -4（Dipeptidyl peptidase -4，DPP -4）抑制剂　该类药物通过抑制二肽基肽酶Ⅳ活性提高内源性胰高糖素样肽 -1（glucagon - like peptide 1，GLP -1）的水平，葡萄糖浓度依赖性地促进内源性胰岛素分泌，抑制胰高糖素分泌，降低血糖目前在国内上市的 DPP -4 抑制剂有西格列汀、维格列汀、沙格列汀、阿格列汀、利格列汀、曲格列汀、瑞格列汀和替格列汀，其中多数 DPP -4 抑制剂为日制剂（维格列汀每日两次），曲格列汀为周制剂。该类药物单独应用时一般不出现低血糖反应，对体重影响中性，胃肠道反应少，较适用于老年患者。

（7）钠 - 葡萄糖协同转运蛋白 2（sodium - dependent glucose transporters 2，SGLT -2）抑制剂　该类药通过抑制近端肾小管钠 - 葡萄糖共转运蛋白 2 的活性增加尿葡萄糖排泄，从而达到降糖作用。我国目前批准临床使用的 SGLT -2 抑制剂包括达格列净、恩格列净、卡格列净、艾托格列净和恒格列净。由于其降糖机制并不依赖胰岛素，因此极少发生低血糖。SGLT -2 抑制剂还有减重的作用，特别是减少内脏脂肪，具有明确的心血管及肾脏获益。常见的不良反应为泌尿生殖系统感染、血容量减少等，也发现有酮症酸中毒的报道。

3. 胰高血糖素样肽 -1（GLP -1）受体激动药　通过与 GLP -1 受体结合发挥作用，以葡萄糖浓度依赖的方式促进胰岛素分泌和抑制胰高糖素分泌降低血糖，并能延缓胃排空，抑制食欲中枢、减少进食量，兼具减轻体重、降低血压和调脂的作用。目前国内上市的 GLP -1 受体激动药有艾塞那肽、利拉鲁肽、利司那肽、度拉糖肽、贝那鲁肽、洛塞那肽和司美格鲁肽，均需皮下注射。主要的不良反应为恶心、呕吐、腹泻、食欲减退等胃肠道不良反应。

拓展阅读

创新出击　助力降糖

2022 年 10 月，“全球首创”糖尿病新药 - 多格列艾汀片上市。这是首个以中国临床团队为主导、以中国受试者为研究对象完成的全球首创糖尿病新药临床研究，临床将有一种全新手段来助力 2 型糖尿病管理。

它是一种具有新型作用机制的口服降糖药物，适用于改善 2 型糖尿病（T2DM）患者的血糖控制，可单药或与盐酸二甲双胍联合使用。多格列艾汀在降糖作用靶点和作用机制方面，都是全新的，它是针对葡萄糖传感器——葡萄糖激酶靶点的治疗机制，通过增强葡萄糖激酶（GK）功能，有助于提升人体自身调糖能力，具体包括适时分泌胰岛素、恢复早相分泌，提高肝糖原合成功能，促进肠道的肠促胰岛素分泌增加等，从而恢复血糖稳态自主调节。

【治疗药物选用】 微课 2

1. 1 型糖尿病　1 型糖尿病因体内胰岛素分泌绝对不足，需外源性胰岛素终生替代治疗，可采用多次皮下胰岛素注射（multiple dose injection，MDI）或者持续皮下胰岛素输注（continuous subcutaneous insulin infusion，CSII），模拟体内生理的胰岛素分泌方式。MDI 是 T1DM 患者最常用的胰岛素治疗方案。根据生理性胰岛素分泌模式，进餐前使用速效（超短效）胰岛素类似物或短效（常规）胰岛素，睡前使用长效胰岛素及其类似物或 NPH（部分患者需要每日注射 2 次）。新型的超长效胰岛素类似物比第 1 代长效胰岛素类似物及 NPH 在空腹血糖控制方面疗效更好，夜间低血糖发生率更低；与短效（常规）胰岛素相比，速效胰岛素类似物能更好地覆盖并匹配进餐后时间，且更少发生餐后低血糖。因此，无论基础胰岛素或餐时胰岛素，均推荐尽可能选择胰岛素类似物。

2. 2 型糖尿病　2 型糖尿病是一种进展性的疾病，随着病程的进展，血糖有逐渐升高的趋势，控制高血糖的治疗强度也应随之加强，常需要多种手段的联合治疗。医学营养治疗和运动治疗是生活方式管理的核心，是控制高血糖的基础治疗措施，应贯穿于糖尿病管理的始终。如果单纯生活方式不能使血糖控制达标，应开始单药治疗，2 型糖尿病药物治疗的首选是二甲双胍。若无禁忌证，二甲双胍应一直保留在糖尿病的治疗方案中。有二甲双胍禁忌证或不耐受二甲双胍的患者可根据情况选择胰岛素促泌剂、α-糖苷酶抑制剂、噻唑烷二酮类（TZD）、二肽基肽酶Ⅳ抑制剂（DPP-4 抑制剂）、SGLT-2 抑制剂或 GLP-1 受体激动药。如单独使用二甲双胍治疗而血糖仍未达标，则可进行二联治疗，二联治疗的药物可根据患者病情特点选择。二联治疗 3 个月不达标的患者，应启动三联治疗，即在二联治疗的基础上加用一种不同机制的降糖药物。如三联治疗控制血糖仍不达标，则应将治疗方案调整为多次胰岛素治疗（基础胰岛素加餐时胰岛素或每日多次预混胰岛素）。采用多次胰岛素治疗时应停用胰岛素促分泌剂。2 型糖尿病高血糖治疗简易路径见图 13-1。

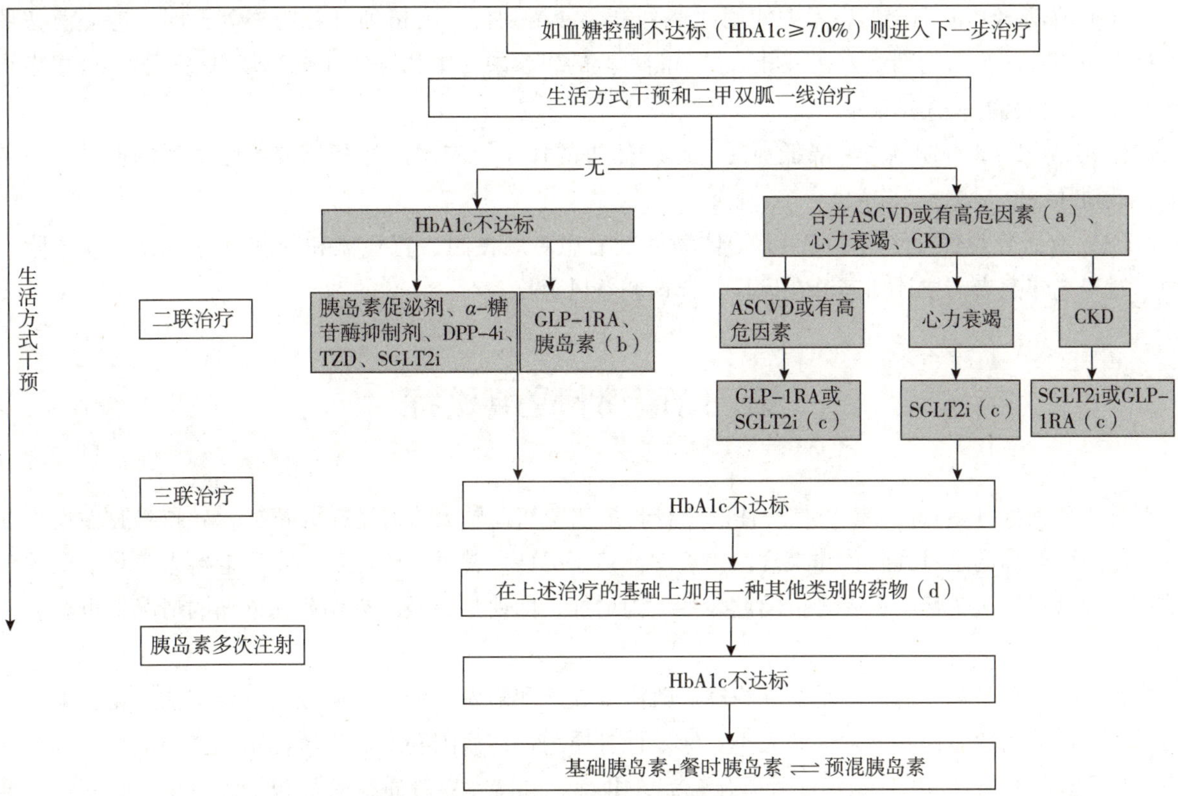

图 13-1　2 型糖尿病高血糖治疗简易路径

注：HbA1c 为糖化血红蛋白；ASCVD 为动脉粥样硬化性心血管疾病；CKD 为慢性肾脏病；DPP-4i 为二肽基肽酶 4 抑制剂；TDZ 为噻唑烷二酮；SGLT2i 为 SGLT-2 抑制剂；GLP-1RA 为胰高糖素样肽-1 受体激动剂。（a）高危因素指年龄≥55 岁伴以下至少 1 项：冠状动脉或颈动脉或下肢动脉狭窄≥50%，左心室肥厚；（b）通常选用基础胰岛素；（c）加用具有 ASCVD、心力衰竭或 CKD 获益证据的 GLP-1RA 或 SGLT2i；（d）有心力衰竭者不用 TDZ

T2DM 患者有下列情形者应给予胰岛素治疗：①有酮症酸中毒、乳酸性酸中毒、高渗性非酮症糖尿病昏迷；②各种应激、手术、妊娠、分娩；③对口服降糖药有严重不良反应不能坚持服用者；④经膳食调节、运动及口服降糖药治疗血糖仍控制不良者；⑤合并有神经病变、视网膜病变、肾病变、下肢坏疽者；⑥合并慢性消耗性疾病、急性心肌梗死、脑卒中者。

【用药注意事项】

（1）在500～2000mg/d剂量范围之间，二甲双胍疗效呈现剂量依赖效应，从小剂量开始并逐渐加量是减少二甲双胍其胃肠不良反应的有效方法。在已经耐受低剂量二甲双胍的患者中继续增加二甲双胍的剂量不增加胃肠道不良反应。长期服用二甲双胍可引起维生素 B_{12} 水平下降，可每年测定1次血清维生素 B_{12} 水平，如缺乏应适当补充维生素 B_{12}。

（2）磺酰脲类药物如果使用不当可导致低血糖，特别是在老年患者和肝、肾功能不全者；磺脲类药物还可导致体重增加。有肾功能轻度不全的患者如使用磺酰脲类药物宜选择格列喹酮。

（3）格列奈类药物主要经肝脏代谢，轻中度肾损害的老年患者使用那格列奈无需调整剂量，肾功能不全的老年患者使用瑞格列奈无需调整起始剂量。

（4）服用α-糖苷酶抑制剂的患者如果出现低血糖，治疗时需使用葡萄糖或蜂蜜，而食用蔗糖或淀粉类食物纠正低血糖的效果差。

（5）有心力衰竭（纽约心脏病学会心功能分级Ⅱ级以上）、活动性肝病或氨基转移酶升高超过正常上限2.5倍、严重骨质疏松和有骨折病史的患者应禁用噻唑烷二酮类药物。

（6）在有肾功能不全的患者中使用西格列汀、沙格列汀、阿格列汀和维格列汀时，应注意按照药物说明书来减少药物剂量。在有肝、肾功能不全的患者中使用利格列汀不需要调整。若怀疑患者出现胰腺炎，应停止使用本品。

（7）SGLT-2抑制剂具有降低血压、减轻体重的作用，应用此类药物应关注患者的血压，避免出现低血压。

（8）有研究观察到使用GLP-1受体激动剂后患者肠梗阻、胃轻瘫和胰腺炎等不良反应风险增加，对于老年患者需要评估其潜在风险，权衡获益风险比。

第三节 骨质疏松症

骨质疏松症（osteoporosis）是一种以全身骨量减少和骨显微结构受损为特征，导致骨脆性增加和骨折危险度升高的全身性骨代谢疾病。该病女性多于男性，常见于绝经后妇女和老年人。目前全球骨质疏松症人数超过2亿，患者骨折的危险性大为增加，即使是轻微的创伤或无外伤的情况下也容易发生骨折。

骨质疏松症最常见的病因是女性绝经后雌激素缺乏和随着年龄增长所致的骨稳定性退化，根据病因不同，可分为原发性和继发性两大类。原发性骨质疏松症病因和发病机制仍未完全明确，可分为绝经后骨质疏松症（Ⅰ型）、老年性骨质疏松症（Ⅱ型）和特发性骨质疏松（包括青少年型）三种。绝经后骨质疏松症一般发生在妇女绝经后5～10年内；老年性骨质疏松症一般指老年人70岁后发生的骨质疏松；而特发性骨质疏松主要发生在青少年，病因尚不明晰。继发性骨质疏松症有明确的病因可循，如药物、营养和活动异常均为临床常见的致病因素。骨质疏松症的临床表现主要有：①骨痛，以腰背痛多见，常于劳累或活动后加重，负重能力下降或不能负重。②身材缩短、驼背，多在疼痛后出现。③骨折，为退行性骨质疏松症最常见和最严重的并发症，常在弯腰、负重、挤压或摔倒后发生骨折。骨质疏松症的治疗应遵循综合治疗、早期治疗的原则。综合治疗包括药物、饮食、运动和心理治疗。早期治疗可减轻症状，延缓病变进展，改善预后，降低骨折发生率。

拓展阅读

骨质疏松的防治基础措施

骨质疏松症关键在预防，预防的基础措施包括调整生活方式、预防跌倒和使用钙剂、维生素D等骨健康基本补充剂，都是抗骨质疏松药物发挥最大效应的基本保障。

应教育患者保持健康的生活习惯、合理膳食、适度运动、避免外伤和跌倒、摄入足量的钙阻止骨吸收加速，防止骨组织的穿孔性变化。骨质疏松患者一旦发生骨小梁断裂，任何治疗均不能使其复原。戒烟、少饮咖啡和碳酸饮料有助于骨质疏松的恢复。

骨质疏松性骨折早期钙和维生素D剂量可酌情增加。钙剂可改善骨矿化、减缓骨量丢失；应注重元素钙含量，成人每日钙推荐摄入量为800mg（元素钙），50岁及以上人群每日钙推荐摄入量为1000～1200mg。

充足的维生素D可增加肠钙吸收、促进骨骼矿化、保持肌力、改善平衡能力、降低跌倒和再骨折的风险。维生素D包括维生素D_2和维生素D_3，两者活性相同，用于骨质疏松症防治时剂量可为800～1200IU/d；对日光暴露不足和老年人等维生素D缺乏的高危人群，根据北美内分泌学会指南建议调整剂量到5000～6000IU/d，共8周，使血清25－羟基维生素D达到30ng/mL以上水平。

【药物治疗原则】

1. 个体化用药　根据患者的年龄、性别、药物疗效和不良反应等制定个体化用药方案。

2. 联合用药　单用雌激素替代会引起不规律阴道出血，增加子宫内膜癌和乳腺癌的发病率，故应根据患者的具体情况，权衡利弊，合理应用。目前倾向于雌孕激素联合治疗或雌孕雄三种激素按比例使用。

3. 空腹用药　双膦酸盐类若与食物或含钙饮料同服，则吸收率更低。因此，服用此类药物时应严格限制在空腹状态服药。

【常用治疗药物】

防治骨质疏松症的药物包括骨吸收抑制药、骨形成促进药、其他机制类和中药等。

1. 骨吸收抑制药

（1）双膦酸盐类　是目前临床上应用最为广泛的抗骨质疏松症药。常用药物有阿仑膦酸钠、利塞膦酸钠、唑来膦酸、伊班膦酸钠等，其作用机制为：进入骨基质羟磷灰石晶体中后，当破骨细胞溶解晶体时药物被释放，能抑制破骨细胞活性，并通过对成骨细胞的作用间接起到抑制骨吸收的作用。口服双膦酸盐会引起胃肠功能紊乱，偶发骨痛，也会发生消化性溃疡。阿仑膦酸盐可引起食管炎。

（2）降钙素　常用药物有鲑鱼降钙素和鳗鱼降钙素。降钙素通过与破骨细胞上特异性受体结合，从而抑制破骨细胞溶骨。最适合骨转换率高和不愿接受、不宜采用雌激素治疗的患者，也适用于骨折时的急性疼痛。用降钙素时需补充足量的钙剂。主要不良反应有恶心、呕吐，也会出现面部潮红、手掌刺痛和口腔异味等。

（3）雌激素及选择性雌激素受体调节剂　常用雌激素类药物有雌二醇、雌三醇和尼尔雌醇等。原发性骨质疏松症患者在确定有雌激素缺乏的证据、无禁忌证时，首选雌激素治疗。雌激素在维持骨组织的完整性方面具有重要作用，它能抑制细胞因子募集破骨细胞，并能抑制骨的溶解、吸收以及甲状旁腺激素动员骨Ca^{2+}的作用。口服雌激素常引起恶心、呕吐、头昏等，适当减量或注射给药可以减轻。

常用的选择性雌激素受体调节剂为雷洛昔芬，是一种类似雌激素的化合物，在心血管和骨骼系统具有雌激素前体活性，属于激动剂，而在乳腺和子宫具有抗雌激素作用。可明显减少乳腺癌和子宫内膜癌的风险。雷洛昔芬的主要不良反应是轻度增加静脉血栓的形成，可增加脑卒中和深静脉血栓的风险。与雌激素不同的是，不能缓解绝经期常见的血管舒缩症状，有较高的潮热发生率和下肢麻痹感。

（4）核因子 κB 受体活化因子配体（receptor activator of nuclear factor kappa - B ligand，RANKL）抑制剂　地舒单抗是 RANKL 的特异性全人源化单克隆抗体，可减少破骨细胞形成、功能及存活，抑制骨吸收，从而增加骨量、改善皮质骨和松质骨的强度；持续增加绝经后骨质疏松患者的骨密度，并降低椎体、非椎体及髋部骨折风险，特别是降低骨折高风险患者椎体和髋部骨折的发生率。

2. 骨形成促进药

（1）氟制剂　常用药物有氟化钠、一氟磷酸二钠、一氟磷酸谷氨酰胺等，能促进新骨的形成，增加脊椎骨骨密度。在应用时必须加用钙剂，以保证新形成骨的矿化不致滞缓。长期使用会有胃肠道反应，也可产生外周疼痛综合征。

（2）甲状旁腺激素　常用药物为特立帕肽，为重组甲状旁腺激素的肽片段，通过激活骨内成骨细胞并增加成骨细胞的数量来增加骨量和骨强度，并提高骨结构的完整性。特立帕肽有增加骨肉瘤的风险。

3. 其他机制类药物

（1）活性维生素 D 及其类似物　包括骨化三醇、α - 骨化醇等无需肾脏 1α - 羟化酶羟化即有活性，比较适合于老年人、肾功能不全及 1α - 羟化酶缺乏患者，可提高骨密度，减少跌倒，降低骨折风险。不推荐作为日常补充。

（2）维生素 K 类　四烯甲萘醌可促进骨形成、抑制骨吸收、提高骨量，降低骨质疏松性骨折再骨折发生率。

4. 中药　骨质疏松性骨折初期可在常规抗骨质疏松药物基础上酌情使用具有活血化瘀、消肿止痛功效的中药；骨折后期选用强筋健骨、补气养血、益肝脾肾的中药，有利于缓解临床证候。目前单独使用中成药降低骨质疏松性骨折发生率的证据不足。

【用药注意事项】

（1）雌激素的致癌、血栓形成、糖和脂代谢改变、胆石症、高血压等方面的问题，一直被关注，其致癌作用目前尚未定论。雌激素的不良反应与剂量有关，口服雌激素常引起恶心、呕吐、头晕等，适当减量或注射给药，可以减轻。

（2）应用降钙素引起恶心、呕吐、头晕及面部潮红等不良反应也与剂量有关，必要时可暂时性减少药物剂量。本品为多肽制剂，有引起过敏性休克的可能，用药前须做过敏试验，用药中出现过敏、喘息、眩晕、耳鸣等应立即停药。

（3）口服双膦酸盐后少数患者可能发生轻度胃肠道反应，包括上腹疼痛、反酸等症状。应指导患者用 200 ~ 300mL 水送服药物，并在服药后 30 分钟及当日第一次进食之前不要躺卧。告知患者不要咀嚼或吮吸药片，以防口咽部溃疡。双膦酸盐与钙剂、抗酸药等药物同时服用，后者会干扰二膦酸盐的吸收，应尽量避免同服。

（4）由于双膦酸盐类药物治疗超过 5 年的获益证据有限，而且使用超过 5 年，可能会增加罕见不良反应（如下颌骨坏死或非典型股骨骨折）的风险，建议双膦酸盐治疗 3 ~ 5 年后需考虑药物假期。

（5）应用维生素 D 需定期检测血钙和尿钙。活性维生素 D 与噻嗪类利尿药合用会增加高钙血症的危险，正在进行洋地黄类药物治疗的患者如发生高钙血症可能会诱发心律失常，所以应谨慎确定药物剂量。

第四节　痛　风

痛风（gout）是由于原发性或继发性嘌呤代谢障碍，造成持久的血尿酸增高，引起组织及器官损伤性疾病。近年来，我国痛风的发病率呈上升和年轻化趋势，根据不同时期、不同地区报告，目前我国痛风患病率为1% ~3%。痛风的发生与性别和年龄相关，多见于中老年人，约占90%，发病高峰年龄为40~50岁，男、女比例约为15∶1。

痛风最重要的生化基础是高尿酸血症。正常成人每日产生尿酸约750mg，其中80%为内源性尿酸，20%为外源性尿酸，这些尿酸进入尿酸代谢池（约为1200mg），每日代谢池中的尿酸约60%进行代谢，其中1/3（约200mg）经肠道分解代谢，2/3（约400mg）经肾脏排泄，从而维持体内尿酸水平的稳定。任何环节出现问题均可导致高尿酸血症，从而诱发痛风发作。痛风在临床上可分为原发性痛风和继发性痛风。前者多有遗传易感性，临床有痛风家族史者占10% ~20%。尿酸生成过多在原发性高尿酸血症的病因中占10%。尿酸排泄减少约占原发性高尿酸血症的90%。后者继发于其他疾病或是由某些药物所致。根据痛风的自然病程可分为无症状高尿酸血症期、痛风性关节炎发作期、发作间歇期、慢性痛风石病变期等四期。急性痛风性关节炎期表现为突然发作的单个关节红、肿、热、痛和功能障碍，最常见为足拇指的跖趾关节，其次为踝、足跟、足背等。慢性关节炎期是由于未治疗或治疗不彻底，反复发作，尿酸盐在关节的软骨、滑膜、肌腱等处沉积而形成痛风石。反复发作可造成关节永久性损害，表现为关节僵硬、活动受限和关节变形等。痛风的治疗包括非药物治疗和药物治疗，主要通过减少尿酸生成、促进尿酸排泄、减轻或消除炎症等途径，达到迅速控制急性发作、预防复发、纠正高尿酸血症并预防尿酸盐沉积造成的关节破坏及肾脏损害，提高生活质量等目的。

【药物治疗原则】

（1）痛风急性发作期的治疗以控制关节炎症（红肿、疼痛）为目的，尽早使用秋水仙碱、NSAIDs等抗炎药。

（2）痛风发作间歇期、慢性痛风石病变期的治疗以生活方式调整为主，并使用促进尿酸排出药或抑制尿酸生成的药物，使尿酸维持在正常范围，预防急性期的发作及防止痛风石的形成。

（3）急性症状缓解（≥2周）后方可开始降尿酸治疗。

【常用治疗药物】

治疗痛风的药物分为促进尿酸排泄药、抑制尿酸生成药、抗炎药等三类。

1. 促进尿酸排泄药　常用药物有丙磺舒、苯溴马隆等。促进尿酸排泄药主要通过抑制肾小管对尿酸的重吸收，促进排泄，降低血尿酸。少数患者（约5%）使用丙磺舒可出现胃肠道反应、皮疹、发热、肾绞痛及急性痛风发作等，治疗初期可使痛风发作加重，是由于尿酸盐由关节移出所致。苯溴马隆的主要不良反应是胃肠道反应、肾绞痛及激起急性痛风发作等，少数患者出现粒细胞减少，偶见皮疹、发热。

2. 抑制尿酸生成药　常用药物有别嘌醇、非布司他等。抑制尿酸生成药通过抑制黄嘌呤氧化酶而减少尿酸的生成，降低血浆和尿中的尿酸浓度。少数患者使用别嘌醇时出现皮疹、腹痛、腹泻、低热、暂时性肝转氨酶升高、粒细胞减少等，停药及给予相应治疗一般可恢复。

3. 抗炎药

（1）秋水仙碱　通过抑制白细胞的趋化、黏附和吞噬作用，并抑制单核细胞和中性粒细胞释放前列腺素和白三烯，从而控制关节局部的红、肿、热、痛等炎症反应。不影响尿酸的生成、溶解及排泄，无降解尿酸的作用。主要不良反应是胃肠道反应，如恶心、呕吐、腹痛、腹泻等，发生率可达

80%。可出现骨髓抑制、白细胞减少甚至发生再障。静脉注射如漏出血管外，可引起皮下组织坏死。

（2）非甾体抗炎药（NSAIDs） 临床常用药物有吲哚美辛、布洛芬、阿司匹林、对乙酰氨基酚、双氯芬酸等。通过抑制环氧酶（COX）减少前列腺素的生成，产生解热、镇痛、抗炎等作用。常见不良反应有胃肠道反应、凝血障碍、过敏反应、肾损害等。

（3）糖皮质激素 常用药物为泼尼松。能使症状迅速缓解，但停药后容易复发，故仅在上述药物治疗无效时才使用。主要不良反应有影响糖代谢、加重水钠潴留、感染扩散等。

【治疗药物选用】

1. 急性关节炎期 急性关节炎期要求患者绝对卧床，抬高患肢，避免负重，迅速给予秋水仙碱，越早用药疗效越好。

（1）秋水仙碱 对控制痛风性关节炎具有显著性疗效，可作为首选。给药剂量及方法：建议应用低剂量秋水仙碱，首剂1mg，1小时后增加0.5mg，12小时后按照0.5mg，1～3次/日，口服给药。最宜在痛风急性发作12小时内开始用药，超过36小时效果明显下降。

（2）非甾体抗炎药 应在餐后服用，以减轻胃肠道反应。用法用量：吲哚美辛，口服，起始剂量25～50mg，每8小时用药1次，疼痛缓解后改为一次25mg，2～3次/日；布洛芬，口服，总剂量0.2～0.4g/d，2～3次/日；保泰松或羟布宗，初始剂量为0.2～0.4g，以后4～6小时0.1g，症状好转后减为0.1g，3次/日；吡罗昔康20mg/d，一次顿服；萘普生一次0.25g，2～3次/日，口服。

（3）糖皮质激素 上述药物治疗无效或不能使用秋水仙碱和非甾体抗炎药时，可考虑使用糖皮质激素短程治疗。如泼尼松，推荐剂量为0.5mg/(kg·d)，连续用药5～10日后停药，或用药2～5日后逐渐减量，总疗程7～10日，不宜长期使用。

2. 发作间歇期及慢性痛风石病变期 治疗目的是降低尿酸，促进尿酸盐溶解排出，防止关节炎急性发作、防止痛风石形成及减轻肾脏损害。

（1）抑制尿酸合成的药物 别嘌醇可迅速降低血尿酸浓度，减少痛风石及尿酸性结石的形成。别嘌醇通常在痛风发作控制2周开始服用，用药初期可能会因血尿酸转移性增多而诱发急性关节炎发作，此时可加用秋水仙碱治疗。常用剂量为一次100mg，2～4次/日。病情需要时可增至一次200mg，3次/日。直至血尿酸浓度降至360μmol/L后，逐渐减量。

（2）促进尿酸排泄的药物 ①丙磺舒：在治疗初期会加重痛风发作，故不宜用于痛风发作的急性期。初始剂量为一次0.25g，2次/日，2周后逐渐增至一次0.5g，3次/天。最大剂量不应超过2g/d。②苯溴马隆：适用于长期治疗原发性和继发性高尿酸血症、尿酸性肾病及慢性痛风。初始剂量为一次25～50mg，1次/日，早餐后服，1周后增至每次100mg。

这两类药物无抗炎止痛作用，通常依据患者的肾功能及24小时尿尿酸排泄量进行选择。如果肾功能正常、24小时尿尿酸排泄量小于3.75mmol，可选用促进尿酸排泄的药物；如肾功能减退、24小时尿尿酸排泄量大于3.75mmol者，则应使用抑制尿酸生成的药物。

痛风患者降尿酸治疗目标为血尿酸＜360μmol/L，并长期维持；若患者已出现痛风石、慢性痛风性关节炎或痛风性关节炎频繁发作，降尿酸治疗目标为血尿酸＜300μmol/L，直至痛风石完全溶解且关节炎频繁发作症状改善，可将治疗目标改为血尿酸＜360μmol/L，并长期维持。

【用药注意事项】

（1）苯溴马隆不能在痛风急性发作期服用。因为开始治疗阶段，随着组织中尿酸溶出，有可能加重病症。为了避免治疗初期痛风急性发作，建议在给药最初几日使用秋水仙碱或者抗炎药。

（2）由于HLA－B＊5801基因阳性是应用别嘌醇发生不良反应的危险因素，建议如条件允许，治疗前行HLA－B＊5801基因检测。

（3）基于非布司他和别嘌醇用于合并心血管疾病痛风患者中的心血管安全性研究，非布司他可增加合并心血管疾病的痛风患者的死亡风险，虽然目前尚无定论，但对有心血管疾病病史或新发心血管疾病者，需谨慎使用并随访监测，警惕心血管事件的发生。

（4）禁止同用2种或多种非甾体抗炎药，否则会加重不良反应。

（5）秋水仙碱可导致可逆性的维生素 B_{12}吸收不良。

实训十三　糖尿病的药物治疗方案评定

实训提示

【实训目的】

1. 掌握糖尿病的常用治疗药物及其用法用量，熟悉糖尿病的临床表现。
2. 学会制定与评价糖尿病的药物治疗方案，指导患者合理应用药物，对患者做健康教育。
3. 养成团队协作的工作习惯，具备关爱患者的药学服务职业道德。

【实训内容】

病例：患者，女，58岁，近一个月来无明显诱因出现多尿、多饮、口干、全身乏力。查空腹血糖9.5mmol/L，餐后2小时血糖13.6mmol/L。请结合以上病例，完成以下几个方面的实训。

1. 向患者详细询问病情，并给出最可能的诊断。
2. 根据病情制定药物治疗方案。
3. 对患者进行合理用药指导。

【实训步骤】

1. 问病　进入实训室，首先由教师讲解实训要求和安排，将学生按2人一组进行分组实训，分别模拟担任药师和典型的糖尿病患者。每组分别进行问病演示。

问病内容。①主要症状：何时起病，起病时有哪些症状，多尿和饮水的程度，有无易饥、多食及体重下降。②诱因：有无明显的诱因及缓解因素。③伴随症状：有无头晕头痛、视物模糊、恶心、嗜睡、乏力、水肿、手脚麻木等症状。④诊疗过程：做过什么检查，结果如何，是否确诊。发病后是否用药，药名、剂型、剂量、用法及疗效如何。⑤一般情况：工作、生活习惯，饮食、睡眠、大小便、体重的变化及病情是否影响工作。⑥家族史、既往病史：家中有无相同症状的患者，是否有过敏史、感染病史、外伤史、手术史、用药史等。⑦病情评估：病情轻重、急缓、营养状况，可能出现的并发症、预后判断告知患者。糖尿病患者常并发感染，糖尿病可能会累及神经系统、心血管系统、视网膜、肾脏等，继而出现皮肤化脓性感染、真菌感染以及肢端感觉异常、糖尿病肾病、糖尿病性视网膜病变和糖尿病足等。

2. 讨论　分组讨论，指出各组问病过程中的优、缺点，每组推出1名学生进行总结，各组对问病环节进行优化，带教老师挑选1～2组再次问病演示。

3. 制定药物治疗方案

（1）分组对案例进行讨论，给出诊断结果及依据，并制定药物治疗方案。

（2）各组代表发言。

（3）老师对各组的药物治疗方案进行点评、总结。

4. 用药指导　教师扮演糖尿病患者，每位同学就治疗方案中的药物进行介绍，并就用法用量、不良反应及用药注意事项等方面进行用药指导。

【实训考核】

由教师扮演糖尿病患者，学生扮演药师，考核学生根据病情制定药物治疗方案并进行用药指导。

<table>
<tr><th>考核项目</th><th colspan="2">考核内容</th><th>分值</th><th>得分</th></tr>
<tr><td rowspan="4">实训准备
（15 分）</td><td colspan="2">着装：
学生着工作服，仪表规范得体（1 分）
女生不得披头发，男女生不得穿拖鞋（1 分）</td><td>2</td><td></td></tr>
<tr><td colspan="2">报告班级、姓名、操作项目</td><td>1</td><td></td></tr>
<tr><td colspan="2">举止得体，语言清晰</td><td>2</td><td></td></tr>
<tr><td colspan="2">理论知识：
糖尿病的药物治疗原则（4 分）
治疗药物的药理作用和用途（3 分）
胰岛素和口服降糖药的不良反应（3 分）</td><td>10</td><td></td></tr>
<tr><td rowspan="6">实训操作
（75 分）</td><td rowspan="2">沟通能力
（10 分）</td><td>与患者的沟通技巧：
参考人际沟通知识，考生回答沟通技巧的内容（5 分）</td><td>5</td><td></td></tr>
<tr><td>与患者的沟通的礼仪：
面对考官时，见面问候（2 分），离开道别（3 分）</td><td>5</td><td></td></tr>
<tr><td rowspan="4">专业能力
（65 分）</td><td>临床诊断：
诊断正确（2 分）
诊断依据陈述正确（3 分）</td><td>5</td><td></td></tr>
<tr><td>药物选择：
药品名称、剂型正确（5 分）
药品规格正确（5 分）
药品剂量正确（5 分）
无遗漏药品（5 分）</td><td>20</td><td></td></tr>
<tr><td>药物介绍：
介绍药品名称及数量（5 分）
介绍用法用量（5 分）
介绍不良反应（5 分）</td><td>15</td><td></td></tr>
<tr><td>用药指导：
是否符合糖尿病的用药原则（5 分）
用药注意事项（15 分）
给出用药指导策略（5 分）</td><td>25</td><td></td></tr>
<tr><td>实训报告
（10 分）</td><td colspan="2">实训结果记录字迹工整，项目齐全，并能针对实训思考题目认真进行分析讨论</td><td>10</td><td></td></tr>
<tr><td colspan="3">合计</td><td>100</td><td></td></tr>
</table>

【实训思考】

1. 药师应从哪些方面指导糖尿病患者合理使用降糖药？
2. 对自行注射胰岛素的糖尿病患者进行用药指导时，应强调什么？为什么？

简答题

1. 简述治疗甲状腺功能亢进症的药物分类及治疗原则。
2. 简述糖尿病的药物分类及特点。

3. 简述抗骨质疏松的药物分类及特点。

4. 简述痛风急性期的药物选择。

（黄　娇　高艳丽）

书网融合……

扫一扫，扫一扫　　微课 1　　微课 2　　习题

第十四章　病毒感染性疾病的药物治疗

PPT

学习目标

知识目标：

1. 掌握　病毒性肝炎、获得性免疫缺陷症、带状疱疹和手足口病的药物治疗原则、常用治疗药物及药物治疗方法。

2. 熟悉　病毒性肝炎、获得性免疫缺陷症、带状疱疹和手足口病的临床表现、药物治疗的不良反应及注意事项。

3. 了解　病毒性肝炎、获得性免疫缺陷症治疗药物的研究进展。

能力目标：

1. 具有正确合理选用抗病毒药物的能力。

2. 能为病毒感染性疾病的患者开展用药指导和健康教育。

素质目标：培养学生树立敬佑生命的职业道德和攻克疑难杂症的社会责任感。

病毒感染性疾病因发病率高、传染性强，对人类健康构成了巨大的威胁。如各种病毒性肝炎、艾滋病、流感、麻疹、疱疹、重症急性呼吸系统综合征（severe acute respiratory syndrome，SARS）等。由于病毒的结构及生活过程简单，常需依靠宿主细胞进行繁殖，不易与宿主细胞加以区别，因而大多数抗病毒药物在发挥治疗作用的同时，对人体也有较大毒性，且抗病毒作用有限。这些给病毒感染性疾病的药物治疗带来了很大的困难。

案例导入

案例：患者，男，45 岁。4 年前，因家境贫困曾通过不正规途径卖血获得收入。后因出现“低热伴乏力、纳差及消瘦月余”等症状而住入院。体格检查：唇周苍白，口腔黏膜布满白色膜状物，四肢大关节畸形。实验室检查：WBC 2.5×10^9/L，血红蛋白 75g/L。诊断为艾滋病。

扫一扫，知解析

讨论：1. 说出案例中患者所得艾滋病的感染途径。其家人有可能被感染吗？为什么？

2. 治疗艾滋病的药物有哪些？

第一节　病毒性肝炎

病毒性肝炎（viral hepatitis）是由肝炎病毒引起的以肝脏损害为主的传染病，包括甲、乙、丙、丁、戊五种类型，分别由甲型肝炎病毒（Hepatitis A virus，HAV）、乙型肝炎病毒（Hepatitis B virus，HBV）、丙型肝炎病毒（Hepatitis C virus，HCV）、丁型肝炎病毒（Hepatitis D virus，HDV）、戊型肝炎病毒（Hepatitis E virus，HEV）感染引起。西方国家以丙型肝炎为主，我国主要流行乙型肝炎。

考点提示

病毒性肝炎的分型

病毒性肝炎是一种世界范围内常见的传染病。甲型、戊型肝炎主要通过粪－口传播；乙型、丙型和丁型肝炎主要经血液和血液制品传播，也可通过性途径和母婴垂直传播。临床上主要表现为食欲减退、厌油腻、恶心、上腹不适、乏力、肝区疼痛、肝功能异常等，部分患者还可出现黄疸和发热，无症状感染者也比较常见。急性病例多在2～4个月后恢复，部分乙、丙、丁型肝炎易转为慢性，少数可发展为肝硬化，甚至肝癌。目前，临床上尚缺乏有效的抗肝炎病毒药物，大多只能起到抑制病毒的效果，无法根除肝炎病毒。甲型、乙型、戊型肝炎可通过注射相应的疫苗进行预防。

【药物治疗原则】

（1）急性肝炎一般不用抗病毒治疗，主要采取支持和对症治疗，仅在急性丙型肝炎提倡早期应用抗病毒药物。

（2）慢性肝炎主要采取抗病毒、保护肝细胞、改善肝功能、调节免疫、抗肝纤维化等治疗，具体应根据患者情况采取综合治疗方案。

（3）重型肝炎则以综合治疗为主，同时加强支持疗法，给予抑制炎症坏死和促进肝细胞再生的药物，并积极防治各种并发症。

（4）淤胆型肝炎早期治疗同急性黄疸型肝炎，若黄疸持续不退，可加用糖皮质激素。

【常用治疗药物】

病毒性肝炎的药物治疗主要包括抗病毒、抗炎保肝及减退黄疸等三个方面。其中，抗病毒治疗的主要适应证为慢性病毒性肝炎和急性丙型肝炎。

1. 抗病毒药

（1）α干扰素（interferon α，IFN－α）　α干扰素为广谱的抗病毒药物，对乙型和丙型肝炎病毒均有抑制作用。包括普通干扰素（短效）、复合干扰素和聚乙二醇化干扰素（长效PEG－IFN）三种，其抗病毒机制有：①产生抗病毒蛋白，抑制病毒复制；②调节免疫，增强和促进自然杀伤细胞、细胞毒性T细胞和巨噬细胞的活性。IFN－α的不良反应主要包括流感样症候群、骨髓抑制、精神异常、甲状腺功能异常、自身免疫性疾病和少见的肾损害（间质性肾炎、肾病综合征和急性肾衰竭）、心血管并发症（心律失常、缺血性心脏病和心肌病等）、视网膜病变，听力下降等。

（2）核苷酸类似物　常用药物有拉米夫定、阿德福韦、恩替卡韦、替比夫定和替诺福韦等。其作用机制为抑制病毒的聚合酶或逆转录酶，从而抑制病毒DNA的合成和增殖。该类药物抗病毒效力及耐药基因屏障差别较大，治疗上推荐首选安全性好、耐药屏障高的药物，如阿德福韦和恩替卡韦。核苷酸类似物不良反应较少，可出现头痛、腹痛、恶心、呕吐等，长期服用易产生耐药性。

2. 抗炎保肝药物　此类药物具有改善肝脏功能、促进肝细胞再生和促进肝脏解毒功能等作用。

（1）抗炎类药物　主要是甘草酸类制剂，如异甘草酸镁注射液、甘草酸二铵肠溶胶囊、复方甘草酸苷片等，具有较强的非特异性抗炎、抗过敏、解毒、稳定肝细胞膜、改善肝功能等方面的作用。

（2）肝细胞膜修复保护剂　代表药物为多烯磷脂酰胆碱。进入肝细胞后，与肝细胞膜及细胞器膜相结合，增加膜的完整性、稳定性和流动性，促进肝细胞再生并可抑制脂质过氧化，抑制肝细胞凋亡。

（3）解毒类药物　代表药物为还原性谷胱甘肽、硫普罗宁。该类药物分子中的巯基可与体内的自由基结合，加速自由基的排泄，促进三大物质代谢、解毒和保护肝细胞膜免受自由基损伤，从而保护肝细胞。

（4）抗氧化类药物　代表药物为水飞蓟类。水飞蓟宾是从蓟类植物中提取的黄酮类物质，可通过稳定肝细胞膜和抑制肝细胞中脂质过氧化物的形成，发挥保肝和抗肝纤维化的作用。

（5）其他　包括葡醛内酯、联苯双酯、复方鳖甲软肝片、腺苷蛋氨酸等。

3. 退黄药物 抗病毒药和抗炎保肝药物均具有一定的减退黄疸作用。此外，退黄药物还包括一些纯中药制剂，如茵栀黄、苦黄、苦参碱、丹参等。肝内淤胆严重者，还可选用糖皮质激素退黄。

【治疗药物选用】

1. 急性肝炎 因急性肝炎属于自限性疾病，大多数患者通过适当休息，加强营养，酌情使用保肝药物，可在3~6个月内自愈，无需特殊治疗。病情较轻者，口服抗炎保肝药物即可，如葡醛内酯片每次0.2~0.4g，3次/日，或多烯磷脂酰胆碱胶囊每次0.228~0.456g，3次/日；伴黄疸者可加用茵栀黄注射液每次10~20mL稀释后静脉滴注，1次/日；食欲下降或有呕吐者，可静脉滴注10%葡萄糖注射液1000~1500mL/d的同时，加用维生素C注射液2~3g及10%氯化钾注射液10~20mL；急性丙肝易转为慢性，早期应用抗病毒药物可降低转化率，感染2周后HCV检测仍为阳性者，应开始抗病毒治疗，可单用干扰素α或聚乙二醇化干扰素α，疗程12~24周，亦可联用利巴韦林进行治疗。

2. 慢性肝炎 慢性肝炎治疗的目标是通过最大限度长期抑制肝炎病毒复制，减轻肝细胞炎症、坏死和纤维化，阻止慢性肝炎向肝硬化、肝癌的恶化。主要采取抗病毒治疗、免疫调节、抗炎保肝、抗纤维化等综合治疗。

（1）抗病毒治疗

1）慢性乙肝：慢性乙型肝炎抗病毒治疗的适应证包括以下方面。①HBeAg阳性者HBV DNA≥10^5copies/mL或HBe阴性者HBV DNA≥ 10^4copies/mL；②ALT≥2倍正常上限值；③ALT<2倍正常上限值，但肝活检显示中度~重度活动性炎症、坏死和（或）纤维化；④已发生肝硬化、有原发性肝癌家族史或年龄>40岁者，不受ALT水平限制。具有①同时具备②或③或④的患者应接受抗病毒治疗。

治疗慢性乙肝的抗病毒药物可选择干扰素及核苷酸类似物。①干扰素：IFN-α，成人每次5MIU（可根据耐受情况适当调整），儿童6MIU/m^2（体表面积）/次（3次/周，最大5MIU），隔日1次，皮下注射，疗程为48周或更长；PEG IFN-α，每次180μg，1次/周，皮下注射，疗程为48周；②核苷酸类似物：拉米夫定每次100mg，1次/日，口服给药。当HBV DNA低于检测下限、ALT恢复正常、HBeAg血清学转换后，继续治疗6~12个月。该类患者在间隔6个月的2次检测结果显示HBeAg发生血清学转换且HBV DNA检测不到时即可停药。阿德福韦酯每次10mg，1次/日，口服；恩替卡韦每次0.5mg，1次/日，口服。疗程同拉米夫定。

2）慢性丙肝：HCV RNA基因型为1型，或HCV RNA定量检测≥2×10^6copies/mL者，可采用PEG IFN-α或IFN-α联合利巴韦林治疗。①HCV RNA基因型为1型者：采用PEG IFN-α每次180μg，1次/周，皮下注射，或PEG IFN-α每次1.5μg/kg，1次/周，皮下注射，联用利巴韦林800~1400mg/d，治疗12周检测HCV RNA，如HCV RNA下降<2个对数级，即可停药；如HCV RNA检测为阴性，或低于定量法的最低限，应继续治疗48周；如HCV RNA未转阴，但下降≥2个对数级，则继续治疗到24周，如24周时HCV RNA转阴，可继续治疗到48周，如24周时仍未转阴，则停药观察。②HCV RNA基因型为非1型者：采用PEG IFN-α联用利巴韦林治疗，利巴韦林剂量为80mg/d，疗程为24周。

（2）护肝治疗 给予多烯磷脂酰胆碱胶囊每次0.228~0.456g，3次/日，口服；甘草酸二铵胶囊每次150mg，口服，病情好转后逐渐减量；ALT升高者，可用联苯双酯滴丸每次5丸（每丸1.5mg），3次/日，必要时每次6~10丸，服用2~3个月，ALT恢复正常后逐渐减量维持，疗程至少半年以上；水飞蓟宾的常用量为每次70~140mg，3次/日，饭后服用，症状好转后减量维持。

（3）免疫调节治疗 选用胸腺素，皮下或肌内注射，每次10~20mg，1次/日；胸腺素α_1每次

1.6mg，2次/周，两次间隔3～4日，连用6个月。

（4）抗纤维化治疗　选用苦参素胶囊0.2～0.3g，3次/日，口服；复方鳖甲软肝片每次2g，3次/日；还可选用丹参、γ－干扰素等。

3. 重型肝炎

（1）支持治疗　重型肝炎患者应卧床休息，实施重症监护，密切观察病情，保证热量供应，有条件者可输入新鲜血浆、白蛋白以加强支持治疗，并注意维持电解质和酸碱平衡。可选用糖皮质激素抑制肝细胞坏死，如泼尼龙琥珀酸钠每次40～60mg，1次/日，静脉滴注，连用3～5日后，无论病情是否好转均应逐渐减量、停药。促肝细胞再生，采用促肝细胞生长素80～100mg加入10%葡萄糖注射液中，静脉滴注，1次/日，疗程一般为4～6周，也可采用胰高血糖素1mg和胰岛素10U加入10%葡萄糖注射液500mL中，缓慢静脉滴注，1～2次/日。合并腹水的患者应适当使用利尿药，如螺内酯每次20～40mg，2～3次/日，口服；氢氯噻嗪每次25～50mg，1～3次/日，口服；螺内酯或氢氯噻嗪利尿效果不佳时，可用呋塞米20mg，静脉滴注。除以上治疗外，还可使用保肝退黄药物，必要时增加剂量或延长疗程。

（2）并发症防治　重型肝炎患者常出现消化道出血、感染、水电解质紊乱、肝性脑病等并发症，应积极防治。①消化道出血：可使用H_2受体阻断药，如雷尼替丁、法莫替丁；伴消化性溃疡者，可用质子泵抑制剂奥美拉唑、泮托拉唑等；出血时可用口服凝血酶原复合物、去甲肾上腺素、垂体后叶素、云南白药等。②感染：以原发性细菌性腹膜炎和肺部感染最为多见。应及时查明病原体，给予针对性抗感染治疗。经验性抗感染治疗可选用喹诺酮类，如左氧氟沙星片，每次0.5g，1次/日，疗程1～2周。亦可选用第二、三代头孢菌素类药物治疗。

4. 淤胆型肝炎　淤胆型肝炎的治疗应以消退黄疸为主要目的，其他可参考急慢性肝炎的药物治疗。除护肝治疗外，可给予苦黄注射液、茵栀黄注射液，必要时给予糖皮质激素治疗。选用糖皮质激素开始治疗时，可用地塞米松每次10mg或甲泼尼龙琥珀酸钠每次60mg，1次/日，静脉滴注，如黄疸明显减轻可逐渐减量，每5～7日减量1次，每次减少前次剂量的1/5～1/4，减至一半后，改为口服泼尼松片30mg/d，清晨顿服，并按上述方法继续减量，总疗程为2～3个月。

【用药注意事项】

（1）使用IFN－α过程中应严密进行监测，发生少见的不良反应时，应停止干扰素的治疗。失代偿期肝硬化、自身免疫性疾病、严重抑郁和精神病患者禁用IFN－α。

（2）干扰素、利巴韦林可引起畸胎或胚胎致死效应，故治疗期间和治疗6个月内，所有育龄期妇女和男性均必须采取避孕措施。

（3）同时使用的抗炎保肝药物种类不宜过多，通常选用1～2种，最多不超过3种，以免增加肝脏负担，不推荐选用主要成分相同或相近的药物联用，用药期间注意定期随访监测，及时调整治疗方案。

（4）治疗药物相互作用

1）拉米夫定可抑制扎西他滨在细胞内的磷酸化，故两药不宜联合使用。

2）PEG IFN－α可使茶碱血药浓度升高，合用时应注意监测茶碱血药浓度并适当调整茶碱给药剂量。

第二节　获得性免疫缺陷综合征

获得性免疫缺陷综合征（acquired immunodeficiency syndrome，AIDS）又称艾滋病，是一种由人类免疫缺陷病毒（human immunodeficiency virus，HIV）感染所引起的危害性极大的传染病。HIV 病毒感染可导致人体不同程度的免疫功能缺陷，未经治疗的感染者在疾病晚期易于并发各种严重感染，甚至可发生恶性肿瘤，病死率较高。获得性免疫缺陷综合征已成为严重威胁人类健康的重要公共卫生问题。在我国，获得性免疫缺陷综合征被列为乙类传染病。

AIDS 是由 HIV 病毒感染引起的传染病。HIV 病毒是一种变异性很强的病毒，我国以 HIV－1 为主要流行株。HIV 在人体细胞内的感染包括：吸附与穿入，环化与整合，转录与翻译，装配、成熟与出芽等过程。性接触、血液及血制品和母婴垂直传播是艾滋病的主要传播途径。其中，男性同性恋经肛门性交传播是近年来我国新增艾滋病感染者的主要感染途径。AIDS 患者的临床表现包括以下三个阶段。①急性期：通常发生在初次感染 HIV 后 2～4 周。部分感染者出现 HIV 病毒血症和免疫系统急性损伤所产生的临床症状。临床表现为发热、皮疹、淋巴结肿大、恶心、呕吐及神经系统症状等，持续 1～3 周后缓解。此期可查到 HIV 抗原和 HIV RNA，2～6 周 HIV 抗体阳性。②无症状期：此期持续时间一般为 6～8 年或更长，其时间长短与感染病毒的数量与类型、机体的免疫状况、感染途径、营养条件等因素有关。此期感染者体内 HIV 病毒不断复制，免疫系统受损，$CD4^+T$ 淋巴细胞计数逐渐下降，具有传染性。③艾滋病期：此期为感染 HIV 后的最终阶段，出现各种致命性机会性感染和恶性肿瘤。主要表现为持续一个月以上的发热、腹泻、盗汗、体重明显减轻、全身性淋巴结肿大等，部分患者表现为神经精神症状。患者 $CD4^+T$ 淋巴细胞计数每 μL＜200 个。HIV 感染者或获得性免疫缺陷综合征患者无须隔离治疗，一般的接触不会传染。对于无症状 HIV 感染者可保持正常的工作和生活。但应进行病原治疗，并密切监测病情的变化。对获得性免疫缺陷综合征前期或获得性免疫缺陷综合征患者，应根据病情卧床休息，给予高热量、多维生素饮食。

拓展阅读

知艾防艾　共享健康

人体感染艾滋病后，都有一段“窗口期”。目前国内认可的窗口期时间是 6 周到 2 个月，绝大多数人在 6 周就可以 100% 排除。专家提醒，如果一旦发生高危行为，一定要把握住“黄金 72 小时”。

HIV 阻断药，即暴露后预防的药物，通常指的是在发生了高危行为之后，用来防止 HIV 病毒扩散的药。高危暴露包括与艾滋病患者或 HIV 感染者发生没有安全措施的性行为，开放的伤口或黏膜组织接触到艾滋病患者或 HIV 感染者的血液，被有艾滋病患者或 HIV 感染者血液的针具刺伤等。但是，发生暴露后，越早服用阻断药，药物的血药浓度就能越早升上去，以保证在病毒进入血液前起效。这是一个药物与病毒赛跑的过程。最佳的阻断时间是 2 小时，阻断成功率在 99% 以上。之后，成功率会开始逐渐下降，但 72 小时内仍有较高的成功率，被称为黄金 72 小时。但是，HIV 阻断药只是一种补救措施，不能过分依赖阻断药，关键还是在预防。切记要到正规防治机构遵医处理！

目前，我国艾滋病防治工作取得了显著成效，全国疫情持续控制在低流行水平，但也必须清醒认识到新形势下我国艾滋病防治工作还面临许多新问题和新挑战，防艾工作依然任重道远。艾滋病的预防和控制不仅是一项医学挑战，也是社会责任的体现。作为社会的每一个成员，我们应该积极学习和传播艾滋病防治知识，增强自我保护意识，同时也应关心和支持艾滋病患者，消除歧视，共建和谐健康的社会环境。这是我们作为公民的责任，也是我们共同追求健康中国的重要步骤。

【药物治疗原则】

1. 一般治疗　不能进食者，应静脉输液补充营养。加强支持疗法，包括输血及营养支持疗法，维持水及电解质平衡。

2. 抗病毒治疗　抗病毒治疗是获得性免疫缺陷综合征治疗的关键。随着 HIV 蛋白酶抑制剂的出现，以及高效抗反转录病毒联合疗法（highly active anti－retroviral therapy，HAART）的应用，大大提高了抗 HIV 的疗效。

3. 免疫调节治疗　主要是应用免疫增强剂，希望能部分恢复患者的免疫功能。

4. 机会性感染及肿瘤的治疗　及时诊断机会性感染及肿瘤，尽早给予有效的治疗，可明显改善预后，延长患者的生命。

【常用治疗药物】

AIDS 的治疗除了艾滋病期防治多种机会性感染，还需进行抗病毒治疗。目前国际上共有六大类抗逆转录病毒药物，包括核苷类反转录酶抑制剂（nucleotide reverse transcriptase inhibitors，NRTIs）、非核苷类反转录酶抑制剂（non - nucleoside reverse transcriptase inhibitors，NNRTIs）、蛋白酶抑制剂（protease inhibitors，PIs）、融合抑制剂（fusion inhibitors，FIs）、整合酶抑制剂和 CCR5 抑制剂。国内临床上主要使用是 NNRTIs、NRTIs、PIs 和整合酶抑制剂等四类。

1. 核苷类逆转录酶抑制剂（NRTIs）　常用药物有拉米夫定、替诺福韦、阿巴卡韦、齐多夫定、恩曲他滨等。此类药物进入被感染细胞后，磷酸化形成具有竞争抑制 HIV 反转录酶活性的三磷酸化合物，阻断 HIV 反转录，抑制病毒双股 DNA 的合成。

2. 非核苷类逆转录酶抑制剂（NNRTIs）　常用药物有奈韦拉平、依非韦伦、依曲韦林、利匹韦林等。此类药物通过与 HIV 反转录酶活性点附近的疏水区结合而干扰酶的活性。NNRTIs 对其他反转录病毒无效，也不抑制其他的 DNA 多聚酶，细胞毒性小，但易产生耐药性。

3. 蛋白酶抑制剂（PIs）　常用药物有利托那韦、替拉那韦、阿扎那韦、达茹那韦、洛匹那韦等。PIs 通过抑制蛋白酶活性，使新产生的 HIV 不能成熟。PIs 抗病毒作用很强，能明显缓解 AIDS 患者的临床症状，延迟发病，降低死亡率。但对机体内已有的 HIV 无效。

4. 融合抑制剂（FIs）　如恩夫韦肽。此类药物通过作用于 $CD4^+$ T 细胞外部防止 HIV 侵入细胞。当 HIV 与 $CD4^+$ T 细胞受体结合时，病毒膜与 $CD4^+$ T 细胞膜接近、融合、病毒颗粒进入细胞。FIs 通过抑制 HIV 病毒与宿主细胞的融合来干预这一侵入过程。

5. 其他　如整合酶抑制剂拉替拉韦、CCR5 拮抗剂马拉维若等。

【治疗药物选用】

目前尚未找到根治 AIDS 的措施，临床多采用综合治疗，包括心理治疗、预防及治疗机会性感染、抗 HIV 治疗、支持治疗等。抗病毒治疗最为关键。

1. 抗 HIV 治疗

（1）明确抗病毒的治疗目标　①减少 HIV 相关疾病的发病率和病死率、减少非艾滋病相关疾病的发病率和病死率，使患者获得正常的期望寿命，改善生活质量；②重建或者维持免疫功能；③抑制病毒复制使病毒载量降至检测下限并减少病毒变异；④减少异常的免疫激活；⑤减少 HIV 的传播、预防母婴传播。

（2）成人及青少年开始抗病毒治疗的时机　①急性期；②有临床症状；③无症状期 $CD4^+$ T 淋巴细胞 <500 个/μL，或 $CD4^+$ T 淋巴细胞 >500 个/μL 但存在以下情况：$CD4^+$ T 淋巴细胞每年降低 100 个/μL、病毒载量 $>10^5$ copies/mL、合并 HBV/HCV 感染、妊娠、HIV 相关肾病、心血管疾病高风险。初治患者推荐方案为 2 种 NRTIs + 1 种 NNRTIs。常用抗 HIV 药物用法用量见表 14 - 1。

表 14 - 1　常用抗 HIV 病毒药物的用法和用量

药品名称	缩写	类别	给药剂量及方法
齐多夫定	AZT	NRTIs	成人：每次 300mg，2 次/日；新生儿/婴儿：2mg/kg，4 次/日；儿童：160mg/m² 体表面积，3 次/日

续表

药品名称	缩写	类别	给药剂量及方法
拉米夫定	3TC	NRTIs	成人：每次150mg，2次/日或每次300mg，1次/日；新生儿：2mg/kg，2次/日；儿童：4mg/kg，2次/日
阿巴卡韦	ABC	NRTIs	成人：每次300mg，2次/日；新生儿/婴幼儿：不建议；儿童：8mg/kg，2次/日；
替诺福韦	TDF	NRTIs	成人：每次300mg，1次/日；与食物同服
恩曲他滨	FTC	NRTIs	成人：每次0.2g，1次/日；与食物同服
奈韦拉平	NVP	NNRTIs	成人：每次200mg，2次/日；新生儿/婴幼儿：5mg/kg，2次/日；儿童：<8岁，4mg/kg，2次/日；>8岁，7mg/kg，2次/日
依非韦伦	EFV	NNRTIs	成人：每次600mg，1次/日；儿童：体重15~25kg：200~300mg，1次/日；体重25~40kg：300~400mg，1次/日；>40kg：600mg，1次/日；睡前服用
利匹韦林	RPV	NNRTIs	每次25mg，1次/日，进餐时服用
利托那韦	RTV	PIs	成人：在服药初至少用两周的时间将服用量逐渐增加至每次600mg，2次/日，通常为：第1~2日，口服，每次300mg，2次/日；第3~5日，口服，每次400mg，2次/日；第6~13日，口服，每次500mg，2次/日
替拉那韦	TPV	PIs	成人：每次500mg，2次/日，同服RTV 200mg，2次/日，与食物同服
阿扎那韦	ATV	PIs	每次400mg，1次/日，与食物同服
达茹那韦	DRV	PIs	成人：每次600mg，2次/日，同服RTV 100mg，2次/日，与食物同服
拉替拉韦	RAL	整合酶抑制剂	成人：每次400mg，2次/日

（3）抗病毒治疗疗效评估　①病毒学指标：抗病毒治疗后，血浆病毒载量应在4周内下降1个Log以上，3~6个月后达到检测不到的水平。病毒学指标是疗效评估最重要的指标。②免疫学指标：治疗后1年$CD4^+$ T淋巴细胞数增加100个/μL或抗病毒治疗后3个月$CD4^+$ T淋巴细胞数与治疗前相比增加30%。③临床症状：体重增加是评估抗病毒治疗效果最敏感的指标，对于儿童可结合营养、身高和发育改善情况综合评估。

2. 抗机会性感染治疗　机会性感染是AIDs患者死亡的主要原因之一，预防和治疗机会性感染是延长生命的重要措施。应根据感染部位和可能的病原菌选用适当的抗感染药物。

（1）卡氏肺孢子虫肺炎　首选药物是复方磺胺甲噁唑，剂量为甲氧苄啶20mg/(kg·d)，磺胺甲噁唑100mg/(kg·d)，分3~4次口服，疗程2~3周。此外，治疗卡氏肺孢子虫肺炎还可选用克林霉素联合伯氨喹、氨苯砜联合甲氧苄啶、喷他脒等。但患者血氧分压<70mmHg或肺泡－动脉血氧分压差>35mmHg，可用激素如泼尼松、甲泼尼松龙辅助治疗。

（2）合并分枝杆菌感染　①非结核分枝杆菌感染：选用克拉霉素每次500mg，2次/日，口服（或阿奇霉素600mg/d，口服），加乙胺丁醇15mg/(kg·d)（分次口服）；重症患者可联用利福布汀300~600mg/d，口服，或阿米卡星每次10mg/kg，1次/日，肌内注射，疗程9~12个月。②结核分枝杆菌感染：治疗原则和药物选用与非艾滋病结核病患者相同。需注意，治疗期间定期监测肝肾功能、定期检查视力和听力。

（3）合并其他病毒感染　①巨细胞病毒视网膜脉络膜炎：可用更昔洛韦或膦甲酸钠，病情严重时可二者合用。更昔洛韦10~15mg/(kg·d)，分2次静脉滴注，2~3周后改为5mg(kg·d)，1次/日，静脉滴注；膦甲酸钠每次90mg/kg，3次/日，静脉滴注。②单纯疱疹：选用阿昔洛韦每次5~10mg/kg，3次/日，口服。

（4）合并真菌感染　①念珠菌感染：口腔感染首选制霉菌素局部涂抹加碳酸氢钠漱口水漱口，疗效不好可给予氟康唑每次100mg（首剂200mg），1次/日，口服，疗程1~2周。食管念珠菌感染可用氟康唑每次200mg（首剂400mg），1次/日，口服，疗程2～3周。②新型隐球菌感染：经典方案为两性霉素B+5－氟胞嘧啶。两性霉素B开始按0.02～0.1mg/(kg·d)给药，以后根据耐受情况每日或隔日增加剂量至0.5～0.75mg/kg，最高剂量不超过50mg/d；5－氟胞嘧啶100～150mg/(kg·d)，分3～4次口服。两药合用2周后，脑脊液培养转阴后改为氟康唑400mg/d巩固治疗，用药至少8周，而后改为氟康唑200mg/d维持治疗，维持期至少1年。当患者$CD4^+$T淋巴细胞>200个/μL并持续至少6个月时可停药。

【用药注意事项】

1. 消化道症状　大多数患者在治疗的早期和换药时出现恶心、腹胀、腹泻等反应，持续时间一般不长，可通过改变饮食或对症处理来缓解。但要注意AIDS本身也可出现上述反应，如果腹泻持续时间较长，且排除联合用药原因，应加强检查以确定有无继发感染。

2. 过敏反应　大多数抗艾滋病药物均会引起皮疹，但皮疹的严重程度和持续时间各有不同，有时甚至会产生严重的后果。如服用奈韦拉平后，出现过敏反应停用，然后再次服用，其死亡率高达4%。皮疹多为轻、中度斑丘疹，在治疗的第4～6周出现，位于颜面和躯干部，可伴有瘙痒，大多表现为自限性。抗组胺药物治疗有效。

3. 周围神经病变　核苷类药物多见，原因不明。应在症状出现的早期立即换药。

4. 肝脏毒性　大部分抗艾滋病药物都会影响肝脏，PIs更加显著。肝炎、饮酒、吸毒等因素会增加肝脏毒性的风险。若怀疑有肝脏毒性时，应立即停药。对同时合并HCV或HBV感染的艾滋病患者，应首先进行有效的抗肝炎病毒治疗。

5. 乳酸毒性反应　虽然少见但却有潜在的致命危险。临床以不明原因的躯体不适、恶心、呕吐、疲劳、呼吸急促为特征，随之可很快出现肝功能衰竭、心律失常而致命。长期应用核苷类似物者，持续存在轻、中度血清高乳酸症，提示患者已有潜在线粒体功能的丧失，此时停药可使高乳酸血症缓慢消失，受损的线粒体功能亦可逐渐恢复。

6. 其他　依法韦恩可导致异常梦、白日梦、性格改变，严重者可产生包括自杀、妄想等忧郁症状。齐多夫定易引起疲劳、头痛和贫血。服用茚地那韦的患者可出现皮肤干燥、嘴唇破裂、头发稀少等变化，换药后可改善或复原。服用茚地那韦的患者中，4%～10%出现肾结石，在服药后应立刻大量喝水。治疗1年以上的患者中，约50%的患者发生脂肪代谢障碍，以颜面、四肢、臀部等周围脂肪减少，胸、腹部脂肪堆积为特征。抗HIV药物还有导致骨质疏松的可能，治疗期间戒烟、戒酒、运动，饮食摄取适量的钙质、蛋白质、维生素D可以减缓骨损害。

第三节　带状疱疹

带状疱疹（herpes zoster）是由潜伏在人体脊髓神经后根神经节的水痘－带状疱疹病毒（varicella－zoster virus，VZV）激活引起的，以沿着神经分布的密集疱疹和神经痛为特征的皮肤病，是皮肤科常见病。普通人群带状疱疹的发病率为（3～5）/1000人年，女性发生带状疱疹的风险高于男性，50岁后随年龄增长，带状疱疹的发病率、住院率和病死率均逐渐升高。

水痘和带状疱疹是由VZV引起的两种不同表现的疾病。原发感染为水痘，多发生在儿童，带状疱疹多为成人。婴幼儿主要通过呼吸道黏膜入侵，或接触感染者的疱液或输入病毒血症期的血液感染水痘－带状疱疹病毒。对此病毒无免疫力的儿童被感染后发生水痘，部分患者感染后成为带病毒者而不发生症状。由于病毒具有嗜神经性，感染后可长期潜伏于脊髓神经后根神经节的神经元内，当机体免疫功能下降时，潜伏病毒被激活而复制，沿感觉神经传播到该神经支配的皮肤细胞内增殖，引起局部皮肤节段性疱疹和神经痛。好发部位依次为肋间神经、颈神经、三叉神经和腰骶神经支配区域，沿某一周围神经呈带状排列，多发生在身体的一侧，一般不超过正中线。发疹前局部皮肤烧灼、感觉过敏或疼痛，同时可伴全身不适或发热。几天后局部皮肤出现不规则红斑，在此基础上出现簇集性粟粒样丘疹，继而变成水疱。病程一般2～3周，水疱干涸、结痂脱落后留有暂时性淡红斑或色素沉着。在皮损消退后可长期遗留神经痛，重者可遗留神经麻痹。除皮肤损害外，带状疱疹常伴有神经病理性疼痛及并发症，如面瘫、病毒性脑炎、失明等。带状疱疹以药物治疗为主，治疗目标为缓解急性期疼痛，限制皮损扩散，缩短皮损持续时间，预防或减轻带状疱疹后神经痛及其他急性或慢性并发症，提高患者的生活质量。

【药物治疗原则】

（1）带状疱疹的治疗以止痛、消炎、保护局部、抗病毒、防止感染与并发症及营养神经为主。

（2）临床上针对带状疱疹有用药指征的应尽早系统使用抗病毒药，即尽可能在皮肤症状出现后的48～72小时内开始。须迅速达到并维持抗病毒药的有效浓度，才能获得最佳的治疗效果。

（3）对于神经痛应根据阶梯疗法合理选用镇痛镇静药，并可根据患者的病情轻重合理加用激素类药物、营养神经药物、免疫调节剂等，可辅以外用药，若患者水疱溃烂引发感染，必要时还会使用抗生素治疗。

【常用治疗药物】

带状疱疹的药物治疗主要包括抗病毒、缓解神经痛、局部治疗等三个方面，除此之外，还可适当选用糖皮质激素、神经营养药及免疫调节剂。

1. 抗病毒药

核苷类　常用药物有阿昔洛韦、伐昔洛韦、泛昔洛韦等。核苷类抗病毒药通过在感染细胞内经病毒苷激酶磷酸化，生成阿昔洛韦三磷酸，后者可抑制病毒DNA聚合酶，中止病毒DNA链的延伸。阿昔洛韦是抗VZV的首选药物。伐昔洛韦是阿昔洛韦的前体药物，口服吸收迅速，在胃肠道和肝脏内迅速转化为阿昔洛韦，生物利用度是阿昔洛韦的3～5倍。泛昔洛韦是喷昔洛韦的前体药物，口服后迅速转化为喷昔洛韦，在细胞内维持较长的半衰期。该类药品不良反应较少，可出现头痛、腹痛、恶心、呕吐等，长期服用易发生耐药性。

2. 其他

（1）溴夫定　在被病毒感染的细胞中，溴夫定进行一系列的磷酸化最终形成溴夫定三磷酸盐，其可以抑制病毒的复制。这一过程只有在病毒感染的细胞中进行，因此溴夫定的抗病毒作用具有高度的选择性。短期口服使用，通常耐受性好。常见不良反应为头痛、恶心、呕吐、腹泻等，长期大剂量服用在啮齿动物实验中发现肝和睾丸肿大。

（2）膦甲酸钠　通过非竞争性方式阻断病毒DNA聚合酶的磷酸盐结合部位，防止DNA病毒链的延伸。肾功能损害是本品最主要的不良反应，可引起急性肾小管坏死、肾源性尿崩症及出现膦甲酸钠结晶尿等。还可有低钙或高钙血症、血磷过高或过低、低钾血症、贫血、粒细胞减少、血小板减少等。

3. 治疗神经痛的药物

（1）非甾体抗炎药（NSAIDs）　常见的药物有布洛芬、吲哚美辛、对乙酰氨基酚等。作用机制是抑制环氧酶，减少前列腺素的合成。疗效有限，主要不良反应为胃肠道症状，对乙酰氨基酚过量使用有肝损伤风险。

（2）抗惊厥药　①钙通道调节药：常用药物有加巴喷丁、普瑞巴林等。通过作用于钙离子通道，减少兴奋性神经递质的过度释放，抑制痛觉过敏和中枢敏化。可降低中枢神经系统高反应性，对神经性疼痛有效，但应注意药物过敏风险。主要不良反应有头晕、嗜睡、共济失调、神经错乱、语言障碍、思维紊乱、头痛、周围性水肿、体重增加、肌阵挛、便秘等。②其他：代表性药物有卡马西平、奥卡西平等。其止痛机制不明，可能与减少中枢神经的突触传递有关，是治疗三叉神经痛的一线药物。常见不良反应有眩晕、嗜睡和运动失调等。

（3）抗抑郁药物　主要包括三环类、5-羟色胺和去甲肾上腺素再摄取抑制药两类。通过阻断突触前膜去甲肾上腺素和5-羟色胺的再摄取，阻断电压门控钠离子通道和α肾上腺素受体，调节疼痛传导下行通路，发挥镇痛作用。①三环类抗抑郁药：常用药物为阿米替林。三环类抗抑郁药起效较慢，主要不良反应有过度镇静、认知障碍、窦性心动过速、直立性低血压、心室异位搏动增加、心肌缺血甚至心源性猝死等。有缺血性心脏病或心源性猝死风险的患者应避免使用；青光眼、尿潴留、自杀等高风险患者应慎用。此外，该药可能导致或加重认知功能障碍和步态异常。老年患者发生的不良反应风险高，使用过程中要加强监测。②5-羟色胺和去甲肾上腺素再摄取抑制药：代表药物有文拉法辛和度洛西汀。常见不良反应有恶心、口干、出汗、乏力、焦虑、震颤等。

（4）阿片类　常用药物有吗啡和曲马多。吗啡属于阿片受体激动药，曲马多具有双重作用机制，可同时作用于μ阿片受体和去甲肾上腺素/5-羟色胺受体以达到镇痛效果。曲马多可显著缓解带状疱疹后遗神经痛的烧灼痛、针刺痛及痛觉超敏现象，但对闪电样、刀割样疼痛效果不明显，其疗效弱于强阿片类药物，而耐受性优于强阿片类药物。

（5）5%利多卡因贴剂　利多卡因可阻断电压门控钠离子通道，减少损伤后初级传入神经的异位冲动，从而减少带状疱疹后遗神经痛患者的痛觉。

3. 局部治疗　以干燥和消炎为主，预防感染。常用药物有3%硼酸溶液、3%阿昔洛韦乳膏、1%喷昔洛韦乳膏、炉甘石洗剂、0.5%新霉素溶液、1∶5000呋喃西林溶液、2%莫匹罗星软膏等。

4. 其他

（1）糖皮质激素　目前关于是否应用糖皮质激素治疗带状疱疹仍存在争议。普遍观点认为在带状疱疹急性发作早期系统应用糖皮质激素并逐步递减可以抑制炎症过程，缩短急性疼痛的持续时间和皮损愈合时间，但对已发生带状疱疹后神经痛的疼痛无效。抗病毒药联合糖皮质激素可能有助于减轻急性期疼痛，累及面神经或伴有重度疼痛或颅神经麻痹时，糖皮质激素可与静脉输注阿昔洛韦联合使用。

（2）神经营养药　维生素 B_1、维生素 B_{12} 等药物，能营养神经细胞、加快修复神经的速度。既能降低发生后遗痛的概率，还能缩短患者神经痛的时间。在肌内注射维生素 B_{12} 时应注意有发生过敏反应和高尿酸血症的可能。

> **考点提示**
>
> 带状疱疹常用治疗药物及治疗药物的选用

（3）免疫调节剂　因为带状疱疹多发生于人体免疫力低下的时候，因此，胸腺肽、匹多莫德、脾氨肽冻干粉等增强免疫功能的药物可酌情选用，以减轻症状，缩短病程。

【治疗药物选用】 e 微课

1. 抗病毒治疗

（1）适应证　存在下列情形的患者应尽早使用抗病毒药（起病后72小时内），严重者需静脉用药。①>50岁患者任一部位的带状疱疹；②所有年龄患者的头/颈部带状疱疹；③躯干/四肢严重的带状疱疹；④免疫功能低下或缺陷患者的带状疱疹；⑤有恶性原发性疾病的带状疱疹；⑥有颅神经受累（特别是眼带状疱疹和耳带状疱疹）的带状疱疹；⑦伴有严重特应性皮炎或严重湿疹患者的带状疱疹；⑧<50 岁患者躯干/四肢的带状疱疹；⑨皮疹发生超过一个皮区、有出血性皮损和（或）黏膜受累的带状疱疹。

首选阿昔洛韦每次 0.2～0.4g，5 次/日，口服；或 5～10mg/kg，3 次/日，静脉滴注；当肌酐清除率 10～25mL/min 时，可延长阿昔洛韦的给药间隔，每次 0.4g，3 次/日；肌酐清除率<10mL/min 时，每次 0.4g，2 次/日。伐昔洛韦每次 0.3g，2 次/日，口服；泛昔洛韦每次 0.25mg，3 次/日，口服。肾功能不全的患者可改用溴夫定每次 125mg，1 次/日，服用 7 日。对阿昔洛韦耐药者有以下两种方案：①膦甲酸钠 100mg/kg，2 次/日，静脉输注；②静脉用西多福韦 5mg/kg，1 次/周，静脉注射。

（2）外用抗病毒药　可用 3% 硼酸溶液或冷水湿敷进行干燥和消毒，每日数次，每次 15～20 分钟。水疱少时可涂炉甘石洗剂；无明显渗出可外用 3% 阿昔洛韦乳膏、1% 喷昔洛韦乳膏等；水疱破后可以外用 3% 硼酸溶液或 0.5% 新霉素溶液或 1∶5000 呋喃西林溶液湿敷，2% 莫匹罗星软膏外涂，预防继发感染。眼带状疱疹，尤其是病毒性角膜炎时建议外用阿昔洛韦滴眼液，5 次/日。

知识链接

特殊人群带状疱疹的治疗

1. 儿童及青少年的带有遗传性或获得性免疫缺陷、特应性皮炎的儿童，其带状疱疹病情通常较严重，建议静脉内注射阿昔洛韦。

2. 妊娠期带状疱疹：①通常认为妊娠期带状疱疹对胎儿没有危险，一般不会发生能危害胎儿发育的病毒血症。②建议妊娠期带状疱疹只给予局部对症治疗。③阿昔洛韦能通过胎盘，妊娠期妇女用药需权衡利弊。所有伴严重水痘的妊娠期妇女都必须静脉注射阿昔洛韦。④出生后 2 周内患有水痘的新生儿可静脉注射阿昔洛韦。

3. 免疫缺陷患者带状疱疹：①$CD4^+$ T 淋巴细胞大致在正常范围内（每 μL>400 个细胞），节段性带状疱疹：静脉给予阿昔洛韦 5～7.5mg/kg，3 次/日。②严重的免疫缺陷伴广泛性皮损，特别是存在神经系症状时：静脉用大剂量阿昔洛韦 10mg/(kg·8h)，3 次/日。

2. 并发症的治疗　带状疱疹后神经痛（postherpetic neuralgia，PHN）是带状疱疹的常见并发症，可通过抗病毒治疗抑制病毒复制，限制带状疱疹对神经的损害，减少 PHN 的发病。可选用糖皮质激素、抗抑郁药、钙通道调节剂、抗癫痫药物、止痛剂等。

（1）糖皮质激素　①在带状疱疹急性发作早期，用大剂量糖皮质激素可抑制炎症过程，缩短急性疼痛的持续时间和皮损愈合时间。在没有系统性抗病毒治疗时不推荐单独使用皮质激素。②对>50 岁、相对健康的局部带状疱疹患者，抗病毒药和糖皮质激素联合治疗能改善患者的生活质量。③强的松：30mg/d，疗程为 7 日。④对慢性疼痛基本无效。

（2）抗抑郁药　①三环类：阿米替林，尤对老年患者 PHN 有效。首剂应睡前服用，>60 岁患者起始每次 12.5～25mg，在 2～3 周内逐渐增至每次 50～75mg，每日最大剂量 150mg。有缺血性心脏病或心源性猝死风险的患者避免使用；青光眼、尿潴留、自杀等高风险患者应慎用。②5-羟色胺和去甲肾上腺素再摄取抑制药：文拉法辛，150～225mg/d，1 次/日；度洛西汀，30～60mg/d，1～2 次/日。

（3）钙通道调节剂　加巴喷丁和普瑞巴林是治疗 PHN 的一线治疗药物。为避免头晕和嗜睡，两药均应遵循夜间起始、逐渐加量和缓慢减量的原则。加巴喷丁：起始剂量为每日 300mg，常用有效剂量为每日 900～3600mg，肾功能不全患者应减量，需要数周缓慢滴定至有效剂量。普瑞巴林：可在饭前或者空腹时口服。一般认为初始剂量每次 75mg，2 次/日，或每次 50mg，3 次/日；之后可以根据治疗效果和耐受性调整用药剂量，比如可在一周内逐渐将服用剂量增至 300mg/d。而维持量为不能超过一次 150mg，2 次/日，也可不超过每次 100mg，3 次/日。

（4）抗癫痫药物　能减轻针刺样痛，对持续性疼痛无效。严重神经痛时联合非甾体抗炎药或曲马多。卡马西平 400～1200mg/d；拉莫三嗪 50～400mg/d，1～2 次/日；丙戊酸钠 250～1000mg/d，3 次/日；托吡酯 200～400mg/d，2 次/日。

（5）止痛剂　①5% 利多卡因贴剂是带状疱疹后神经痛的一线用药，同时对糖尿病周围神经病变引起的疼痛也有比较好的效果，与全身用药相比，其不良反应发生率相对较低；通常单用或与普瑞巴林联合；②NSAIDs 对炎症性疼痛效果较好，但目前尚无明确的证据表明非甾体抗炎药对神经病理性疼痛有好的治疗效果，通常作为一线药物的辅助用药；③阿片类药物目前仍被认为是神经病理性疼痛治疗的二线治疗药物，一般不单独使用，而是与抗惊厥药或抗抑郁药联合应用，如吗啡/加巴喷丁联合使用。曲马多 200～400mg/d；可待因 120mg/d；吗啡 30～360mg/d，口服。

【用药注意事项】

（1）止痛药物选择应遵循 WHO 推荐的镇痛药阶梯用药原则：轻度疼痛者可使用 NSAIDs 或其他非阿片类药物；中度疼痛可联用非阿片类药物与弱效阿片类镇痛药；重度疼痛者可能需要非阿片类药物联合强效阿片类药物。

（2）阿昔洛韦主要经肾排泄，可导致急性肾小管坏死，肾功能不全患者需减量使用。

（3）卡马西平与对乙酰氨基酚合用，尤其是单次超剂量或长期大剂量使用时，肝脏中毒的危险增加，有可能使后者疗效降低。卡马西平与香豆素类抗凝药合用，可使抗凝药的血药浓度降低，半衰期缩短，抗凝效应减弱，应测定凝血酶原时间而调整药量。卡马西平与雌激素、含雌激素的避孕药、环孢素、左甲状腺素或奎尼丁合用时，这些药物的药效都会降低，故用量应做调整。卡马西平应避免与单胺氧化酶抑制剂合用。

（4）加巴喷丁呈非线性药物代谢动力学特点，生物利用度随剂量升高而降低，个体间变异为 20%～30%，疗效存在封顶效应。

（5）糖尿病患者如果将普瑞巴林与噻唑烷二酮类抗糖尿病药合用，会增大发生周围性水肿和体重增加的风险，因此一定要谨慎使用。

（6）尽早有效地控制疼痛，缓解伴随的睡眠和情感障碍，提高生活质量。药物治疗是基础，应使用有效剂量的推荐药物，药物有效缓解疼痛后应避免立即停药，仍要维持治疗至少 2 周。药物联合微创介入治疗可有效缓解疼痛并减少药物用量及不良反应。

第四节　手足口病

手足口病（hand foot and mouth disease，HFMD）是一种由肠道病毒（enterovirus，EV）感染引起的常见传染病，多发生于 5 岁以下儿童，我国各地全年均有发生，且发生率有逐年上升趋势。

手足口病的致病病毒血清型主要为柯萨奇病毒 A16 型（coxsackievirus A16，CV-A16）和肠道病毒 71 型（enterovirus A71，EV-A71）。密切接触是手足口病的传播方式，肠道病毒可通过感染者的粪便、唾液、咽喉分泌物和疱疹液等广泛传播。肠道病毒感染人体后，主要通过与咽部及肠道上皮细胞表面相应的受体结合进入细胞，在细胞内大量复制后释放入血，进一步扩散到皮肤及黏膜、神经系统、心脏、呼吸系统、肝脏等部位，引起一系列炎症反应。循环衰竭和神经源性肺水肿是重症手足口病患儿死亡的主要原因。患儿感染肠道病毒后，潜伏期 2～10 日，然后出现临床症状或体征。根据手足口病的发生发展过程分为：①出疹期（普通型）。主要临床表现为发热，手、足、口、臀等部位出疹，伴流涕、咳嗽、食欲不振等症状。典型皮疹为斑丘疹、疱疹、丘疹，皮疹周围有炎性红晕，不疼不痒，疱疹内液体较少，恢复时不结痂、不留疤。绝大多数患儿在此期痊愈。②神经系统受累期（重症病例重型）。少数患儿出现中枢神经系统损害，表现为头痛、嗜睡、吸吮无力、烦躁、易惊等。此期大多数患儿可痊愈。③心肺功能衰竭前期（重症病例危重型）。多数发生在病程5日内，表现为呼吸和心率加快、血压升高、出冷汗、四肢末梢发凉等。应及时识别并正确治疗以降低死亡率。④心肺功能衰竭期（重症病例危重型）。患儿可在第3期的基础上迅速进入此期，表现为心动过速、口唇发绀、呼吸急促、咳粉红色泡沫样痰、血压降低等。此期死亡率较高。⑤恢复期。大多数患儿预后良好，一般在1周内可痊愈，无后遗症。

手足口病在流行季节发病，普通病例按照临床表现即可诊断。目前尚无疫苗可预防手足口病，保持良好的个人卫生习惯是预防的关键。勤洗手，不要让儿童喝生水，吃生冷食物。儿童玩具和常接触到的物品应当定期进行清洁消毒。避免儿童与患手足口病儿童密切接触。手足口病的一般治疗包括注意隔离，避免交叉感染；清淡饮食；做好口腔和皮肤护理；积极控制高热；保持患儿安静（惊厥病例需要及时抗惊厥）。

【药物治疗原则】

（1）早发现、早诊断、早隔离、早治疗。

（2）要根据病情的发展分期治疗，有并发症时治疗并发症。

（3）由于手足口病尚无特效抗病毒药物和特效免疫球蛋白，在临床治疗上可采取以广谱抗病毒药物和对症支持治疗为主的综合治疗措施。

【常用治疗药物】

目前治疗手足口病的药物主要有抗病毒药物、免疫调节剂及对症治疗药物。

1. 抗病毒药物

（1）α干扰素（IFN-α） 干扰素通过增强机体细胞免疫活性和促进体内抗病毒蛋白合成发挥其生物学功能，抑制病毒复制，调节免疫反应及细胞生长分化。作用机制有：①抑制病毒进入细胞，抑制病毒蛋白的翻译及病毒颗粒的装配；②激活巨噬细胞及自然杀伤细胞；③增加细胞因子的产生和调节免疫球蛋白的合成。IFN-α的不良反应主要有流感样症候群、骨髓抑制、精神异常、甲状腺功能异常、自身免疫性疾病和少见的肾损害（间质性肾炎、肾病综合征和急性肾衰竭）、心血管并发症（心律失常、缺血性心脏病和心肌病等）、视网膜病变，听力下降等。

（2）利巴韦林 抗病毒谱较广，但对宿主细胞核酸合成也有一定作用，因此选择性不强。利巴韦林进入病毒细胞内磷酸化，竞争性地抑制病毒的三磷酸鸟苷合成，抑制病毒mRNA合成。利巴韦林的最常见的不良反应是引起血常规异常，停药后症状消失。其次，常见的不良反应有乏力、贫血、疲倦、头痛、恶心、呕吐等；还可以引起转氨酶、胆红素升高，用药期间应定期复查肝功能。还可以引起胎儿畸形，本药可以通过乳汁排泄，妊娠期、哺乳期妇女慎用。

2. 免疫调节药物治疗 常用的药物有丙种球蛋白和糖皮质激素。丙种球蛋白提高机体的免疫力，可以抵抗病毒感染和防止病毒性疾病的复发；糖皮质激素虽然可以降低免疫力，但是可以抗炎、抗毒、抗休克，有脑脊髓炎和持续高热等表现者以及危重病例酌情使用，长期使用可以造成胃溃疡或骨质疏松等不良反应。

3. 其他对症治疗药物 降低颅内压常用甘露醇，严重颅内高压或低钠血症患儿可考虑联合使用高渗盐水（3%氯化钠）；有心功能障碍者，可使用利尿剂；重症病例中心肺功能衰竭前期可使用血管活性药物，如米力农、多巴酚丁胺等；有高热惊厥的患者可选用解热镇痛药（布洛芬、对乙酰氨基酚等）或抗惊厥药（地西泮等）。

【治疗药物选用】

手足口病的发展是分期的，需要分期处理治疗。无论哪个时期，若有脑脊髓炎和持续高热等表现者以及危重病例都应酌情使用糖皮质激素。可选用甲泼尼龙 1～2mg/(kg·d)，或氢化可的松 3～5mg/(kg·d)，或地塞米松 0.2～0.5mg/(kg·d)，一般疗程 3～5 日。

1. 出疹期　该期以对症治疗为主。应积极控制高热，采用物理降温，如温水擦浴；若体温超过 38.5℃者，使用退热贴或应用退热药物治疗。可选用布洛芬，每次 5～10mg/kg，口服；对乙酰氨基酚，每次 10～15mg/kg，口服；2 次用药最短间隔时间为 6 小时，使用过程中须注意其不良反应。布洛芬有抗炎作用，可在一定程度上抑制机体炎症反应。有咳嗽、咳痰者给予镇咳、祛痰药，继发细菌感染者给予抗生素。

2. 神经系统受累期　该期可使用甘露醇等脱水药降低颅内高压，控制入量，可酌情应用丙种球蛋白，剂量为 1.0g/(kg·d)，连用 2 日。密切观察体温、呼吸、心率、血压及四肢皮肤温度变化等可能发展为危重型的高危因素，尤其是 3 岁以内、病程 5 日以内的病例。常用 20% 甘露醇每次 0.25～1.0g/kg，每 4～8 小时 1 次，20～30 分钟快速静脉注射；严重颅内高压或脑疝时，可增加频次至每 2～4 小时 1 次。严重颅内高压或低钠血症患儿可考虑联合使用高渗盐水（3% 氯化钠）。有心功能障碍者，可使用利尿剂，如呋塞米 1～2mg/kg，静脉注射。

3. 心肺功能衰竭前期　患儿血流动力学改变为高动力高阻力型，以使用扩血管药物为主。可使用米力农，负荷量 50～75μg/kg，15 分钟输注完毕，维持量从 0.25μg/(kg·min) 起始，逐步调整剂量，最大可达 1μg/(kg·min)，一般不超过 72 小时。高血压者应将血压控制在该年龄段严重高血压值以下（≤5 岁儿童严重高血压参考值见表 14－2），可用酚妥拉明 1～20μg/(kg·min)，或硝普钠 0.5～5μg/(kg·min)，由小剂量开始逐渐增加剂量，直至调整至合适剂量，期间密切监测血压等生命体征。

表 14－2　儿童（≤5 岁）严重高血压参考值

性别	年龄（岁）	血压（mmHg）	
		收缩压	舒张压
女	3	≥110	≥72
	4	≥112	≥73
	5	≥114	≥76
男	3	≥112	≥73
	4	≥114	≥74
	5	≥117	≥77

4. 心肺功能衰竭期　该时期应在第 3 期治疗基础上，及早应用呼吸机，进行正压通气或高频通气。严重心肺功能衰竭病例，可考虑体外膜氧合治疗。血压下降时，可应用正性肌力及升压药物治疗，如多巴胺 5～20μg/(kg·min)、去甲肾上腺素 0.05～2μg/(kg·min)、肾上腺素 0.05～2μg/(kg·min) 或多巴酚丁胺 2.5～20μg/(kg·min) 等。从低剂量开始，以能维持接近正常血压的最小剂量为佳。以上药物无效者，可试用血管加压素或左西孟旦等药物治疗。用法用量：血管加压素 20μg/kg，每 4 小时 1 次，静脉缓慢注射，用药时间视血流动力学改善情况而定；左西孟旦负荷剂量 6～12μg/kg，静脉注射，维持量 0.1μg/(kg·min)。

5. 恢复期　该时期给予支持及康复治疗，个别病例需长期机械通气治疗以维持生命。

【用药注意事项】

(1) 药物治疗的同时，应做好预防，选择中效或高效消毒剂如含氯（溴）消毒剂等进行消毒，75%乙醇和5%来苏儿对肠道病毒无效。

(2) 阿昔洛韦、喷昔洛韦、更昔洛韦、泛昔洛韦、单磷酸阿糖腺苷等属于核苷类抗病毒药物，此类药物是抗DNA病毒药，对包括肠道病毒在内的RNA病毒无效。因此，不应使用以上药物治疗手足口病。

(3) 发热时可选用对乙酰氨基酚或者布洛芬退热。但是不能使用阿司匹林，否则易造成瑞夷综合征。

实训十四　带状疱疹的药物治疗方案评定

实训提示

【实训目的】

1. 掌握带状疱疹的常用治疗药物及其用法用量，熟悉带状疱疹的临床表现。
2. 学会根据带状疱疹的药物治疗方案，指导患者合理应用药物，对患者做健康教育。
3. 养成团队协作的工作习惯，具备关爱患者的药学服务职业道德。

【实训内容】

患者，男，75岁，11天前无明显原因出现右上腹疼痛，性质不清，在当地输液治疗（具体不详），上述症状无明显好转。其中，患者右上腹疼痛6天，可见右侧季肋区条索样红色皮疹及小水泡，最终确诊为带状疱疹。医生处方：阿昔洛韦片0.4g，t. i. d.，口服，3%硼酸溶液无菌纱布粘湿，外敷于皮损表面，每日数次，每次15～20分钟。医嘱：要加强营养，饮食清淡易消化、营养丰富，多吃新鲜水果和蔬菜，避免进食辛辣、刺激的食物，少量多餐，以提高机体免疫力。

请结合以上病例，完成以下几个方面的实训。

1. 向患者详细询问病情。
2. 对患者进行合理用药指导。
3. 对患者进行健康教育。

【实训步骤】

1. 问病　进入实训室，首先由教师讲解实训要求和安排，将学生按2人一组进行分组实训，分别模拟担任药师和带状疱疹患者。每组分别进行问病演示。

问病内容。①主要症状：是否有皮肤烧灼、感觉过敏或疼痛，同时可伴全身不适或发热等症状。②诱因：有无抵抗力低下或劳累、感染、感冒等情况。③伴随症状：是否伴有聚集性的粟粒至绿豆粒大小的丘疱疹或水疱，若有，皮损是否沿某一周围神经分布，排列是否呈带状。④诊疗过程：是否自行诊疗过，是否到医院就诊过，是否用药，药物剂型、剂量、用法及疗效如何，用药效果如何。⑤一般情况：工作及生活习惯及环境，饮食、睡眠、大小便、疼痛及病情是否影响工作。⑥家族史、既往病史：是否有药物过敏史、感染病史、外伤史、手术史、用药史等。⑦病情评估：疾病情况，可能出现的并发症、预后判断告知患者。带状疱疹起病急，病程较长，患者疼痛难忍，所以要消除患者的焦虑、紧张、恐惧的情绪，做好心理护理的同时给予正确的治疗措施。

2. 讨论　分组讨论，指出各组问病过程中的优、缺点，每组推出1名学生进行总结，各组对问病环节进行优化，带教老师挑选1～2组再次问病演示。

3. 制定用药指导方案

（1）分组对案例进行讨论，根据处方药物制定用药指导方案。

（2）各组代表发言。

（3）老师对各组的药物治疗方案进行点评、总结。

4. 用药指导与健康教育 两位同学为一组，一人扮演带状疱疹患者，一人扮演药师，就治疗方案中的药物进行介绍，并就用法用量、不良反应及用药注意事项等方面进行用药指导。

【实训考核】

由教师扮演带状疱疹患者，学生扮演药师，考核学生根据病情制定药物治疗方案并进行用药指导和健康教育。

<table>
<tr><th>考核项目</th><th colspan="2">考核内容</th><th>分值</th><th>得分</th></tr>
<tr><td rowspan="4">实训准备
（15 分）</td><td colspan="2">着装：
学生着工作服，仪表规范得体（1 分）
女生不得披头发，男女生不得穿拖鞋（1 分）</td><td>2</td><td></td></tr>
<tr><td colspan="2">报告班级、姓名、操作项目</td><td>1</td><td></td></tr>
<tr><td colspan="2">举止得体，语言清晰</td><td>2</td><td></td></tr>
<tr><td colspan="2">理论知识：
带状疱疹病的药物治疗原则（4 分）
治疗药物的药理作用和用途（3 分）
阿昔洛韦的主要不良反应（3 分）</td><td>10</td><td></td></tr>
<tr><td rowspan="6">实训操作
（75 分）</td><td rowspan="2">沟通能力
（10 分）</td><td>与患者的沟通技巧：
参考人际沟通知识，考生回答沟通技巧的内容（5 分）</td><td>5</td><td></td></tr>
<tr><td>与患者的沟通礼仪：
面对考官时，见面问候（2 分），离开道别（3 分）</td><td>5</td><td></td></tr>
<tr><td rowspan="4">专业能力
（65 分）</td><td>药物选择：
药品名称、剂型正确（5 分）
药品规格正确（5 分）
药品剂量正确（5 分）
无遗漏药品（5 分）</td><td>20</td><td></td></tr>
<tr><td>药物介绍：
介绍药品名称及数量（5 分）
介绍用法用量（5 分）
介绍不良反应（5 分）</td><td>15</td><td></td></tr>
<tr><td>用药指导：
是否符合高血压的用药原则（5 分）
用药注意事项（15 分）
给出用药指导策略（5 分）</td><td>25</td><td></td></tr>
<tr><td>健康教育
健康教育是否符合带状疱疹患者治疗原则</td><td>5</td><td></td></tr>
<tr><td>实训报告
（10 分）</td><td colspan="2">实训结果记录字迹工整，项目齐全，并能针对实训思考题目认真进行分析讨论</td><td>10</td><td></td></tr>
<tr><td colspan="3">合计</td><td>100</td><td></td></tr>
</table>

【实训思考】

1. 药师应从哪些方面指导带状疱疹患者合理用药？
2. 阿昔洛韦的不良反应有哪些？

简答题

1. 简述病毒性肝炎的药物治疗原则。
2. 简述抗 HIV 病毒的药物类型及其代表药物。
3. 简述带状疱疹的药物治疗方案。
4. 简述手足口病不同时期的药物治疗方案。

（韩　芳）

书网融合……

扫一扫，拐一拐　　微课　　习题

第十五章　疼痛的药物治疗

PPT

学习目标

知识目标：

1. **掌握**　慢性疼痛的药物治疗原则、常用治疗药物的合理选用、药物的不良反应及防治方法。
2. **熟悉**　治疗慢性疼痛药物的作用及相互作用。
3. **了解**　疼痛的定义、诊断、评估和治疗。

能力目标：

1. 能结合医生诊断和用药方案对疼痛患者开展用药指导和健康教育。
2. 能指导疼痛患者合理用药。
3. 能正确判断疼痛药物治疗的疗效。

素质目标：培养学生严谨细致的职业素养及合理用药的规范意识。

疼痛是临床上最常见的症状，是一种因实际的或潜在的组织损伤而产生的痛苦感觉，常伴有不愉快的情绪或心血管和呼吸方面的变化。常见于恶性肿瘤、类风湿关节炎、偏头痛等慢性疾病，给人们的身心带来伤害，让生活质量不断下降。规范化疼痛处理是临床提出的目标，如何进一步向此目标迈进，将是国内外临床一项长期且艰巨的任务。

案例导入

案例：患者，男，72 岁，因“多关节反复红肿热痛 10 年，再发 2 天”就诊。患者 10 年前无明显诱因下出现全身多关节红肿热痛，累及双腕、掌指、近端指间关节等，予以抗炎镇痛治疗后好转。2 天前无明显诱因下再次出现右手第 2 近端指间关节、右腕关节红肿热痛，活动受限，纳差、睡眠欠佳。查体：右手第 2 近端指间关节、掌指关节、右腕关节等局部发红、皮温高、肿胀，关节触压痛，趾间关节、右手第 3 远端指间关节可见多枚痛风石样结节，双膝关节活动可及骨摩擦感。实验室检查：白细胞酯酶（+++），血尿酸（+），NPN（+），关节液镜检示有尿酸盐结晶，血常规提示白细胞 $13.18\times10^9/L$，血红蛋白 102.8g/L，血生化提示血沉 60.00mm/h。临床诊断：痛风性关节炎。

扫一扫，知解析

讨论：痛风性关节炎该如何镇痛治疗？

第一节　疼痛治疗的基础知识

疼痛（pain）是一种复杂的生理心理活动，是临床上最常见的症状之一。2016 年，国际疼痛研究学会将疼痛定义为：一种与实际或潜在组织损伤相关，包括感觉、情感、认知和社会成分的痛苦体验。它包括伤害性刺激作用于机体所引起的痛感觉，以及机体对伤害性刺激的痛反应（包括躯体运动性反应和内脏植物性反应，常伴有明显的情绪改变）。当机体受到伤害性（如炎症、创伤、肿瘤等）刺激后，局部组织会释放致痛物质（钾离子、钙离子、5-羟色胺、组胺、缓激肽、前列腺素等），致痛物质作为疼痛信号，通过伤害感受器到达中枢神经，使机体感受到疼痛。

一、疼痛的分类

根据病程可将疼痛分为急性疼痛和慢性疼痛。急性疼痛起病急骤，病程通常短于1个月，随着原发病的治愈，疼痛可同步缓解。慢性疼痛持续时间较长，往往在原发病得到控制或治愈后仍然持续存在超过1个月。慢性疼痛不仅影响食欲和睡眠，亦可导致抑郁、焦虑等生理、心理和社会功能改变。

根据病理生理学机制可将疼痛分为伤害感受性疼痛、神经病理性疼痛和混合性疼痛。伤害感受性疼痛的发病机制以炎症反应为基础，非甾体抗炎药（NSAIDs）治疗效果较好；神经病理性疼痛以神经异常电活动为发病机制，抗癫痫药（如加巴喷丁、普瑞巴林等）治疗效果良好，而对NSAIDs不敏感；混合性疼痛既有炎症反应因素，又有神经压迫因素，还有神经病理性疼痛因素，如癌性疼痛，阿片类镇痛药治疗效果较好。

二、疼痛的诊断

临床上对疼痛的评价和记录要求客观、准确、直观、便捷，对疼痛患者的初始评价内容包括：①疼痛病史及疼痛对社会、职业、生理和心理功能的影响；②既往接受的诊断评估方法、其他来源的咨询结果和结论，以及手术和药物治疗史；③药物、精神疾病和物质滥用史，评估合并疾病或其他情况；④有目的地进行体格检查；⑤疼痛程度评估。由于疼痛是一种主观感受，因此，临床上进行疼痛强度评价时，应该始终以患者本人叙述的自身疼痛为主要依据。

目前国际上常用的疼痛评定方法有数字分级法、口述分级评分法、线性视觉模拟标尺评分法、面部表情法、McGill疼痛问卷、简明疼痛量表等（表15－1）。

表15－1 常用的疼痛评定方法

名称	评定方式	优缺点
数字分级法（NRS）	有水平型、垂直型两周形式。用数字0～10表示疼痛的程度。0表示无痛，10表示剧痛	NRS便于对患者的疼痛程度进行量化处理，数据也易于储存。但此方法受年龄和认知能力影响，不适用于认知功能较弱的患者
口述分级评分法（VRS）	用无痛、轻度痛、中度痛、重度痛、剧痛五类词语来表示不同水平的疼痛程度	量表简单，易于完成，但选择面窄，不准确
面部表情法（FPS）	向患者提供一系列面孔照片，面孔由平静温和的到极度疼痛的渐变，患者选择当前最能表现他们感受的表情	易于被认知水平不高的患者和医护人员接受。但评定结果比较模糊，不易量化
线性视觉模拟标尺评分法（VAS）	有水平型、垂直型两种类型。方法为在纸上划一条长度为10cm的横线，一段标为0，表示无痛，另一端为10，表示剧痛；患者根据自我感觉在横线上划一个记号，表示疼痛程度	方法简单，易被患者理解和接受，但不适用于年幼的，理解能力差和有认知功能障碍的患者
McGill疼痛问卷（MPQ）	通过问卷形式从感觉、情感、评价和其他相关的四个方面因素以及现实疼痛强度进行全面的评价	大量研究证实此方法的信度和效度保证了获取疼痛数据的质量和数量。但是量表条目较多，形式较复杂

三、疼痛的治疗

疼痛是机体受到伤害性刺激时的一种保护性反应，会引起机体一系列防御性、保护性的生理反应，是许多疾病的常见症状。但长期剧烈的疼痛不仅给患者带来痛苦和不安，严重时还会导致休克甚至危及生命，应积极开展止痛治疗。

疼痛的治疗首先要制定治疗计划，需要综合考虑疼痛强度、疼痛类型、患者的基础健康状态、合并疾病、患者对镇痛效果的期望和对生活质量的要求等因素。治疗方法包括药物治疗和非药物治疗。药物治疗是指采用 NSAIDs 或阿片类镇痛药缓解疼痛、改善不良情绪并预防休克等；非药物治疗包括外科疗法、神经阻滞疗法、神经毁损疗法、神经刺激疗法等，可在慢性疼痛治疗全过程中的任一时间点予以使用。药物治疗仍是目前临床缓解疼痛的主要措施。需要注意的是，由于疼痛发生的部位、疼痛的性质、疼痛发作时患者的症状等是疾病诊断的重要依据，所以，在疾病未确诊之前，应谨慎使用镇痛药，以免掩盖病情、贻误诊治。

拓展阅读

了解世界镇痛日　科学防治疼痛

2003 年，欧洲各国疼痛学会联盟发起“欧洲镇痛周”，旨在提高人们对及时防治疼痛必要性的科学意识。这一活动受到国际疼痛学会（IASP）的高度评价，并决定在全球推广。从 2004 年起，将每年的 10 月 11 日确定为“世界镇痛日”，并建议根据各国情况，把 10 月中旬的一周定为“镇痛周”。

中华疼痛学会积极响应，将 2004 年 10 月 11 日至 17 日（10 月的第 3 周）定为第一个“中国镇痛周”，并在“世界镇痛日”提出了“免除疼痛，是患者的基本权利”的宣传主题，以唤起人们对疼痛的关注。

第二节　慢性疼痛的药物治疗

慢性疼痛是现代人类健康和社会发展的主要问题之一，全世界发达国家中，受慢性疼痛困扰的人口比例高达 30%。

国际疼痛学会（International Association for the Study Pain，IASP）将慢性疼痛定义为：超过正常的组织愈合时间持续 3 个月或 3 个月以上的疼痛。在实际的临床工作中，持续时间超过 6 个月的疼痛才被认定为慢性疼痛。慢性疼痛包括三叉神经痛、带状疱疹后遗神经痛、癌痛、幻肢痛、偏头痛、腰背痛、关节炎所致的疼痛等，按照病因又可分为非癌性疼痛和癌性疼痛。慢性疼痛病因复杂，若不及时进行有效治疗，将会由局部长期的普遍疼痛，变成复杂局部疼痛综合征或中枢性疼痛综合征，使患者疼痛变得更加剧烈，成为难治的疼痛疾病。

慢性疼痛不仅对患者本人造成伤害，还会影响患者的生活、家庭甚至社会。慢性疼痛患者常合并有精神障碍，如抑郁和（或）焦虑，这使得慢性疼痛的诊疗变得更加困难。单一的治疗手段往往不能取得令人满意的效果，需采用多手段联合的方式来治疗慢性疼痛。目前，治疗慢性疼痛的主要方法有病因治疗、药物治疗、神经阻滞、外科手术治疗、心理治疗和其他治疗（如针刺、物理疗法）等。

【药物治疗原则】

慢性疼痛的药物治疗应遵循 WHO 用于癌痛治疗的三阶梯镇痛原则。

1. 口服给药　首选口服给药。口服给药经济、方便，尤其对强效阿片类镇痛药不易产生依赖性，这样便于患者长期用药。若不适合口服给药或达不到止痛效果，可采用透皮贴剂、直肠给药或输液泵连续皮下用药。

2. 按时给药　按照药物的有效作用时间有规律地按时给药，而不是按需给药，这样才能使患者维持恒定的有效血药浓度，以保证疼痛缓解的连续性。

3. 按阶梯给药 镇痛药物选择应根据疼痛程度由弱到强的顺序逐级提高（表15-2）。辅助用药是针对有特殊适应证的患者，如特殊性神经痛或伴有心理障碍、精神症状者均可加用。

表15-2 癌症三阶梯镇痛方法

疼痛程度	治疗药物
轻度疼痛	非甾体抗炎药+辅助药
中度疼痛	弱阿片类药物+非阿片类镇痛药+辅助药物
重度疼痛	强阿片类药物+非阿片类镇痛药+辅助药物

4. 个体化用药 所用药物剂量应以能使患者达到有效镇痛为准，不应以各种镇痛药物推荐的常规剂量为标准，也不受《中国药典》中规定的“极量”的限制。一方面，因为药物作用存在个体差异；另一方面，在长期使用阿片类药物的过程中，每位患者的耐受情况不同，剂量调整也会有区别。

5. 注意具体细节 癌痛患者在治疗过程中，经常出现的问题，包括失眠、抑郁、各种镇痛药的不良反应等，应及时、适当地处理。

【常用治疗药物】 微课

用于疼痛治疗的药物十分繁多，临床常用的有：非甾体抗炎药、中枢性镇痛药、M受体阻断药、抗抑郁药、抗焦虑药、镇静催眠药、糖皮质激素等。

1. 非甾体抗炎药（NSAIDs） 常用药物有阿司匹林、对乙酰氨基酚、布洛芬、萘普生、塞来昔布等。NSAIDs通过抑制花生四烯酸代谢过程中的环氧酶（COX），使前列腺素（PGs）合成减少，从而达到解热、镇痛、抗炎的治疗目的。根据对环氧酶亚型（COX-1和COX-2）的选择性分为非选择性COX抑制剂和选择性COX-2抑制剂两类，前者常用药物有对乙酰氨基酚、阿司匹林、布洛芬、萘普生、吲哚美辛等，后者常用药物有塞来昔布、罗非昔布等。非选择性COX抑制剂对COX-1和COX-2的药理作用没有差别，此类药物均易引起上腹不适、恶心、呕吐、出血、溃疡等胃肠道反应和肝肾功能障碍；选择性COX-2抑制剂对COX-2的抑制强度是COX-1的2~100倍，低剂量时对COX-1几乎没有影响，故胃肠道反应较少发生。

NSAIDs无成瘾性，但不良反应较多，且存在封顶效应，即超过最大有效剂量，镇痛作用也不再增加，故应避免同时使用两种同类药物或超量使用，当一种药物治疗无效时可换另一种药物。

2. 中枢性镇痛药 包括阿片类和非阿片类。阿片类镇痛药通过激动中枢阿片受体产生强大的镇痛作用，无封顶作用，多为麻醉性镇痛药。根据药物作用的强度，分为强效阿片受体激动药和弱效阿片受体激动药，前者常用药物有吗啡、芬太尼、美沙酮、哌替啶、喷他佐辛等，后者常用药物有可待因。非阿片类镇痛药常见药物有曲马多、布桂嗪、罗通定等。阿片类镇痛药的不良反应主要有便秘、呼吸抑制、直立性低血压、成瘾性、耐受性等；过量使用时，易产生耐受性和成瘾性。

拓展阅读

珍爱生命 远离毒品 从自我做起

罂粟果实中提取的阿片生物碱类吗啡、可卡因等药物，既是天使也是魔鬼，若合理规范使用可以用于镇痛，若使用不当则能使人形成瘾癖，“药物”摇身一变为“毒品”。一旦产生毒瘾，将毁灭自己、祸及家庭、甚至危害社会。曾有新闻报道18岁小伙吃药上瘾，竟然抢劫药店。也有某些青少年因滥用盐酸曲马多导致上瘾，不得不到戒毒所进行治疗。鲜活的案例都在提醒我们要时刻警惕身边的药物滥用风险，尤其是以后走上医疗工作岗位，在工作中接触到此类麻醉药品时，更应严格要求自己遵守相关的法律法规，不得滥用或乱开镇痛药处方，不给犯罪分子以可乘之机。当下，作为青少年，我们也要擦亮自己的双眼，学会分辨生活中一些隐藏的毒品。例如，含LDS成分的“邮票”、专向学生兜售的“聪明药”等，甚至还有变换包装，伪装成食品、香烟、奶茶、巧克力形态的毒品。珍爱生命、远离毒品，从自我做起。抵制毒品，维护公共安全，每个人都有责任。我们必须增强法治意识，树立正确的价值观，主动远离一切形式的毒品。通过教育和自我约束，我们可以保护自己，同时也为社会的和谐与健康做出积极贡献。这是我们作为公民的义务，也是对自己和他人生命负责的表现。

3. M 受体阻断药　常用药物有阿托品、山莨菪碱、溴丙胺太林、颠茄等。作用机制是通过阻断M受体、松弛胃肠平滑肌而缓解内脏疼痛。常见不良反应有口干、视物模糊、小便困难、心悸等。一般停药后逐渐消失，不需要特殊处理。

4. 辅助药物

（1）糖皮质激素类　常用药物有泼尼松、泼尼松龙、倍他米松等。糖皮质激素类药物镇痛方面的机制包括：①与局麻药都有稳定细胞膜、减少受损神经纤维或敏化背根神经节异常放电的特性，从而阻止疼痛神经纤维的传递；②阻断神经肽的合成并抑制磷脂酶活性，通过减轻受损神经根的炎症作用，改善微循环，避免神经的缺血性损伤；③抑制胶质细胞产生细胞因子和炎症介质；④抑制前列腺素的合成，从而减低后角神经元敏化。长期大量应用糖皮质激素类药物引起的不良反应有：①医源性肾上腺皮质功能亢进，包括满月脸、水牛背、高血压、多毛、糖尿、皮肤变薄等；②诱发或加重感染；③诱发或加重溃疡病；④诱发高血压和动脉硬化；⑤诱发骨质疏松、肌肉萎缩、伤口愈合延缓；⑥诱发精神病和癫痫；⑦抑制儿童生长发育。还可引起停药反应，包括医源性肾上腺皮质萎缩或功能不全、“反跳”现象、停药症状等。

（2）三环类抗抑郁药　常用药物有阿米替林、氟西汀、度洛西汀、米氮平等。三环类抗抑郁药通过抑制去甲肾上腺素和5－HT的再摄取，影响内啡肽介导的疼痛调节通路产生镇痛作用。慢性疼痛患者常伴有抑郁，此类药物可产生镇痛、镇静、改变心境的作用，是慢性疼痛的常用辅助治疗药物，主要用于带状疱疹后神经痛、脑卒中后神经痛、糖尿病周围神经痛、手术后疼痛综合征等。应从小剂量开始使用，以防发生不良反应。镇痛剂量比抗抑郁剂量小、起效早，对非抑郁者有协同镇痛作用。

（3）抗癫痫药　是治疗神经性疼痛较为有效的药物之一。常用药物有苯妥英钠、卡马西平、加巴喷丁等。抗癫痫药通过抑制神经元自发性放电，有效作用于神经痛，如自发性刀割样、闪电样疼痛和放化疗后疼痛等。过去卡马西平、苯妥英钠最为常用，但其副作用较大，患者有时难以耐受；加巴喷丁是新一代的抗癫痫药，可有效控制包括带状疱疹后神经痛在内的神经源性疼痛，常联用抗抑郁药、糖皮质激素辅助吗啡治疗神经痛。

（4）镇静催眠药　常用药物有地西泮、艾司唑仑等。镇静催眠药通过减轻患者的焦虑状态或改善烦躁情绪，提高睡眠质量等作用辅助治疗疼痛。常见不良反应有嗜睡、共济失调等。

（5）局麻药　常用药物有利多卡因和普鲁卡因。利多卡因对慢性疼痛合并电击样痛效果好，5%利多卡因贴剂镇痛效果长达12小时，几无全身作用或副作用。普鲁卡因用于疼痛的封闭疗法，常注射于病变有关的神经周围或病变部位。

（6）B族维生素类　常用的维生素B类药物有甲钴胺片、维生素 B_1、维生素 B_6 等。疼痛患者常处于应激状态，使体内对维生素的消耗和需求都相应增多，需及时补充。B族维生素类可用于各种神经性疼痛的辅助治疗。

（7）静脉全身麻醉药　氯胺酮是苯环己哌啶的衍生物，系静脉全身麻醉药。近年来，小剂量氯胺酮用于疼痛性疾病的治疗，尤其是通过椎管内给药用于手术后的镇痛以及癌症疼痛的治疗，有一定疗效。此外，氯胺酮合并吗啡静脉注射对术后痛和神经源性疼痛均有协同作用。

（8）α_2肾上腺素受体激动药　常用药物为可乐定。α_2受体激活通过抑制中枢和外周去甲肾上腺素的释放，降低伤害性冲动传导，调控体温和运动性行为。口服、肌内注射或椎管内注射可乐定已广泛用于急、慢性疼痛治疗，与局麻药、阿片类药物在中枢和外周均有镇痛协同作用，对阿片类镇痛药耐受的慢性疼痛，也有一定的镇痛作用。

（9）中成药　火把花根具有抑制病理性免疫反应、抗炎、镇痛作用，主要用于强直性脊柱炎、类风湿关节炎、慢性肾炎等；正清风痛宁具有抗炎、镇痛等作用，多用于风湿及类风湿关节炎；伸筋胶囊有活血化瘀、舒筋活络、消肿止痛等作用，可用于关节炎、颈椎病、腰椎间盘突出症等疾病的治疗。

拓展阅读

癌痛治疗常见误区

误区一：疼痛剧烈时才用镇痛药

事实上，及时、按时使用止痛药更安全有效，而且所需的剂量也较低。

误区二：使用非阿片类药更安全

对于慢性癌痛需要长期用止痛药的患者，使用阿片类药（如吗啡）更安全有效。

误区三：使用哌替啶是最安全有效的镇痛药

实际上，因毒性大、止痛效果差，WHO 已将哌替啶列为癌症疼痛治疗不推荐的药物。

误区四：吗啡易成瘾

实验研究和临床实践均证实，癌痛患者口服吗啡或使用芬太尼透皮贴剂，极少发生成瘾。癌症疼痛患者长期使用阿片类镇痛药可能需要逐渐增加用药剂量，在疼痛缓解时也可以成功撤药。但非医疗目的使用阿片类药物属于药物滥用，如反复静脉注射大剂量阿片类药物易导致成瘾。

误区五：癌症患者服用吗啡意味着已面临死亡

国外的资料显示，正确应用吗啡能延长癌症患者的生命，这是由于吗啡可减轻疼痛、改善睡眠，有助于增强食欲和体质。

【治疗药物选用】

慢性疼痛患者，尤其是癌症患者在选择镇痛药物时，应遵循三阶梯止痛法，具体方法如下：

1. 第一阶段　适用于轻度疼痛患者。可选用 NSAIDs、M 受体阻断药、糖皮质激素等。

（1）NSAIDs　对头痛、牙痛、神经痛、关节痛、肌肉痛及月经痛等中等程度的钝痛效果较好，对轻度癌性疼痛也有较好镇痛作用，但对内脏平滑肌绞痛和外伤性剧痛等无效。常用 NSAIDs 的适应证及用法用量见表 15－3。

表 15－3　常用 NSAIDs 的适应证及用法用量

分类	药物	适应证	用法剂量
苯胺类	对乙酰氨基酚	感冒发热、肌肉痛、关节痛、痛经、神经痛和癌症患者的轻、中度疼痛等	口服：一次 0.3～0.6g，3 次/日，日剂量不超过 2g，疗程不超过 10 日
水杨酸类	阿司匹林	感冒发热、肌肉痛、关节痛、痛经、神经痛和癌症患者的轻、中度疼痛等	口服：一次 0.3～0.6g，3 次/日，需要时每 4 小时给药 1 次

续表

分类	药物	适应证	用法剂量
芳基烷酸类	布洛芬	一般解热镇痛、风湿及类风湿关节炎引起的疼痛	口服：一次 0.2～0.4g，每 4～6 小时给药 1 次，成人最大限量每日 2.4g
	萘普生	类风湿关节炎、骨关节炎、强直性脊柱炎、痛风、运动系统的慢性疾病引起的轻、中度疼痛	口服：开始时一次 0.5g，必需时经 6～8 小时后再服 0.25g，日剂量不超过 1.25g
吡唑酮类	保泰松	类风湿关节炎、风湿性关节炎、强制性脊柱炎及急性痛风	口服：一次 0.1～0.2g，3 次/日，日剂量不超过 0.8g，1 周后如无不良反应，可继续服用并递减至维持量 0.1～0.2g/d
吲哚乙酸类	吲哚美辛	急、慢性风湿性关节炎、痛风性关节炎的抗炎镇痛及偏头痛、痛经、癌性疼痛的缓解	口服：一次 25mg，2～3 次/日
选择性 COX－2 抑制药	塞来昔布	急慢性骨关节炎和类风湿关节炎	口服：一次 0.1～0.2g，2 次/日
	罗非昔布	慢性疼痛炎症、急性镇痛和类风湿关节炎	口服：一次 12.5mg，1 次/日

（2）M 受体阻断药　常用 M 受体阻断药的适应证及用法用量见表 15－4。

表 15－4　常用 M 受体阻断药的适应证及用法用量

药物	适应证	用法及剂量
阿托品	用于胃肠痉挛引起的疼痛、肾绞痛、胆绞痛、胃及十二指肠溃疡疼痛	皮下注射：一次 0.5mg
山莨菪碱	用于治疗各种神经痛，如三叉神经痛、坐骨神经痛等；用于胃溃疡、十二指肠溃疡、胆管、胰管、输尿管痉挛引起的绞痛	肌内注射：一次 5～10mg
溴丙胺太林	主要用于胃肠痉挛性疼痛	口服：一次 15mg，必要时 4 小时后可重复 1 次
颠茄	主要用于胃痉挛、胃及十二指肠溃疡病、胆绞痛、输尿管结石等引起的腹痛	口服：一次 10mg，必要时 4 小时后可重复 1 次

（3）糖皮质激素类　临床上应严格按照适应证选用糖皮质激素治疗慢性疼痛，并注意药物种类及剂型的选择，例如，中效的甲基泼尼松龙可用于癌痛的治疗；曲安奈德在关节痛、肩周炎、慢性腰腿痛、腱鞘炎及多种皮肤病的治疗中能发挥较好疗效；复方倍他米松注射液的局部注射对神经根病变、风湿病、软组织或骨关节无菌性炎症等引起的疼痛和复杂性区域疼痛综合征等都有一定的镇痛效果。临床常用糖皮质激素的药理学特性见表 15－5。

表 15－5　临床常用糖皮质激素的药理学特性

类别	药物	等效剂量	硬膜外腔剂量	抗炎强度
短效	氢化可的松	20mg	N/A	1
	可的松	25mg	N/A	0.8
	泼尼松	5mg	N/A	4
	泼尼松龙	5mg	N/A	4
中效	甲基泼尼松龙	4mg	40～80mg	5
	二乙酸曲安奈德	4mg	25～50mg	5

续表

类别	药物	等效剂量	硬膜外腔剂量	抗炎强度
长效	曲安奈德	4mg	20~40mg	5
	倍他米松	0.6mg	6~12mg	25~35
	地塞米松	0.75mg	5~10mg	10

注：N/A 表示不适用。

2. 第二阶段 适用于中度疼痛患者，单用非阿片类镇痛药不能控制的疼痛，应加用弱阿片类或非阿片类中枢镇痛药提高镇痛效果，如可待因、曲马多等。常用药物的作用特点、适应证及用法用量见表 15-6。

表 15-6 弱阿片类和非阿片类作用特点、适应证及用法用量

药物		作用特点及适应证	用法及剂量
弱阿片类	可待因	镇痛效力是吗啡的 1/12~1/7，不易成瘾，常与对乙酰氨基酚合用治疗中等程度的疼痛，如头痛、背痛等	口服：一次 15~30mg，3 次/日
	丁丙诺啡	镇痛作用强于哌替啶，起效慢，作用持续时间 6~8h，药物依赖性近似吗啡，主要用于各种术后止痛、癌痛、烧伤、肢体痛、心绞痛等	肌内注射或缓慢静注：每次 0.15~0.3mg，每隔 6~8h 注射 1 次；舌下含服：一次 0.2~0.8mg
非阿片类	罗通定	非成瘾性镇痛药，用于消化性溃疡的疼痛、月经痛、分娩后宫缩痛等，因有催眠作用，尤其适用于因疼痛而失眠患者	口服：一次 60~120mg，1~4 次/日；肌内注射：一次 60~90mg
	曲马多	非成瘾性镇痛药，强度与喷他佐辛相当，为吗啡的 1/10~1/8，用于中度、重度急慢性疼痛，如术后疼痛、创伤痛、晚期癌痛、神经痛等	口服：一次 100mg，每日不超过 400mg；肌内、皮下、静脉注射：一次 50~100mg
	布桂嗪	镇痛效果是吗啡的一半，作用时间持续 3~6h，主要用于偏头痛、三叉神经痛、炎症性和外伤性疼痛等	口服：一次 30~60mg，3 次/日；皮下或肌内注射：一次 50~100mg，1~2 次/日

3. 第三阶段 适用于重度疼痛患者。选用强阿片类药物，如吗啡、哌替啶、美沙酮等。常用强阿片类药物的作用特点、适应证及用法用量见表 15-7。

表 15-7 强阿片类药物的作用特点、适应证及用法用量

药物	作用特点及适应证	用法及剂量
吗啡	镇痛作用强大，久用易成瘾，常用于其他镇痛药无效的急性锐痛或长期应用于癌症诱发的剧痛	口服：一次 5~15mg，15~60mg/d，极量一次 30mg，100mg/d；皮下注射：一次 5~15mg，15~40mg/d；极量一次 20mg，60mg/d；静脉注射：5~10mg
吗啡控释片	主要适用于晚期癌症患者镇痛	整片吞服，个体差异较大，宜从每 12h 服用 10mg 或 20mg 开始，根据镇痛效果调整剂量
芬太尼	镇痛效力是吗啡的 80 倍，起效快，持续时间短，成瘾性小，可用于各种剧痛，与氟哌利多合用有“神经松弛镇痛”效果	肌内注射 0.05~0.1mg
羟考酮	镇痛作用略强于吗啡（约高出 50%）。缓解中至重度疼痛，如关节痛、背痛、癌性疼痛、牙痛、手术后疼痛、带状疱疹后遗神经痛等	静脉推注：一次 1~10mg，给药频率不应短于每 4 小时给药 1 次；皮下注射：一次 5mg，如有必要每 4 小时给药 1 次重复给药；口服：一次 5mg，每 12 小时给药 1 次

续表

药物	作用特点及适应证	用法及剂量
美沙酮	镇痛效力与吗啡相似，起效慢，维持时间长，成瘾性小，常用于创伤性、癌性剧痛、外伤手术后和慢性疼痛	口服：成人 10 ~ 15mg/d，极量 20mg；肌内注射或皮下注射：10 ~ 15mg/d
哌替啶	镇痛效力为吗啡的 1/10 ~ 1/8，成瘾性较吗啡轻，用于各种剧痛，与阿托品合用治疗胆绞痛和肾绞痛	口服：一次 50 ~ 100mg，200 ~ 400mg/d，极量一次 150mg，600mg/d；皮下注射或肌内注射：一次 25 ~ 100mg，100 ~ 400mg/d。极量一次 150mg，600mg/d。两次用药间隔不宜少于 4 小时
喷他佐辛	镇痛效力较强，属于非成瘾性镇痛药，用于慢性剧痛	静脉注射、肌内注射或皮下注射，一次 30mg；口服：一次 25 ~ 50mg，必要时 3 ~ 4h 给药 1 次

长期使用阿片类止痛药时，首选口服给药途径，有明确指征时可选用透皮吸收途径给药，也可临时皮下注射用药，必要时可以自控镇痛给药。

（1）初始剂量滴定　阿片类止痛药的有效性和安全性存在较大的个体差异，需要逐渐调整剂量，以获得最佳用药剂量，称为剂量滴定。对于初次使用阿片类药物止痛的患者，建议按照如下原则进行滴定：使用吗啡即释片进行治疗；根据疼痛程度，拟定初始固定剂量 5 ~ 15mg，口服，每 4 小时一次或按需给药；用药后疼痛不缓解或缓解不满意，应于 1 小时后根据疼痛程度给予滴定剂量（表 15 − 8），密切观察疼痛程度、疗效及药品不良反应。第 1 天治疗结束后，计算次日药物剂量：次日总固定量 = 前 24 小时总固定量 + 前日总滴定量。次日治疗时，将计算所得的次日总固定量分 6 次口服，次日滴定量为前 24 小时总固定量的 10% ~ 20%。依法逐日调整剂量，直到疼痛评分稳定在 0 ~ 3 分。如果出现不可控制的药品不良反应，疼痛强度 <4，应考虑将滴定剂量下调 10% ~ 25%，并且重新评价病情。

表 15 − 8　剂量滴定增加幅度参考标准

疼痛强度（NRS）	剂量滴定增加幅度
7 ~ 10	50% ~ 100%
4 ~ 6	25% ~ 50%
2 ~ 3	≤25%

对于未曾使用过阿片类药物的中、重度癌痛患者，推荐初始用药时选择短效阿片类止痛药，个体化滴定用药剂量；当用药剂量调整到理想止痛及安全的剂量水平时，可考虑换用等效剂量的长效阿片类止痛药。

对于已经使用阿片类药物治疗疼痛的患者，可以根据患者的疗效和疼痛强度，参照表 15 − 8 的要求进行滴定。

对于疼痛病情相对稳定的患者，可以考虑使用阿片类药物缓释剂作为背景给药，在此基础上备用短效阿片类药物，用于治疗爆发性疼痛。阿片类药物缓释剂的剂量调整参考表 15 − 8。

（2）维持用药　在我国常用的长效阿片类药物有吗啡缓释片、羟考酮缓释片和芬太尼透皮贴剂等。在应用长效阿片类药物期间，应备用短效阿片类止痛药，用于爆发性疼痛。当患者因病情变化，长效止痛药物剂量不足时，或发生爆发性疼痛时，立即给予短效阿片类药物，用于解救治疗及剂量滴定。解救剂量为前 24 小时用药总量的 10% ~ 20%。每日短效阿片解救用药次数≥3 次时，应当考虑将前 24 小时解救用药换算成长效阿片类药按时给药。

阿片类药物之间的剂量换算，可参照换算系数表（表 15 − 9）。换用另一种阿片类药时，仍然需要仔细观察病情变化，并且个体化滴定用药剂量。

表 15-9 阿片类药物剂量换算表

药物	非胃肠给药	口服	等效剂量
吗啡	10mg	30mg	非胃肠道：口服=1：3
可待因	130mg	200mg	非胃肠道：口服=1：1.2
			吗啡（口服）：可待因（口服）=1：6.5
羟考酮		10mg	吗啡（口服）：羟考酮（口服）=1.5-2：1
芬太尼透皮贴剂	25μg/h（透皮吸收）		芬太尼透皮贴剂 μg/h，q.72h. 剂量=1/2×口服吗啡 mg/d 剂量

若出现疼痛改善或缓解；每天口服吗啡超120mg或等效剂量疼痛仍不缓解等情况应降低或停止阿片类药物的使用。考虑每4周减少阿片用量5%～20%，或者以更缓慢的速度减量，加速减量时需谨慎，可进一步考虑会诊。如果患者出现严重的药品不良反应，可以下调10%～25%的剂量再重新评估病情。若患者由于败血症导致镇静或呼吸抑制明显，可下调50%～75%的剂量。

【用药注意事项】

1. 非甾体抗炎药 ①胃肠道反应：常见恶心、呕吐、上腹部不适等症状，停药后多可消失，饭后服用可减轻胃肠刺激症状，大剂量长期应用可诱发胃溃疡、出血或穿孔，应及时就医诊治，有活动性溃疡或消化道出血的患者禁用此类药物。②对血液及造血系统影响：镇痛剂量阿司匹林可抑制血小板聚集，长期使用抑制凝血酶原生成，引起出血。应定期检查凝血时间和出血时间，维生素K可用于预防，应在术前一周停药。吲哚美辛可引起粒细胞减少、再生障碍性贫血，长期使用应定期检查血常规。③肝、肾功能损害：长期或大剂量应用对乙酰氨基酚等NSAIDs时易引起肝、肾功能损害，应定期检查肝、肾功能。④过敏反应：少数患者可出现过敏反应，甚至过敏性休克。此类药物之间存在交叉过敏现象，故对一种药物过敏时，应避免再次使用同类其他药物；某些哮喘患者服用阿司匹林后可诱发"阿司匹林哮喘"。用药前后应定期检查血常规、尿常规及肝肾功能，消化道溃疡或出血、肝肾功能不全患者禁用。

2. 中枢性镇痛药 ①急性中毒：吗啡过量使用引起的急性中毒表现为昏迷、呼吸深度抑制、瞳孔极度缩小、血压下降等，除进行人工呼吸、吸氧外，可用阿片受体阻断药纳洛酮解救；哌替啶用量过大可抑制呼吸，偶尔出现震颤、肌肉挛缩、反射亢进甚至惊厥等中枢兴奋症状，除应用纳洛酮外，还应配合使用巴比妥类药物；美沙酮因呼吸抑制时间较长，禁用于分娩镇痛。②耐受性和成瘾性：吗啡连续使用3～5日即产生耐受性，表现为对吗啡的需求量增大及用药间隔时间缩短；应用1周以上可成瘾，停药后出现戒断症状，表现为兴奋、失眠、流涕、流泪、震颤、出汗、呕吐、腹泻、肌肉疼痛、瞳孔散大、焦虑，甚至虚脱和意识丧失，吗啡停药后6～10小时开始出现戒断症状，36～48小时症状最严重；哌替啶连续应用易成瘾，应避免长期应用。

3. 治疗药物相互作用

（1）吗啡与局麻药联用，中枢抑制作用加强，需及时调整剂量；与苯二氮䓬类药物联用，可引起呼吸暂停。

（2）哌替啶与单胺氧化酶抑制剂联用，因中枢5-HT浓度增加，哌替啶的代谢速度减慢可引起中枢兴奋、抑制，甚至死亡。

（3）NSAIDs与糖皮质激素联用，可增加消化性溃疡和出血的危险；与抗凝血药或溶栓药联用，可增加出血危险；与呋塞米联用，NSAIDs抑制前列腺素的合成，减少肾血流量，能降低呋塞米的利尿作用，加重肾损害。

（4）布洛芬、吲哚美辛等与强心苷联用时，可使后者的血药浓度升高而增加毒性，应注意调整剂量。

实训十五　慢性疼痛的药物治疗方案评定

实训提示

【实训目的】

1. 掌握慢性疼痛的常用治疗药物及其用法用量，熟悉慢性疼痛的临床表现。
2. 学会根据慢性疼痛的药物治疗方案，指导患者合理应用药物，对患者开展健康教育。
3. 养成团队协作的工作习惯，具备关爱患者的药学服务职业道德。

【实训内容】

案例：患者，女，40 岁，四天前受凉后开始头痛，伴轻度乏力，遇风时加重，发作时无恶心呕吐症状。请结合以上病例，完成以下几个方面的实训。

1. 向患者详细询问病情，并给出最可能的诊断。
2. 根据病情制定药物治疗方案。
3. 对患者进行合理的用药指导。

【实训步骤】

1. 问病　进入实训室，首先由教师讲解实训要求和安排，将学生按 2 人一组进行分组实训，分别模拟担任药师和头疼患者。每组分别进行问病演示。

问病内容。①主要症状：具体疼痛部位，胀痛还是刺痛，头痛部位，头痛持续时间。②诱因：有无明显的诱因及缓解因素。③伴随症状：是否伴有发热、眼花、看不清、咳嗽、咳痰等其他不适症状。④诊疗过程：是否做过其他检查，发病后是否用药，药物剂型、剂量、用法及疗效如何。⑤一般情况：工作及生活习惯及环境、饮食、睡眠、大小便、体重的变化及病情是否影响工作。⑥家族史、既往病史：家中有无相同症状的患者，是否有过敏史、感染病史、外伤史、手术史，有没有胃肠道疾病。

2. 讨论　分组讨论，指出各组问病过程中的优、缺点，每组推出 1 名学生进行总结，各组对问病环节进行优化，带教老师挑选 1～2 组再次问病演示。

3. 制定用药指导方案

（1）分组对案例进行讨论，给出诊断结果及依据，并制定药物治疗方案。

（2）各组代表发言。

（3）老师对各组的药物治疗方案进行点评、总结。

4. 用药指导与健康教育　两位同学为一组，一人扮演疼痛患者，一人扮演药师，就治疗方案中的药物进行介绍，并就用法用量、不良反应及用药注意事项等方面进行用药指导。

【实训考核】

由教师扮演疼痛患者，学生扮演药师，考核学生根据病情制定药物治疗方案并进行用药指导和健康教育。

考核项目		考核内容	分值	得分
实训准备（15分）		着装： 学生着工作服，仪表规范得体（1分） 女生不得披头发，男女生不得穿拖鞋（1分）	2	
		报告班级、姓名、操作项目	1	
		举止得体，语言清晰	2	
		理论知识： 疼痛的药物治疗原则（4分） 治疗药物的药理作用和用途（3分） 常用慢性疼痛的不良反应（3分）	10	
实训操作（75分）	沟通能力（10分）	与患者的沟通技巧： 参考人际沟通知识，考生回答沟通技巧的内容（5分）	5	
		与患者的沟通的礼仪： 面对考官时，见面问候（2分），离开道别（3分）	5	
	专业能力（65分）	临床诊断： 诊断正确（2分） 诊断依据陈述正确（3）	5	
		药物选择： 药品名称、剂型正确（5分） 药品规格正确（5分） 药品剂量正确（5分） 无遗漏药品（5分）	20	
		药物介绍： 介绍药品名称及数量（5分） 介绍用法用量（5分） 介绍不良反应（5分）	15	
		用药指导： 是否符合头痛的用药原则（5分） 用药注意事项（10分） 给出用药指导策略（5分）	20	
		健康教育： 健康教育是否符合头痛患者治疗原则	5	
实训报告（10分）		实训结果记录字迹工整，项目齐全，并能针对实训思考题目认真进行分析讨论	10	
合计			100	

【实训思考】

1. 药师应从哪些方面指导疼痛患者合理用药？
2. 头痛有哪些类型？分别用什么药物治疗？

简答题

1. 简述疼痛评定的方法。
2. 简述慢性疼痛的药物治疗原则。

（王卫华）

书网融合……

扫一扫，拧一拧　　微课　　习题

第十六章 常见骨关节疾病的药物治疗

PPT

学习目标

知识目标：

1. 掌握 类风湿关节炎和骨关节炎的常用治疗药物、治疗药物选用和用药注意事项。

2. 熟悉 类风湿关节炎和骨关节炎的临床表现和药物治疗原则。

3. 了解 类风湿关节炎和骨关节炎常用治疗药物的作用机制。

能力目标：

1. 能结合医生诊断和患者对药物的反应，制定个体化治疗方案。
2. 根据用药方案对类风湿关节炎和骨关节炎的患者开展用药指导和健康教育。
3. 能指导患者坚持进行规律性的有氧锻炼，以及肌肉强度和关节活动度锻炼。

素质目标：培养学生积极参与类风湿关节炎和骨关节炎治疗的职业使命感和减轻患者关节疼痛，提高生命质量的社会责任感。

骨关节疾病可由创伤、感染、退行性变、发育不良、肿瘤、自身免疫、代谢异常等多种因素引起，不同因素导致的骨关节疾病的药物治疗方案不同。本章主要介绍临床常见的类风湿关节炎和骨关节病的药物治疗。

案例导入

案例：患者，男，48岁。以“反复出现四肢多关节肿痛5年”为主诉就诊。关节肿痛开始以指骨间关节明显，后逐渐波及双腕、肘、膝、踝等关节，有时伴有发热，体温在37.5～37.8℃之间。近2年来肿痛加重，并出现关节僵硬和全身发紧感。查体：双手指骨间关节梭形样变，背伸受限，双膝及双踝关节肿胀、压痛明显。辅助检查：类风湿因子107.5IU/mL；受累关节X线正位片显示骨质疏松；踝关节MRI显示滑膜水肿、血管翳形成。临床诊断：类风湿关节炎。

扫一扫，知解析

讨论：请为该患者制定合适的药物治疗方案。

第一节 类风湿关节炎

类风湿关节炎（rheumatoid arthritis，RA）是一种以侵蚀性、对称性、破坏性多关节炎为主要临床表现的全身性自身免疫性疾病，其他器官或组织也可受累。本病呈全球分布，我国类风湿关节炎的患病率为0.42%，女性患者是男性的2～3倍，任何年龄均可发病，其中35～50岁占80%。类风湿关节炎是造成人类劳动力丧失和致残的重要原因之一。

> **考点提示**
>
> 类风湿关节炎的临床表现

类风湿关节炎的主要病理特点为关节滑膜的慢性炎症、血管翳形成、关节软骨及软骨下骨破坏、骨质疏松等，血管翳是造成关节破坏、畸形和功能障碍的病理基础。其主要临床表现是关节的肿胀和疼痛，受累关节多为对称性，以掌指、近端指骨间关节常见，其次是踝、膝、腕、肘、肩等关节，随着病情进展，受累关节附近肌肉萎缩，关节可呈梭形肿胀，梭形肿胀是类风湿关节炎较典型的临床表现。多数患者晨起时出现晨僵现象，活动后缓解或消失。病变持续发展，可出现关节畸形和功能障碍，常见手指鹅颈状畸形，掌指关节尺偏畸形，膝关节内、外翻畸形等。临床可同时伴有关节外表现，如低热、肌肉酸痛、体重下降、手足麻木等全身症状；10% ~30% 的患者在尺骨鹰嘴、手背、腕和踝等骨突出部位出现皮下类风湿结节；少数患者出现血管、肺、肾、眼、神经系统、血液系统病变。实验室检查 75% 的患者血清中出现抗环瓜氨酸蛋白抗体、类风湿因子（rheumatoid factor，RF）阳性等。MRI 对早期诊断极有意义，可以显示滑膜水肿、骨质破坏、血管翳、骨髓水肿等。类风湿关节炎一旦明确诊断即应开始积极治疗，应以防止和控制关节破坏，阻止功能丧失及减轻疼痛为最终目标。除药物治疗外，还应包括功能性锻炼、局部理疗等非药物治疗。

拓展阅读

晨僵现象

晨僵现象是指类风湿关节炎患者晨起时出现受累关节僵硬或全身发紧感，活动一段时间后缓解或消失，95% 以上的患者可出现晨僵现象。与其他关节疾病晨僵现象不同，类风湿关节炎患者的晨僵持续时间长，多在 1 小时以上。晨僵持续 1 小时以上为类风湿关节炎临床诊断依据之一。晨僵现象的认识和治疗，体现了医学领域对于类风湿关节炎这一慢性疾病深入研究的成果。作为未来的药学服务工作者，我们应该继续加强对此类疾病治疗药物的研发，提升用药指导能力，更好地服务患者。

【药物治疗原则】

1. 尽早用药　类风湿关节炎的致残率高，一旦出现关节软骨的损害就很难逆转，尽早使用有效药很关键，主要是指传统改变病情的抗风湿药。

2. 联合用药　单一药物治疗不能达标时，应考虑 2 种或 2 种以上的药物联合应用以增强疗效，重症患者一般应联合给药。

3. 有效给药　保证选用药物的有效性。一旦发现治疗药物无效，要及早调整药物的治疗方案。

4. 治疗方案个体化　根据患者的病情及对药物的反应，制定个体化治疗方案。

【常用治疗药物】

类风湿关节炎目前无特效疗法。药物治疗的目的主要是控制炎症，延缓病情进展，减少致残率，改善患者的生活质量。常用药物有非甾体抗炎药、改变病情抗风湿药、糖皮质激素及植物药等四类。

1. 非甾体抗炎药（NSAIDs）　本类药物通过抑制环氧酶（COX），从而抑制前列腺素的合成，产生显著的镇痛、抗炎、抗风湿作用。按照作用机制，非甾体抗炎药分为两类：①非选择性 COX 抑制药，对 COX - 1、COX - 2 均有抑制作用，代表药物有双氯芬酸、吲哚美辛、布洛芬等。②选择性 COX 抑制药，常用剂量下对 COX - 2 的抑制作用强，对 COX - 1 几乎无影响，代表药物塞来昔布。非甾体抗炎药常见的不良反应有胃肠道反应，头痛、头晕、失眠等神经系统反应，肝肾损害，过敏反应，增加心血管事件的风险等，其中非选择性 COX 抑制药不良反应的发生率较高。

2. 改变病情抗风湿药（disease - modifying anti - rheumatic drugs，DMARDs）　包括传统 DMARDs 和生物 DMARDs 两类。

（1）传统 DMARDs　本类药物发挥作用慢，平均起效时间 6 周，镇痛和抗炎作用较弱，但能延缓和控制病情进展，用药后可延缓关节的破坏，减轻症状。甲氨蝶呤是本类药物的代表，也是类风湿关节炎治疗的首选药，其作用机制是抑制二氢叶酸还原酶，影响嘧啶核苷酸、嘌呤核苷酸的生成，抑制细胞增殖和免疫反应，抑制中性粒细胞趋化和黏附，抑制炎性细胞因子的产生和蛋白水解酶的释放等。同类药物还有来氟米特、柳氮磺吡啶、硫唑嘌呤、环孢素、抗疟药等。不良反应有胃肠道反应、骨髓抑制、诱发狼疮样综合征、白细胞及血小板减少等，用药时要注意。

（2）生物 DMARDs　本类药物发挥作用较快，具有抗炎和缓解病情作用，治疗靶点主要针对细胞因子和细胞表面分子。目前使用的有托珠单抗、利妥昔单抗、英夫利西单抗、依那西普等。为增加疗效和减少不良反应，本类药物宜与甲氨蝶呤联合应用。主要不良反应有注射部位反应、输液反应、增加感染（尤其是结核感染）的风险、诱发狼疮样综合征、白细胞及血小板减少、皮肤黏膜的过敏反应等，英夫利西单抗长期使用还可增加发生肿瘤的潜在风险。

3. 糖皮质激素　本类药物可抑制巨噬细胞对抗原的吞噬和处理，抑制免疫反应感应期及效应阶段的多种细胞因子的基因表达，抑制白三烯、花生四烯酸、血小板活化因子等炎性介质的生成，具有强大的抗炎、抗免疫作用，能迅速缓解关节肿痛症状和全身炎症反应。长期使用可诱发或加重感染，诱发或加重溃疡病，引起骨质疏松、高血压、动脉粥样硬化、类肾上腺皮质功能亢进综合征等。

4. 植物药　代表药有雷公藤多苷、白芍总苷、青藤碱等。它们具有抗炎、免疫抑制或免疫调节作用，缓解关节肿痛和晨僵效果较好，控制病情进展的作用有待进一步研究证实。本类药物的主要不良反应有过敏反应、骨髓抑制、肝损害等。

【治疗药物选用】

1. 非甾体抗炎药　本类药物发挥作用快，是缓解关节疼痛和晨僵的首选药，但不能控制病情进展，需与改变病情的抗风湿药同时使用。可选用塞来昔布每次 0.1～0.2g，2 次/日，或双氯芬酸每次 50mg，2～3 次/日，对双氯芬酸有禁忌证的，可选用布洛芬每次 0.4～0.6g，3 次/日。

2. 改变病情抗风湿药　传统药物是治疗类风湿关节炎的基础药，一旦确诊，初始治疗必须使用且尽早使用，并根据患者病情活动度、严重程度和进展情况，确定单用或联合给药。甲氨蝶呤是治疗类风湿关节炎的首选药物，一次 7.5～20mg，1 次/周。对甲氨蝶呤有禁忌证或不能耐受者，可考虑使用具有抗炎、免疫调节、抑制内皮细胞趋化和增殖作用的柳氮磺吡啶 1～3g/d，分 2～3 次口服。传统药物治疗未达标时，可考虑加用生物制剂，如英夫利西单抗，首次静脉输注 3mg/kg，首次给药后第 2 周、第 6 周及以后每隔 8 周给予一次相同剂量。

3. 糖皮质激素　本类药物能迅速缓解症状，但由于不良反应较多，一般不作常规用药。伴有血管炎等关节外表现的重症患者或中/高疾病活动度的患者，在甲氨蝶呤等治疗的基础上，可小剂量、短疗程使用泼尼松≤10mg/d。

4. 植物药　本类药物适用于类风湿关节炎活动期治疗，一般作为联合用药的成分之一。当使用单一传统改变病情抗风湿药治疗不能达标时，可联合使用植物药。雷公藤多苷较为常用，30～60mg/d，分 3～4 次口服。

> **考点提示**
>
> 类风湿关节炎治疗药物的选用和用药注意事项

【用药注意事项】 微课 1

1. 非甾体抗炎药　本类药物的疗效相似，选用时要充分考虑药物的不良反应、作用持续时间、用量等。①消化性溃疡病患者，宜使用选择性 COX－2 抑制剂，必要时服用 H_2受体阻断剂、质子泵抑制剂或米索前列醇等胃黏膜保护剂。②如果患者心血管疾病风险性较高，应慎用非甾体抗炎药。③老年人宜选用半衰期短的药物。④使用一种药物 1～2 周无效后，可更换另一种药物，但应避免 2 种或 2 种以上的非甾体抗炎药同时使用。⑤非甾体抗炎药可抑制甲氨蝶呤经肾排泄，肾功能不全患者避免同时使用。

2. 改变病情抗风湿药　使用传统药物时应定期检查血常规、肝肾功能，妊娠期和哺乳期妇女禁用。甲氨蝶呤使用时要注意补充甲酰四氢叶酸。抗疟药羟氯喹用药前和治疗期间需进行眼底检查，以监测本药可能导致的视网膜损害。使用生物制剂时，注意除外感染和肿瘤。

3. 糖皮质激素　使用糖皮质激素时应注意：①小剂量、短疗程、同时使用传统的改变病情抗风湿药。②与甲氨蝶呤合用可加重后者的毒性反应，联用时应减少甲氨蝶呤的用量。③伴有严重高血压、糖尿病、癫痫、溃疡病、肾上腺皮质功能亢进以及骨折、创伤修复期、抗菌药不能控制的感染等患者禁用。

第二节　骨性关节炎

骨关节炎（osteoarthritis，OA）是指由多种因素引起关节软骨纤维化、皲裂、溃疡、脱失而导致的以关节疼痛为主要症状的退行性疾病，又称骨关节病、退行性关节炎等。骨关节炎的患病率随着年龄增长而增加，女性比男性多见，65 岁以上的人群 50% 以上为骨关节炎患者，且本病致残率超过 50%。世界卫生组织将骨关节炎列为继心脑血管疾病、癌症、糖尿病“三大杀手”之外对人类危害最广泛的疾病。

骨关节炎分为原发性和继发性。原发性病因不清楚，多发生于中老年人，无明确的全身或局部诱因，与遗传和体质因素有一定的关系；继发性好发于青壮年，可继发于创伤、炎症、关节不稳定、积累性劳损或先天性疾病等。本病的病变主要发生在关节软骨，也可累及整个关节，病理特点为关节软骨变性破坏、软骨下骨硬化或囊性变、关节边缘骨质增生、滑膜病变、关节囊挛缩、韧带松弛或挛缩等。骨关节炎好发于负重较大的膝、髋、脊柱及踝、手等关节，临床表现主要有疼痛、僵硬、畸形及功能障碍。①关节疼痛及压痛是骨关节炎最主要的临床表现，以髋、膝及手指骨间关节最常见。初期为轻度或中度间断性疼痛，休息后好转，活动后加重，疼痛常与天气变化有关，部分患者晨起时疼痛，稍微活动后缓解；晚期为持续性疼痛或夜间痛，并有明显的关节局部压痛。②关节僵硬感常出现在晨起后，多见于髋、膝关节，持续时间一般不超过 30 分钟，活动后可缓解，患者在疾病中期可出现关节“绞锁症”，晚期关节活动受限加重。③关节畸形多见于病变较严重的患者，不同部位的骨关节炎可有不同的表现，如手指外侧偏斜畸形，膝关节的内翻或外翻、屈曲挛缩畸形等。④骨摩擦音（感）和肌肉萎缩常见于膝关节骨关节炎，由关节软骨破坏，关节面不平整，关节疼痛和活动能力下降等原因导致。

> **考点提示**
>
> 骨关节炎的临床表现

骨关节炎的辅助检查以 X 线检查为首选，可有三个典型表现，即受累关节非对称性关节间隙变窄、软骨下骨硬化和（或）囊性变、关节边缘骨赘形成。患者血常规、免疫复合物及血清补体等指标一般在正常范围内，伴有滑膜炎的患者可出现 C - 反应蛋白和血沉轻度升高。骨关节炎的治疗应以缓解疼痛、延缓疾病进展、矫正畸形、改善或恢复关节功能、提高患者生活质量为目标，除药物治疗外，还包括健康教育、运动治疗、肌肉力量与关节功能训练、物理治疗和行动辅助等基础治疗。

【药物治疗原则】　微课 2

1. 用药危险因素评估　用药前要依据患者年龄、性别、体重、潜在内科疾病风险、病变部位及程度等进行危险因素评估。

2. 个体化、阶梯化治疗　根据患者个体情况，内外结合，制定个体化、阶梯化药物治疗方案。

3. 最低有效剂量　尽量使用最低有效剂量，避免过量用药及同类药物重复或叠加使用。

【常用治疗药物】

药物治疗骨关节炎的主要目的是缓解或解除症状，延缓关节退变。常用药物有非甾体抗炎药、镇痛药、关节腔注射药、缓解症状的慢作用药、抗焦虑药、中成药等。

1. 非甾体抗炎药（NSAIDs） 本类药物通过抑制前列腺素的合成，产生显著的镇痛、抗炎、抗风湿作用（见本章第一节），是治疗骨关节炎最常用的一类药。代表药物有双氯芬酸、布洛芬、塞来昔布等。常见不良反应包括胃肠道反应，头痛、头晕、失眠等神经系统反应，肝肾损害，过敏反应，增加心血管事件的风险等。

> **考点提示**
>
> 常用非甾体抗炎药的用法及不良反应

2. 镇痛药 主要为弱阿片类镇痛药，通过抑制神经元突触前膜对 NE 的再摄取、增加神经元细胞外 5 - HT 浓度，影响痛觉传递，产生显著镇痛作用。代表药为曲马多。但本类药物的不良反应较多，可产生成瘾性，建议谨慎采用。

3. 关节腔注射药物 本类药物包括糖皮质激素、透明质酸、生长因子和富血小板血浆等。①糖皮质激素可有效缓解疼痛，改善关节功能，但由于不良反应多（见本章第一节），应慎用。②透明质酸既是关节滑液的主要成分，又是软骨基质的重要组成，关节腔注射可润滑关节、缓解关节症状和改善关节功能，并减少镇痛药的用量。③生长因子和富血小板血浆可改善局部炎症反应，并可参与关节内组织修复及再生，但目前其作用机制及长期疗效尚需进一步研究。

4. 缓解症状的慢作用药 包括氨基葡萄糖、双醋瑞因等。有研究认为本类药物可减轻骨关节炎的病理过程、诱导软骨生成、缓解疼痛症状、改善关节功能、延缓病程进展，但其临床疗效目前还存在争议。用药后可见腹泻、恶心、呕吐及皮肤过敏等不良反应。

5. 抗焦虑药 本类药物为特异性 5 - HT、NA 再摄取抑制药，可显著提高大脑额叶皮层和下丘脑细胞外 5 - HT、NA 的水平，提高机体对疼痛的耐受力，用药后短期内达到缓解疼痛的作用。代表药为度洛西汀，但对骨关节炎的治疗作用需进一步远期随访研究证明。不良反应包括口干、胃肠道反应及失眠、头晕等。

6. 中成药 含有人工虎骨粉、金铁锁等有效成分的口服中成药及外用膏药，可通过多种途径减轻疼痛、延缓疾病进程、改善关节功能，但其作用机制和长期疗效需进一步研究。

【治疗药物选用】

1. 非甾体抗炎药 是骨关节炎患者缓解疼痛、改善关节功能的首选药。包括局部外用和全身应用。在全身用药前，可先局部外用，尤其是老年人，能迅速有效缓解关节的轻、中度疼痛，减轻不良反应。常用制剂有凝胶贴膏、乳胶剂、膏剂、贴剂等，如双氯酚酸乳膏一次 2 ~ 4g，涂于患处，并轻轻按摩，3 ~ 4 次/日，一日总量不超过 30g。对中、重度疼痛可加用口服药，如口服塞来昔布每次 0.2g，1 次/日等。

2. 镇痛药 不推荐使用强阿片类药物行 OA 镇痛管理，当用于短期止痛或者所有其他药物治疗都是禁忌证、不耐受或无效的情况下，可谨慎使用曲马多等弱阿片类药物镇痛。

3. 关节腔注射药物 糖皮质激素适用于急性发作的剧烈疼痛、夜间疼痛、关节积液等严重骨关节炎患者，短期缓解疼痛效果显著，可用泼尼松龙一次 5 ~ 10mg，每年应用不超过 3 次，每次间隔时间应在 3 ~ 6 个月以上。透明质酸缓解症状比糖皮质激素慢，但维持疗效比糖皮质激素长，适用于轻中度患者，关节腔注射一次 10 ~ 20mg，1 次/周，连续 3 ~ 5 次。

4. 缓解症状的慢作用药 氨基葡萄糖、双醋瑞因对有症状的骨关节炎可选择性使用。氨基葡萄糖一次0.24～0.48g，3次/日，口服，一般疗程4～12周，如有必要可在医生指导下延长服药时间，每年重复治疗2～3次；双醋瑞因一次50mg，1～2次/日，餐后服用。使用2～4周后开始起效，疗程不应短于3个月。

5. 抗焦虑药　用于长期持续性疼痛且对非甾体抗炎药不敏感者，特别是痛觉敏化患者，可在短期内达到缓解疼痛、改善关节功能的目的。度洛西汀一次30mg，2次/日。

【用药注意事项】

（1）口服非甾体抗炎药的疗效与不良反应对于不同患者并不完全相同，应参阅药物说明书并评估服用非甾体抗炎药的风险，包括消化道、脑、肾、心血管等疾病风险后选择性用药（见本章第一节）。

（2）镇痛药虽镇痛作用显著，但由于易产生成瘾性，应慎用。

（3）关节腔注射透明质酸、糖皮质激素等，为侵入性治疗，会增加感染的风险，必须严格无菌操作及规范操作。长期注射糖皮质激素对关节软骨修复不利，尤其是对负重关节的软骨，可发生基质囊性变和断裂，对已有软骨破坏者，注射更应慎重，如必须使用，每年注射不超过3次，每次注射间隔时间3～6个月以上。

（4）氨基葡萄糖、双醋瑞因等在骨关节炎治疗中的作用需进一步研究证明，应在专科医生指导下使用。

拓展阅读

骨关节炎的阶梯治疗

《骨关节炎诊疗指南（2021年版）》规定骨关节炎的总体治疗原则是个体化与阶梯化治疗，并给出了金字塔型的阶梯化治疗示意图。①金字塔最底层为基础治疗，基础治疗是所有OA患者的首选治疗方式。基础治疗主要强调改变生活及工作方式，树立正确的治疗目标，减轻疼痛、改善和维持关节功能，延缓疾病进展，它包括健康教育、运动治疗、物理治疗、行动辅助支持等疗法。②随着病情加重，进入第二层治疗，即药物治疗。在考虑患者发病的部位及自身危险因素的基础上，选择正确的用药途径及药物种类。药物治疗包括：镇痛药物、关节腔注射药物、缓解OA症状的慢作用药物、抗焦虑药物、中成药等。③基础治疗和药物治疗无效、影响患者正常生活，可进行手术治疗。手术方案需依据患者病变部位、病变程度、一般情况以及自身意愿等综合考虑。包括关节软骨修复术、关节镜下清理术等修复性治疗和人工关节置换的重建治疗，其中重建治疗为金字塔最顶端的治疗方案。

实训十六　类风湿关节炎的药物治疗方案评定

实训提示

【实训目的】

1. 掌握类风湿关节炎的常用治疗药物及其用法用量，熟悉类风湿关节炎的临床表现。
2. 学会根据类风湿关节炎的药物治疗方案，指导患者合理应用药物，对患者开展健康教育。
3. 养成团队协作的工作习惯，具备关爱患者的药学服务职业道德。

【实训内容】

患者，女，55岁，农民，双手近端指间关节、掌指关节、双腕关节及右侧膝关节肿痛，伴晨僵，诊断为类风湿关节炎，医生处方：来氟米特每次10mg，1次/日，肿痛略减轻，但逐渐出现部分近端指间关节尺侧偏斜。加用泼尼松每次5mg，2次/日，柳氮磺吡啶每次1g，2次/日，症状缓解，医嘱：关节肿痛明显时应注意休息与制动，缓解期应注意功能锻炼。

请结合以上病例，完成以下几个方面的实训。

1. 向患者详细询问病情。

2. 对患者进行合理用药指导。

3. 对患者进行健康教育。

【实训步骤】

1. 问病 进入实训室，首先由教师讲解实训要求和安排，将学生按2人一组进行分组实训，分别模拟担任药师和典型的类风湿关节炎患者。每组分别进行问病演示。

问病内容。①主要症状：关节（通常是末梢的小关节）是否经常出现疼痛和僵硬感，尤其是在刚醒后（这种僵硬通常会持续60分钟以上）或长时间不活动后，是否有一个以上关节出现明确的关节滑膜肿胀，且不存在其他病因。②诱因：有无明显的诱因及缓解因素。③伴随症状：是否伴有其他不适症状，如低热、肌肉酸痛、体重下降、手足麻木等全身症状。④诊疗过程：是否做过血液化验、X射线检查、关节液检查。是否用药，药物剂型、剂量、用法及疗效如何。⑤一般情况：工作及生活习惯及环境，饮食、睡眠、大小便、体重的变化及病情是否影响日常生活。⑥家族史、既往病史：有无类风湿关节炎家族史，是否有药物过敏史、感染病史、外伤史、手术史、用药史等。⑦病情评估：疾病情况，可能出现的并发症、预后判断告知患者。类风湿关节炎一旦明确诊断即应开始积极治疗，尽早使用有效药，从而防止和控制关节破坏，阻止功能丧失及减轻疼痛。

2. 讨论 分组讨论，指出各组问病过程中的优、缺点，每组推出1名学生进行总结，各组对问病环节进行优化，带教老师挑选1~2组再次问病演示。

3. 制定用药指导方案

（1）分组对案例进行讨论，根据处方药物制定用药指导方案。

（2）各组代表发言。

（3）老师对各组的药物治疗方案进行点评、总结。

4. 用药指导与健康教育 两位同学为一组，一人扮演类风湿关节炎患者，一人扮演药师，就治疗方案中的药物进行介绍，并就用法用量、不良反应及用药注意事项等方面进行用药指导。

【实训考核】

由教师扮演类风湿关节炎患者，学生扮演药师，考核学生根据病情制定药物治疗方案并进行用药指导和健康教育。

考核项目	考核内容	分值	得分
实训准备（15分）	着装： 学生着工作服，仪表规范得体（1分） 女生不得披头发，男女生不得穿拖鞋（1分）	2	
	报告班级、姓名、操作项目	1	
	举止得体，语言清晰	2	
	理论知识： 类风湿关节炎的药物治疗原则（4分） 治疗药物的药理作用和用途（3分） 来氟米特、泼尼松、柳氮磺吡啶的不良反应（3分）	10	

续表

考核项目	考核内容		分值	得分
实训操作 （75 分）	沟通能力 （10 分）	与患者的沟通技巧： 参考人际沟通知识，考生回答沟通技巧的内容（5 分）	5	
		与患者的沟通礼仪： 面对考官时，见面问候（2 分），离开道别（3 分）	5	
	专业能力 （65 分）	药物选择： 药品名称、剂型正确（5 分） 药品规格正确（5 分） 药品剂量正确（5 分） 无遗漏药品（5 分）	20	
		药物介绍： 介绍药品名称及数量（5 分） 介绍用法用量（5 分） 介绍不良反应（5 分）	15	
		用药指导： 是否符合类风湿关节炎的用药原则（5 分） 用药注意事项（15 分） 给出用药指导策略（5 分）	25	
		健康教育： 健康教育是否符合类风湿关节炎患者治疗原则	5	
实训报告 （10 分）	实训结果记录字迹工整，项目齐全，并能针对实训思考题目认真进行分析讨论		10	
合计			100	

【实训思考】

1. 药师应从哪些方面指导类风湿关节炎患者合理用药？
2. 泼尼松的禁忌证有哪些？

简答题

1. 简述类风湿关节炎和骨关节炎的临床表现。
2. 简述类风湿关节炎治疗药物的选用和用药注意事项。
3. 非甾体抗炎药治疗骨关节炎的用法有哪些？常见不良反应是什么？

（段　凰　许丽娜）

书网融合……

扫一扫，择一择　　微课 1　　微课 2　　习题

第十七章 抗菌药物的合理应用

PPT

学习目标

知识目标：

1. **掌握** 抗菌药物的体内过程特点、给药方法、应用原则、不良反应及治疗药物监测。
2. **熟悉** 细菌耐药产生机制、抗菌药物的联合应用和预防应用。
3. **了解** 细菌耐药的发生、发展。

能力目标：能结合医生诊断和用药方案对细菌感染患者开展用药指导和健康教育。

素质目标：培养学生的合理使用抗菌药物的意识，减少抗菌药物滥用和耐药性的风险。

抗菌药物是临床常用药物之一。掌握抗菌药的特性，规范合理使用抗菌药，对提高感染性疾病的治愈率、延缓耐药菌的产生、减轻不良反应、降低医疗费用等都是至关重要的。

案例导入

案例：患者，女，49 岁。因“发热、咳嗽、全身不适 5 天”就诊。查体：体温 38.7℃，神志清，皮肤、黏膜稍有黄染。双肺呼吸音粗，未闻及干、湿啰音。可见肝掌，蜘蛛痣，无腹胀、腹泻等症状。实验室检查：白细胞 33.8×10^9/L，单核细胞比率 16.3%，中性粒细胞比率 14.2%；总胆红素 28μmol/L，白蛋白 28g/L，凝血酶原时间延长 4s。2 月 9 日报细菌血培养产 ESBL 大肠埃希菌；药敏：哌拉西林他唑巴坦 S、头孢哌酮舒巴坦 R、左氧氟沙星 S。既往病史：发现“酒精性肝硬化”6 年余，半年前曾因“上消化道出血”行内镜下食管胃底曲张静脉硬化剂治疗。临床诊断：急性气管－支气管炎、酒精性肝硬化失代偿期。

扫一扫，知解析

用药过程：2 月 9～15 日，头孢哌酮舒巴坦 2.0g，q. d.，i. v. gtt.，2 月 10～15 日，替硝唑 0.8g，q. d，i. v. gtt.。

讨论：请分析用药过程的合理性并说明理由。

第一节 抗菌药物体内过程的特点

药物的体内过程是药物发挥作用的基础。抗菌药物在体内吸收、分布、代谢、排泄的药动学特点直接影响药物在感染部位的浓度高低，决定了抑菌杀菌的持续时间和效应。因此，熟悉抗菌药物体内过程的特点，对制定合理的给药方案有重要指导作用。

一、抗菌药物的药物代谢动力学特征 微课

1. 吸收 非静脉途径给药后进入血液循环的过程中，影响药物吸收的因素包括药物的解离度和脂溶性、胃排空时间、肠蠕动功能、血流量及首过效应等。口服生物利用度高达 80% 以上的抗菌药物有头孢氨苄、头孢克洛、阿莫西林、克林霉素、多西环素、SMZ－TMP、甲硝唑、利奈唑胺、利福平、异烟肼、氟胞嘧啶、氟康唑等。氯唑西林、头孢克肟、头孢呋辛酯、克拉霉素、伊曲康唑等，口服

生物利用度约50%。而氨基糖苷类、糖肽类、替加环素、达托霉素等药物口服基本不吸收。此外，食物也会影响药物的吸收，如高脂饮食可增加泊沙康唑混悬液的生物利用度。

2. 分布　不同抗菌药物受分子结构、蛋白结合率等因素的影响，在组织中的分布情况不尽相同。大多数抗菌药在血供丰富的组织及尿、浆膜腔中的浓度较高，而在血供差的组织或有生理屏障的部位，如脑脊液、骨、前列腺等浓度较低。选药时尽量选用局部可达有效药物浓度的品种。当存在颅内感染时，部分抗菌药物能良好地通过血-脑屏障达到治疗浓度，常用抗菌药物的脑脊液/血药浓度比较高的药物有磺胺嘧啶、甲硝唑、氟康唑、异烟肼、吡嗪酰胺、磺胺甲噁唑、甲氧苄啶、氨苄西林、头孢他啶、头孢曲松、头孢呋辛、头孢吡肟、头孢噻肟、头孢唑肟、氨曲南、美罗培南、万古霉素等。因此，对于中枢神经系统感染如结核性脑膜炎可选用利福平、异烟肼、吡嗪酰胺等；隐球菌性脑膜炎可选用氟康唑；耐甲氧西林葡萄球菌脑膜炎可选用万古霉素、利福平。血供较少的组织如骨关节或骨髓感染，需选择骨浓度较高的抗菌药物如克林霉素、利福平、磺胺类、氟喹诺酮类、四环素类。

3. 代谢　部分抗菌药物进入体内通过各种途径进行生物转化，其中体内药物代谢最主要的途径是通过肝细胞色素P450（CYP450）代谢。而CYP450家族的基因多态性可影响抗菌药物在体内的代谢。如酮康唑、伊曲康唑是CYP3A4的底物，伏立康唑是CYP2C9、CYP2C19、CYP3A4的底物，异烟肼是CYP2E1的底物。上述抗菌药物与CYP450的诱导剂或抑制剂合用时，会影响抗菌药物的体内代谢。

4. 排泄　大部分抗菌药物主要通过肝、肾代谢后以原型或者代谢物经尿液或肠道排出体外，部分药物还可分泌至唾液、眼泪、痰液、乳汁等。大多数青霉素类、头孢菌素类、氨基糖苷类药物主要经肾排泄，因此，药物尿浓度高，较适用于尿路感染。大环内酯类、林可霉素类、头孢哌酮、头孢曲松、伏立康唑、利福平等药物主要或部分经肝胆系统排泄。

二、抗菌药物的杀菌活性分类及PK/PD参数

抗菌药物的某些药动学（PK）与药效学（PD）参数对于治疗方案的优化有非常重要的作用。抗菌药物PK/PD将药物浓度与时间和抗菌活性结合起来，阐明抗菌药物在特定剂量或给药方案下，血液或组织中的药物浓度达到抑菌或杀菌效果。依据抗菌药物在体内的杀菌活性可分为浓度依赖型、时间依赖型（短PAE或无PAE）和时间-浓度依赖型（长PAE）三类。

1. 浓度依赖型　药物的杀菌效果取决于峰浓度。此类药物常具有较长的抗生素后效应（PAE）。例如，氨基糖苷类、氟喹诺酮类、甲硝唑类、两性霉素B、酮内酯类、达托霉素等。评价此类药物的PK/PD参数主要有C_{max}/MIC或$AUC_{0\sim24}/MIC$。可减少给药次数或单次给药以达到最大杀菌作用。

2. 时间依赖型（短PAE或无PAE）　药物浓度在一定范围内与杀菌活性有关，通常在药物浓度达到对细菌MIC的4~5倍时，杀菌速率达到饱和状态，药物浓度继续增高时，其杀菌活性及速率并无明显改变，但杀菌活性与药物浓度超过细菌MIC时间的长短有关，例如，β-内酰胺类、红霉素、林可霉素类、噁唑烷酮类等。评价此类药物的PK/PD参数主要有$\%T>MIC$。可通过增加给药频次达到最佳疗效。

3. 时间-浓度依赖型（长PAE）　该类药物呈现时间依赖性的特性，但其杀菌作用呈现持续效应，即有明显的PAE。例如，阿奇霉素、糖肽类、唑类抗真菌药、克拉霉素、替加环素、四环素类等。评价此类药物的PK/PD指数主要为$AUC_{0\sim24}/MIC$。

第二节 细菌耐药现象及预防

细菌耐药现象是指细菌对抗菌药物的不敏感现象。细菌接触到抗菌药物，会通过改变代谢途径或制造出相应的灭活物质抵抗抗菌药物，产生耐药性。合理使用抗菌药物是减少和避免细菌耐药性产生的关键。

一、耐药性的发生与发展

（一）耐药性的发展状况

人类为了对付致病微生物，不断研制出新型抗生素，而细菌等微生物为了生存，会慢慢适应这种药物环境，并不断地产生变异，形成新的更强大的细菌，以此循环往复，甚至出现多重耐药菌。由于各种原因使用抗菌药物所造成的选择性压力是导致和加速耐药性产生的最主要因素，而不适当的选用抗菌药、剂量不足、疗程不足、药品质量低劣等同样可导致并加速耐药性产生。

现在，细菌耐药性已成为全球性关注的问题，耐药细菌所致感染已构成了抗感染治疗的新挑战，是当今人类生命健康的主要威胁。目前对耐药菌有效药物的研制开发速度，明显滞后于细菌及其他微生物病原耐药性的发展速度。2001 年，世界卫生组织提出一项旨在全球范围内限制细菌耐药性的策略的建议。2004 年和 2009 年，美国感染病学会的许多专家联合呼吁政府机构加大对抗耐药菌，尤其是多重耐药和泛耐药革兰阴性菌的资金投入和政策扶持，解决临床目前面临的巨大挑战。

拓展阅读

多重耐药

细菌对多种抗菌药物耐药称多重耐药或多药耐药。产生多药耐药的细菌主要有：①对甲氧西林耐药金黄色葡萄球菌（methicillin - resistant staphylococcus aureus，MRSA）与甲氧西林耐药凝固酶阴性的葡萄球菌（meticillin - resistantcoagulasenegativestaphylococcus，MRCNS）；②对青霉素耐药肺炎链球菌（penicillin resistant streptococcus pneumoniae，PRSP）；③对万古霉素耐药肠球菌（vancomycin - resistant enterococcus，VRE），包括对万古霉素耐药的粪肠球菌与屎肠球菌；④对三代头孢菌素耐药的 G^- 杆菌，包括产生超广谱 β - 内酰胺酶（extended - spectrum β - lactamases，ESBL）与产生 Ⅰ 类染色体介导的 β - 内酰胺酶的 G^- 杆菌；⑤对碳青霉素耐药的肠杆菌科细菌（carbapenem - resistant enterobacteriaceae，CRE）、鲍曼不动杆菌（carbapenem - resistant acinetobacter baumannii，CRAB）、铜绿假单胞菌（carbapenem - resistant pseudomonas aeruginosa，CRPA）。

面对多重耐药问题，我们需要加强抗生素的合理使用和管理，防止抗生素滥用引起的耐药性增强。作为医疗专业人员，我们应当积极参与到这一全球性公共卫生挑战的应对中，通过科学研究和合理的临床应用，维护人类健康。

（二）耐药性产生的机制

1. 产生灭活酶或钝化酶 细菌产生可使抗菌药物失活的灭活酶是耐药性产生的重要机制之一，使抗菌药物在作用于细菌之前即被酶破坏而失去抗菌作用。常见灭活酶有：①β - 内酰胺酶。该酶可水解抗菌药物的 β - 内酰胺环而使 β - 内酰胺抗菌药失去活性。根据分子学结构可将 β - 内酰胺酶分为 A、B、C、D 四群，其中 A 群主要作用于青霉素类，C 群主要是头孢菌素酶，D 群为苯唑西林酶。

②氨基糖苷类钝化酶。细菌在接触氨基糖苷类抗生素后产生钝化酶使其失去抗菌活性。常见的氨基糖苷类钝化酶有乙酰化酶、腺苷化酶和磷酸化酶。③其他酶。如产生氯霉素乙酰转移酶灭活氯霉素；产生酯酶灭活大环内酯类抗生素；产生核苷转移酶灭活林可霉素。

2. 改变抗菌药物作用靶位　①改变细胞内膜上与抗生素结合部位的靶蛋白，降低与抗生素的亲和力，使抗生素不能与其结合；②产生一种原来敏感菌没有的靶蛋白，使抗生素不能与之结合，产生高度耐药；③增加靶蛋白数量，即药物存在时，仍有足够量的靶蛋白可以维持细菌的正常形体和功能。

3. 改变细菌外膜通透性　通过改变通道蛋白的性质和数量降低细菌的膜通透性而产生获得性耐药。

4. 加强主动流出系统　某些细菌能将进入菌体的药物泵出体外，如大肠埃希菌、金黄色葡萄球菌、铜绿假单胞菌、空肠弯曲杆菌等均有主动外排系统。

5. 增加代谢拮抗物　磺胺药与金黄色葡萄球菌接触后，后者可使对氨基苯甲酸（para aminobenzoic acid，PABA）的产量增加20～100倍，高浓度的PABA与磺胺药竞争二氢叶酸合成酶时占优势从而使金黄色葡萄球菌产生耐药性。

二、耐药性的预防对策

由于抗菌药物的广泛应用，各种抗菌药物的耐药发生率逐年增加。为了减少和避免耐药性的产生应严格控制抗菌药物的使用，合理使用抗菌药物。

1. 合理使用抗菌药物　主要措施包括：避免细菌反复与亚致死量抗菌药物接触；限制高潜在耐药性抗菌药物的使用；避免无抗菌药物使用指征下使用抗菌药物；避免过量使用抗菌药物；避免无针对性用药。

2. 预防耐药菌的传播　细菌的耐药性可分为固有耐药和获得性耐药。引起耐药菌的流行和传播主要是外源性获得耐药，耐药菌可通过手、物品在人与人之间传播，医院是耐药菌传播的首要场所。因此，预防耐药菌的医院获得性感染和传播是至关重要的。在医院中严格执行消毒隔离制度，防止耐药菌的交叉感染。对高度耐药菌感染的患者应予隔离。医院中的医务人员尤其是与患者或与患者饮食接触较多者要严格执行手卫生，并定期检查带菌情况。

3. 加强对细菌耐药性的监测和管理　耐药菌可在不同地区、国家间的人群中进行传播，可通过建立地区、国家乃至国际之间细菌耐药性监测系统，及时发现并控制耐药菌的传播。其次，根据当地的细菌耐药监测结果制定临床抗菌药物应用指南，并定期根据抗菌药物的使用情况进行修订，对指导临床合理使用抗菌药物具有重要意义。

拓展阅读

偶然与坚持——青霉素的发现

青霉素的发现史也是人类与传染病之间的搏斗史。在抗生素问世之前，人类在感染性疾病面前无力反抗，多少条鲜活生命因感染而逝去。1928年，英国细菌学家亚历山大·弗莱明因培养皿的盖子没有盖好，意外发现了葡萄球菌的克星——青霉素，开启了抗生素时代。这一发现在全球范围内产生了深远的影响，被誉为20世纪世界十大发明之一，弗莱明也因此获得了诺贝尔生理或医学奖。但发现虽然偶然，想要运用到临床医疗中还有艰难险阻。1939年，澳大利亚人瓦尔特·弗洛里和德国出生的鲍利斯·钱恩重复了弗莱明的工作，证实了他的发现，并成功提纯了青霉素。1941年，青霉素首次用于患者治疗，也证明了青霉素的临床效用。然而，他们并没有申请专利，而是把技术公开，使得青霉素得以快速在全世界普及，拯救了无数人的生命。

青霉素的发现很好地诠释了科研工作的使命与担当，在这条蜿蜒的发现之路上没有捷径，唯有科学家们不懈的努力和一次次的失败与总结。在成功道路上凝聚了无数科学家的心血，凝聚了科学家们的执着与坚守，也凝聚了团队的精诚协作。

第三节　抗菌药物的不良反应及防治

抗菌药物的应用使感染性疾病的病死率大幅度降低，但同时也给临床带来了不良反应，严重者甚至致残、致死。在实际应用抗菌药物的过程中，人们往往更注重其治疗效果，对不良反应的警觉性不够，这也是造成治疗失败的重要原因。

一、抗菌药物常见不良反应

抗菌药物的不良反应包括毒性反应、变态反应、二重感染、三致作用（致畸、致癌、致突变）等。

（一）毒性反应

1. 肾毒性　肾脏是多数抗菌药物的排泄途径，经肾排泄的药物在肾脏的浓度往往较血药浓度更高。因此，临床上可观察到不同程度的肾损害。头孢菌素类药物的肾毒性主要表现为血尿、蛋白尿和肾功能不全，急性肾损伤可继发于过敏性间质性肾炎和急性肾小管坏死，往往呈非少尿型。氨基糖苷类在肾皮质的浓集可达血浆10倍以上，与肾小管上皮细胞膜结合时引起膜磷脂的代谢障碍，诱发急性肾小管坏死。磺胺类在尿中易形成结晶导致梗阻性急性肾损伤。两性霉素B的肾毒性与引起肾小球血管收缩及对肾小管内皮细胞膜的直接作用有关。

2. 肝毒性　肝是药物代谢和排泄的重要器官，药物及其代谢产物可导致不同类型的肝脏损伤。抗结核药是抗菌药物中引起肝损伤报道最多的抗菌药物。在一线抗结核药中异烟肼最容易引起肝损伤，吡嗪酰胺的肝毒性最强。替加环素可引起肝功能障碍、胆汁淤积性肝损伤。三唑类抗真菌药引起的多为转氨酶升高的肝细胞型肝损伤。

3. 耳毒性　第Ⅷ对脑神经和内耳毒性是氨基糖苷类最重要的毒性反应之一。其他引起耳毒性的抗菌药物还有万古霉素、多黏菌素等。由于这类药物在内耳中的药物浓度较血中高，耳蜗及前庭的毒性可导致患者永久性耳聋和平衡失调。

4. 神经毒性　氟喹诺酮类可提高中枢神经的兴奋性甚至诱发癫痫。亚胺培南－西司他丁在脑组织中的药物浓度较其他碳青霉烯类高，更易阻止γ－氨基丁酸与受体结合，增加癫痫发生的危险。异烟肼、乙胺丁醇、利奈唑胺等可因维生素B_6缺乏、直接刺激末梢神经等引起周围神经炎。乙胺丁醇、伏立康唑因导致锌缺乏、视神经水肿等可引起视力下降、视野改变、色觉异常等。

5. 光敏性　含氟抗菌药物如左氧氟沙星、伏立康唑等的光敏性，长期使用可使患者肤色加深，并可能诱导皮肤癌的发生。其他不含氟的抗菌药物，如多黏菌素也会导致肤色加深。

6. 血液系统毒性　抗菌药物可因抑制骨髓造血功能，或直接作用于外周血细胞，导致血细胞减少。磺胺类、氟胞嘧啶、β－内酰胺类因抑制骨髓造血功能导致中性粒细胞减少、再生障碍性贫血；利奈唑胺因抑制成熟巨核细胞释放血小板导致血小板的减少。

7. 心脏毒性　虽然抗菌药物造成的心脏毒性并不常见，但造成的不良后果足以引起临床工作者的警惕。喹诺酮类、大环内酯类、三唑类抗真菌药可造成Q-T间期延长。

（二）变态反应

变态反应是应用抗菌药物后的常见不良反应之一，常见皮疹，其他尚有药物热、血管神经性水肿、嗜酸性粒细胞增多症、溶血、再生障碍性贫血等，青霉素类、头孢菌素类、氨基糖苷类等抗菌药还可导致过敏性休克。

（三）二重感染

二重感染也称菌群失调症，是抗菌药物应用过程中出现的新的感染，尤其是长时间使用广谱抗菌药时更易产生。二重感染的病原菌多是条件致病菌，常对多种抗菌药物耐药。

二、抗菌药品不良反应的防治原则

（一）全面掌握与用药相关的信息

临床在用药前应充分考虑患者年龄、体质、病情等基本情况，必须仔细询问患者既往用药史、过敏史、交叉过敏药物；对于肝、肾功能不全的患者，应谨慎选择具有肝、肾毒性的药物，并监测肝、肾功能；在使用抗菌药物前，应全面清晰地了解该药品的不良反应及应对措施，用药过程中要准确判断出现的早期反应，以便及时处理，防止病情进一步发展；避免不必要的联合用药；使用新药时，必须掌握有关资料，严密观察，必要时进行随访。

（二）合理使用静脉注射剂

一些具有阻断神经-肌肉接头作用的氨基糖苷类抗菌药物可造成呼吸抑制，此类药物不可静脉推注，而应静脉滴注；部分药物给药过快可引起严重的药品不良反应，静脉滴注时应控制滴速，以免因瞬时血药浓度过高而引起不良反应。

（三）及时处理出现的不良反应

不良反应一旦出现，应积极处理，处理原则包括：

1. 及时停药　及时停药是处理药品不良反应最基本的治疗措施。绝大多数轻度不良反应停止使用相关药物后症状可消失。

2. 加速排泄　对于与剂量相关的不良反应，可采取利尿、导泻、调节pH、洗胃、催吐以及血液透析等方法加速药物的排泄，减少药物的吸收。

3. 对症处理　对过敏性皮肤损害可对症局部用药，缓解皮肤瘙痒的症状；对恶心、呕吐等消化道反应可给予止吐治疗；对过敏性休克需保持呼吸道通畅，维护有效的呼吸和循环功能，给予抗休克药物治疗等。

三、合理应用治疗药物监测

治疗药物监测（TDM）是临床药理学的重要组成部分。它是在药动学和药效学原理的指导下，应用灵敏可靠的分析技术，测定患者血液或者其他体液标本中的浓度，探讨临床用药过程中药物的药动学特点，分析药物体内过程与疗效和不良反应之间的关系，进而设计或调整给药方案。其目的是在药物治疗中实现个体化给药，提高药物的疗效、减少或避免药品不良反应的发生。对抗菌药物进行TDM是临床合理用药不可缺少的一部分，可使个体差异大、安全范围窄和毒性反应较大的抗菌药物的使用更加安全、有效。

（一）治疗药物监测的指征

1. 使用治疗指数低、毒性大的药物　这类药物即治疗浓度范围与中毒浓度非常接近。如氨基糖苷类中庆大霉素、阿米卡星等，以及氯霉素、万古霉素等。

2. 有肝、肾等功能障碍时 肝、肾、心等功能障碍可影响药物的体内过程，使血药浓度发生明显变化，此时需要对血药浓度进行监测并制定给药方案。如肾功能不全患者应用庆大霉素等氨基糖苷类药物时，由于该类药物自肾脏排泄减少，以致药物在体内蓄积，使耳、肾毒性的发生增多。

3. 需长程给药时 可在治疗开始后测定血药浓度，调整剂量，并在短时间内建立安全有效的给药方法。

4. 联合用药可发生相互作用时 如红霉素与氨茶碱同用，前者对肝药酶的抑制可使后者血药浓度升高而发生毒性反应。

（二）治疗药物监测与个体化给药

测定血药浓度并根据结果制订个体化给药方案是TDM中最常用的方法，在进行治疗药物监测时，需注意：

（1）对血药浓度监测结果应结合临床情况予以分析。如患者的疾病诊断，原发病，肝、肾功能，联合用药等。

（2）掌握好取标本的时间。测定药物的峰、谷浓度宜在多次给药达稳态浓度时取血。测定口服或肌内注射给药的峰浓度，采血时间可在给药后0.5~1小时；测定静脉给药后的血药峰浓度，可在给药后0.5~1小时采血；谷浓度样本的取血时间可在下次给药前0.5小时内。

（3）某些药物的血浆蛋白结合率高，在一些疾病状态下，如尿毒症、肝硬化、严重烧伤时，由于血浆蛋白浓度降低，结合型药物减少，游离型药物增加，导致毒性反应发生。血药浓度检测结果常为结合型和游离型药物之和，遇上述病情时，需考虑游离型血药浓度增高的影响。

第四节 抗菌药物应用的基本原则

抗菌药物的应用涉及临床各科，合理应用抗菌药物是提高疗效、降低不良反应发生率以及减少或延缓细菌耐药发生的关键。抗菌药物临床应用是否合理，基于以下两方面：一是有无抗菌药物应用指征，二是选用的品种及给药方案（给药途径、剂量、给药时间间隔、疗程等）是否适宜。

一、诊断为细菌性感染者方有指征应用抗菌药物

根据患者的症状、体征及血、尿常规等实验室检查结果，初步诊断或确诊为细菌性感染者方有指征应用抗菌药物。由结核分枝杆菌、非结核分枝杆菌、支原体、衣原体、螺旋体、立克次体及部分原虫等病原微生物所致的感染亦有指征应用抗菌药物。缺乏细菌及上述病原微生物感染的临床或实验室证据，诊断不能成立者，以及病毒性感染者，均无应用抗菌药物指征。

二、根据病原种类及药物敏感试验结果选用抗菌药物

抗菌药物品种的选用，原则上应根据病原菌种类及病原菌对抗菌药物敏感性，即抗菌药物敏感性试验（药敏试验）的结果而定。因此，有条件的医疗机构，对临床诊断为细菌性感染的患者应在开始抗菌治疗前，及时留取相应合格的标本送病原学检测，以尽早明确病原菌和药敏结果，并据此调整抗菌药物治疗方案。

三、抗菌药物的经验治疗

许多细菌性感染，包括重症感染患者，在疾病初期未获知病原菌前，或无法获取培养标本时，可根据患者的发病情况、发病场所、原发病灶、既往抗菌药物用药史及治疗反应等分析其最可能的病原体，并结合当地细菌耐药情况先给予抗菌药物经验治疗。待获知病原学检测和药敏结果后，结合先前的治疗反应调整用药方案。对培养结果阴性的患者，根据经验治疗的效果和患者情况采取进一步诊疗措施。

四、按照药物的抗菌活性及其体内过程特点选择用药

各类抗菌药物的药动学和药效学特点不同，在适应证、抗菌活性、不良反应等方面存在着很大的差异，即使是同类或同代药物之间也不宜彼此混用或换用。

五、制订合理的抗菌治疗方案

根据病原菌、感染部位、感染严重程度和患者的生理、病理情况及抗菌药物药效学和药动学证据制订抗菌治疗方案，包括抗菌药物的选用品种、剂量、给药次数、给药途径、疗程及联合用药等。

（一）品种选择

根据病原菌种类及药敏结果尽可能选择针对性强、窄谱、安全、价格适当的抗菌药物。进行经验治疗者可根据可能的病原菌及当地耐药状况选用抗菌药物。

（二）给药剂量

一般按各种抗菌药物的治疗剂量范围给药。治疗重症感染（如血流感染、感染性心内膜炎等）和抗菌药物不易达到的部位的感染（如中枢神经系统感染），抗菌药物使用较大剂量（治疗剂量范围上限）；治疗单纯性下尿路感染时，由于多数经肾排泄的药物尿浓度远高于血药浓度，则可应用较小剂量（治疗剂量范围下限）。

（三）给药途径

对于轻、中度感染的大多数患者，应予口服治疗，选取口服吸收良好的抗菌药物品种。当患者不能耐受口服或感染严重、病情进展迅速需给予紧急抗感染治疗时，可选用注射给药。接受注射用药的感染患者经初始注射治疗病情好转并能口服时，应及早转为口服给药。抗菌药物的局部应用宜尽量避免。皮肤黏膜局部应用抗菌药物后，很少被吸收，在感染部位不能达到有效浓度，反而易导致耐药菌产生。因此，治疗全身性感染或脏器感染时应避免局部应用抗菌药物。局部用药宜采用刺激性小、不易吸收、不易导致耐药性和过敏反应的抗菌药物。青霉素类、头孢菌素类等易产生过敏反应的药物不可局部应用。氨基糖苷类等耳毒性药物不可局部滴耳。

（四）给药次数

为保证药物在体内能发挥最大药效，杀灭感染灶病原菌，抗菌药物的给药间隔时间应根据抗菌药物的PK/PD参数来考虑。对于时间依赖性抗菌药物，如β－内酰胺类、红霉素、克林霉素等，应选择一日多次给药，以维持抗菌药物浓度大于最低抑菌/杀菌浓度的持续时间；对于浓度依赖性抗菌药物，如氟喹诺酮类和氨基糖苷类，可选择每日一次给药以快速达到较高的峰浓度。

（五）疗程

抗菌药物疗程因感染不同而异，一般宜用至体温恢复正常、症状消退后72～96小时，有局部病

灶者需用药至感染灶控制或完全消散。但血流感染、感染性心内膜炎、化脓性脑膜炎、伤寒、布鲁菌病、骨髓炎、B组链球菌咽炎和扁桃体炎、侵袭性真菌病、结核病等需较长的疗程方能彻底治愈，并减少或防止复发。

（六）在特殊人群中的应用

肝、肾功能不全者，老年人、新生儿、妊娠期及哺乳期妇女等感染患者应用抗菌药时，其体内过程各不相同，需按其生理、病理特点合理用药。

1. 新生儿 新生儿体内酶系发育不全，药物与血浆蛋白结合的能力较弱，肾小球滤过率较低（尤以β-内酰胺类和氨基糖苷类的排泄较慢），故按体重计算抗菌药物用量后，其血药浓度（特别是游离部分）比年长儿和成人高，消除半衰期也延长。出生后30日期间，新生儿的酶系、肝、肾功能不断发育日臻完善，因此，宜按日龄调整剂量或给药间隔时间。

2. 老年人 老年人的血浆蛋白减少是普遍现象，肾功能也随年龄增长而日趋减退，故采用等量抗菌药物后血药浓度较青壮年高，消除半衰期也有延长。故老年人应用抗菌药物，特别是肾毒性较强的氨基糖苷类时，需根据肾功能情况给予调整，定期检测血药浓度，以确保用药安全。

3. 妊娠期及哺乳期妇女 妊娠期妇女肝脏易遭受药物的损伤，避免采用四环素类（静脉滴注较大剂量时尤易引起肝脂肪变性）。氨基糖苷类可进入胎儿循环中，妊娠期妇女应用后有损及胎儿听力的可能，故应慎用或避免使用氨基糖苷类药。许多药物可自乳汁分泌，因此，哺乳期患者需应用任何抗菌药物时，均宜暂停哺乳。

4. 肝、肾功能不全者 肝功能减退时，主要经肝脏代谢或清除的药物需避免或减量应用。肾功能不全者应避免使用具有肾毒性抗菌药物，使用主要自肾排泄的药物时，应减量应用。

第五节 抗菌药物的联合应用

临床上多数细菌感染使用一种抗菌药物即可，不合理地联合用药不但药效得不到增强，反而容易增加不良反应的发生和治疗费用。因此，要严格掌握抗菌药物联合用药的指征和原则，熟悉药物相互作用，以获得协同作用或累加作用，并延缓细菌耐药性和减少不良反应的发生。

一、抗菌药物联合应用的效应

抗菌药物的联合在体外或动物实验中可获得“无关”“累加”“协同”和“拮抗”四种作用。无关作用是指总的作用不超过联合中作用较强者，也即两药联合后未取得效果。累加作用指两种抗菌药物联合的结果相当于两者作用相加的总和。协同作用指两药合用时所得的效果比两药作用相加时更好。拮抗作用指两者合用时作用互有抵消。

根据对细菌的作用效果，目前可将抗菌药物分为四大类。①繁殖期杀菌剂：如青霉素类、头孢菌素类、氟喹诺酮类；②静止期杀菌剂：如氨基糖苷类、多黏菌素类（对繁殖期和静止期细菌均具有杀灭作用）等；③快速抑菌剂：如四环素类、氯霉素类、大环内酯类；④慢效抑菌剂：如磺胺类等。第一类和第二类合用常获得协同作用，是由于细菌细胞壁的完整性被破坏后，第二类药物易于进入细胞内作用于靶位所致。

抗菌药物联合用药时，宜选用具有协同或相加作用的药物联合，如青霉素类、头孢菌素类或其他β-内酰胺类与氨基糖苷类联合。联合用药通常采用2种药物联合，3种或3种以上药物联合仅适用于个别情况，如结核病的治疗。此外，必须注意联合用药后药品不良反应亦可能增多。

二、协同作用的机制

（一）作用机制相同但作用于不同的环节

磺胺类药物与甲氧苄啶联合应用时，磺胺类药物抑制二氢叶酸合成酶，使二氢叶酸的合成受阻，甲氧苄啶抑制二氢叶酸还原酶，使二氢叶酸不能还原成四氢叶酸。两者合用使细菌的叶酸代谢受到序贯的双重阻断，因而抗菌活性增强。

（二）抑酶增效

青霉素类（如阿莫西林、替卡西林、氨苄西林、哌拉西林等）和头孢菌素类（如头孢哌酮等）易被β-内酰胺酶水解而失去活性。与β-内酰胺酶抑制剂如克拉维酸、舒巴坦、他唑巴坦合用后，抑制相应的β-内酰胺酶，使许多因产生β-内酰胺酶而对β-内酰胺类抗菌药物产生耐药性的细菌对之恢复敏感。常见的β-内酰胺酶抑制剂复方有：阿莫西林-克拉维酸、氨苄西林-舒巴坦、头孢哌酮-舒巴坦、哌拉西林-他唑巴坦等。

（三）抑制不同的耐药菌群

两种或三种抗结核药物联合应用之所以能抑制耐药菌的产生，或使其延缓出现，是互相抑制或杀灭另一方耐药菌株的结果。为使抗菌药物联用后在体内达到满意的协同作用，用于治疗的药物最好具备下列条件：①抗菌谱应尽可能广；②联合应用的两种抗菌药物中至少一种对病原微生物具有较高的抗菌活性，且病原菌对另一种不宜高度耐药；③病原菌对两者无交叉耐药性；④两者具有相似的药动学特性。

（四）抗菌药物联合用药的适应证

联合应用抗菌药物的适应证应较单独用药更为严格。

（1）病因未查明的严重感染，包括免疫缺陷者的严重感染。

（2）单一抗菌药物不能控制的严重感染、混合感染以及多重耐药菌或泛耐药菌感染。

（3）需长疗程治疗，但病原菌易对某些抗菌药物产生耐药性的感染。

（4）联合用药通常采用2种药物联合，3种及3种以上药物联用仅适用于个别情况，如结核病的治疗。

第六节 抗菌药物的预防应用

抗菌药物的预防应用包括非手术患者和围手术期患者的预防使用。预防应用应严格掌握适应证，合理选择抗菌药物的品种、剂量、给药时机和疗程。需要注意的是，抗菌药物的预防应用并非有利无害，使用不当会增加药物的不良反应、医疗开支和抗菌药物选择压力。

一、非手术患者抗菌药物的预防性应用

非手术患者一般不主张预防应用抗菌药物，其使用仅限于预防特定高危人群、特定病原菌且感染后果严重等极少数情况。

抗菌药物在预防非手术患者某些特定感染中的应用，见表17-1。此外，严重中性粒细胞缺乏（ANC $\leqslant 0.1\times10^9$/L）持续时间超过7天的高危患者、实体器官移植及造血干细胞移植的患者，在某些情况下也有预防用抗菌药物的指征，但由于涉及患者基础疾病、免疫功能状态、免疫抑制剂治疗史

等诸多复杂因素，其预防用药指征及方案需参阅相关专题文献。

表 17－1　抗菌药物在预防非手术患者某些特定感染中的应用

预防感染种类	预防用药对象	抗菌药物选择
风湿热复发	①风湿性心脏病儿童患者；②经常发生链球菌咽峡炎或风湿热的儿童及成人	苄星青霉素； 青霉素 V
感染性心内膜炎	心内膜炎高危患者[a]，在接受牙科或口腔操作前	阿莫西林或氨苄西林； 青霉素过敏者用克林霉素
流行性脑脊髓膜炎	流脑流行时，①托儿所、部队、学校中的密切接触者；②患者家庭中的儿童	利福平（妊娠期妇女禁用）； 环丙沙星（限成人）； 头孢曲松
流感嗜血杆菌脑膜炎	①患者家庭中未经免疫接种的≤4 岁儿童；②有发病者的幼托机构中的≤2 岁未经免疫的儿童；③幼托机构在 60 天内发生 2 例以上的患者，且入托对象未接种疫苗时，应对入托对象和全部工作人员预防用药	利福平（妊娠期妇女禁用）
脾切除后/功能无脾者菌血症	①脾切除后儿童；②患镰状细胞贫血和地中海贫血的儿童（属功能无脾）	定期接种肺炎链球菌、B 型流感嗜血杆菌疫苗和四价脑膜炎奈瑟菌疫苗； 5 岁以下儿童：每日阿莫西林或青霉素 V 口服，直到满 5 岁； 5 岁以上儿童：每日青霉素 V 口服，至少 1 年； 根据年龄定期接种上述疫苗； 5 岁以下儿童：每日青霉素 V 口服，直到满 5 岁； 5 岁以上儿童：每日青霉素 V 口服，有人建议至少用药至 18 岁； 出现发热时可予阿莫西林克拉维酸或头孢呋辛； 青霉素过敏者可予 SMZ/TMP 或克拉霉素
新生儿淋病奈瑟菌或衣原体眼炎	每例新生儿	四环素或红霉素眼药水滴眼
肺孢菌病	①艾滋病患者 CD_4 细胞计数 $<200/mm^3$ 者；②造血干细胞移植及实体器官移植受者	SMZ/TMP
百日咳	主要为与百日咳患者密切接触的幼儿和年老体弱者	红霉素
新生儿 B 组溶血性链球菌（GBS）感染	①妊娠期妇女有 GBS 菌尿症；②妊娠 35～37 周阴道和肛拭培养筛查有 GBS 寄殖；③妊娠期妇女有以下情况之一者：<37 周早产；羊膜早破≥18 小时；围产期发热，体温 38℃以上者；以往出生的新生儿有该菌感染史者	青霉素 G； 氨苄西林； 青霉素过敏但发生过敏性休克危险性小者：头孢唑林； 青霉素过敏，有发生过敏性休克危险者：克林霉素或红霉素
实验相关感染	①实验工作者不慎暴露于布鲁菌；②高危者（接触量多）；③低危者（接触量少）；④妊娠期妇女；⑤实验室工作者暴露于鼠疫耶尔森菌	多西环素＋利福平； 每周 2 次血清试验，转阳时开始用药，方案同上； SMZ/TMP ± 利福平； 多西环素或 SMZ/TMP

注：a. 高危患者：进行任何损伤牙龈组织、牙周区域或口腔黏膜操作伴有以下心脏基础疾病的患者：①人工瓣膜；②既往有感染性心内膜炎病史；③心脏移植术后发生的瓣膜病变；④先天性心脏病合并以下情况：未纠正的发绀型先心病（包括姑息分流术），通过导管或手术途径植入异物或装置的先心术后的前 6 个月，先心缺损修补术植入补片仍有残留缺损及分流。

二、围手术期抗菌药物的预防性应用

围手术期抗菌药物预防应用的目的是预防手术部位感染，包括浅表切口、深部切口和手术所涉及的器官/腔隙感染，但不包括与手术无直接关系的、术后可能发生的其他部位感染。在外科手术患者中，手术部位感染是最常见的院内感染，占院内感染的38%。

（一）预防用药原则

围手术期抗菌药物预防用药，应根据手术切口类别、手术创伤程度、可能的污染细菌种类、手术持续时间、感染发生机会和后果严重程度、抗菌药物预防效果的循证医学证据、对细菌耐药性的影响和经济学评估等因素，综合考虑决定是否预防应用抗菌药物。目前，广泛使用的切口分类是由美国国家科学院和国家研究委员会制定的，见表17-2。

表17-2 手术切口类别

切口类别	定义
Ⅰ类切口（清洁手术）	手术不涉及炎症区，不涉及呼吸道、消化道、泌尿生殖道等人体与外界相通的器官
Ⅱ类切口（清洁-污染手术）	上、下呼吸道，上、下消化道，泌尿生殖道手术，或经以上器官的手术，如经口咽部手术、胆道手术、子宫全切除术、经直肠前列腺手术，以及开放性骨折或创伤手术等
Ⅲ类切口（污染手术）	造成手术部位严重污染的手术，包括：手术涉及急性炎症但未化脓区域；胃肠道内容物有明显溢出污染；新鲜开放性创伤但未及时扩创；无菌技术有明显缺陷如开胸、心脏按压者
Ⅳ类切口（污秽-感染手术）	有失活组织的陈旧创伤手术；已有临床感染或脏器穿孔的手术

（二）抗菌药物品种选择

（1）根据手术切口类别、可能的污染菌种类及其对抗菌药物敏感性、药物能否在手术部位达到有效浓度等综合考虑。

（2）选用对可能的污染菌针对性强、有充分的循证医学证据、安全、使用方便且价格适当的品种。

（3）应尽量选择单一抗菌药物预防用药，避免不必要的联合使用。预防用药应针对手术路径中可能存在的污染菌。如心血管、头颈、胸腹壁、四肢软组织手术和骨科手术等经皮肤的手术，通常选择针对金黄色葡萄球菌的抗菌药物。结肠、直肠和盆腔手术，应选用针对肠道革兰阴性菌和脆弱拟杆菌等厌氧菌的抗菌药物。

（4）对头孢菌素过敏者，针对革兰阳性菌可用万古霉素、去甲万古霉素、克林霉素；针对革兰阴性菌可用氨曲南、磷霉素或氨基糖苷类。

（5）部分手术部位感染会引起严重后果，如心脏人工瓣膜置换术、人工关节置换术等，若术前发现有耐甲氧西林金黄色葡萄球菌（MRSA）定植的可能或者该机构MRSA发生率高，可选用万古霉素、去甲万古霉素等预防感染，但应严格控制用药持续时间。

（6）不随意选用广谱抗菌药物作为围手术期预防用药。鉴于国内大肠埃希菌对氟喹诺酮类药物耐药率高，应严格控制氟喹诺酮类药物作为外科围手术期预防性用药。

常见围手术期预防用抗菌药物的品种选择，见表17-3。

表17-3 常见围手术期预防用抗菌药物的品种选择

手术类型	主要微生物	抗菌药物方案（可选）
清洁		
心脏（胸骨切开，心肺旁路）	金黄色葡萄球菌和表皮葡萄球菌	头孢唑林（万古霉素）
血管（主动脉切除、腹股沟切开修补术）	金黄色葡萄球菌和表皮葡萄球菌，革兰阴性菌	头孢唑林（万古霉素）
矫形（关节置换，骨折的内固定）	金黄色葡萄球菌和表皮葡萄球菌	头孢唑林（万古霉素）
神经外科	金黄色葡萄球菌和表皮葡萄球菌	头孢唑林（万古霉素）

续表

手术类型	主要微生物	抗菌药物方案（可选）
清洁－污染		
头颈部	金黄色葡萄球菌，厌氧菌，链球菌	头孢唑林（克拉霉素＋/－庆大霉素）
胃、十二指肠（仅限于进入胃的手术）	革兰阴性菌群，金黄色葡萄球菌，口腔寄生菌	头孢唑林
结直肠手术	革兰阴性菌，厌氧菌（脆弱拟杆菌）	口服新霉素或红霉素（静脉滴注头孢西丁或者头孢替坦，头孢美唑）
单纯性阑尾切除术	革兰阴性菌，厌氧菌（脆弱拟杆菌）	头孢西丁或头孢替坦，头孢美唑
胆道（仅对高风险手术）	革兰阴性菌，肠球菌，厌氧菌属，粪肠球菌，梭状芽孢杆菌	头孢唑林
剖宫产手术	B组链球菌，肠球菌，厌氧菌，革兰阴性菌	头孢唑林
子宫切除术	B组链球菌，肠球菌，厌氧菌，革兰阴性菌	头孢唑林
泌尿道	革兰阴性菌，肠球菌	环丙沙星

（三）给药方案

1. 给药方法 给药途径大部分为静脉输注，仅有少数为口服给药。静脉输注应在皮肤、黏膜切开前0.5～1小时内或麻醉开始时给药，在输注完毕后开始手术，保证手术部位暴露时局部组织中抗菌药物已达到足以杀灭细菌的浓度。万古霉素或氟喹诺酮类等由于输注时间较长，应在手术前1～2小时开始给药。

2. 预防用药维持时间 抗菌药物的有效覆盖时间应包括整个手术过程。手术时间较短（＜2小时）的清洁手术，术前给药一次即可。如手术时间超过3小时或超过所用药物半衰期的2倍以上，或成人出血量超过1500mL，术中应追加抗菌药物。清洁手术的预防用药时间不超过24小时，心脏手术可视情况延长至48小时。清洁－污染手术和污染手术的预防用药时间亦为24小时，污染手术必要时延长至48小时。过度延长用药时间并不能进一步提高预防效果，且预防用药时间超过48小时，耐药菌感染机会增加。

第七节　抗菌药物的给药方法

抗菌药物的给药方法如给药途径、给药间隔时间、用药剂量和疗程等均会影响治疗效果。因此，在应用任何抗菌药物前，必须充分了解其临床药理特性，尤其是药动学特性和药物可能发生的一些不良反应。由于不同个体对药物可存在着药动学差异和耐受性不同，故应用毒性较大的抗菌药物时，应尽可能做到用药个体化，有条件的机构宜开展治疗药物监测，依据监测结果和个体情况确定给药方案。

一、给药途径

抗菌药物的给药途径分全身应用和局部应用，全身应用包括静脉推注（静推）和静脉滴注（静滴）、肌内注射和口服等。局部应用包括雾化吸入、鞘内或脑室内注射、胸腹腔或关节腔内应用、皮肤和黏膜应用等。

（一）全身应用

1. 口服 口服是全身用药中最方便的给药方式。可以口服的抗菌药物吸收程度不同，一般用药后1～3小时即可达血峰浓度。轻、中度感染可采用口服给药方式。氨基糖苷类、多烯类、多黏菌素类、部分β-内酰胺类等，口服后极少吸收（0.5%～3%），不能口服治疗全身性感染，但可选作治疗敏感致病菌所致的肠道感染。

2. 肌内注射 肌内注射抗菌药物后，一般0.5～1小时达血峰浓度。各种β-内酰胺类、氨基糖苷类、多黏菌素类、氯霉素类、林可霉素类、磷霉素钠盐、磺胺类等均可肌内注射。四环素盐酸盐、红霉素乳糖酸盐、万古霉素、两性霉素B等由于刺激性很强，不宜肌内注射给药。

3. 静脉推注和静脉滴注 严重感染时，如败血症、感染性休克、化脓性脑膜炎等，可采用静脉滴注或静脉推注的给药方式。

（二）局部用药

抗菌药物的局部应用应注意以下几点：①选用能杀灭或抑制局部细菌而毒性较小的抗菌药物；②选用的药物应没有或极少刺激性，以免损伤局部组织；③药物应不易使人体发生过敏反应；④宜采用主要供局部应用的药物，如新霉素、莫匹罗星、磺胺嘧啶-银盐等；⑤用于大面积烧伤或创伤时，要注意抗菌药物因创面吸收过多而发生不良反应。

二、给药间隔时间

抗菌药物一般以每6～12小时给药1次为宜，即1日量平分2～4次给予。现大多数抗菌药物的1日量可平分2～3次给予。分2次给药时，一般选在8时及20时各给1次，3次给药多在6时、14时、22时给药。

头孢曲松、氟罗沙星、罗红霉素、阿奇霉素等半衰期较长，可每日给药1次。利福平、异烟肼等治疗结核时，可每日给药1次。氨基糖苷类药物属于浓度依赖性抗菌药，可每日给药1次。其他第三代头孢菌素如头孢哌酮、头孢他啶等属于时间依赖性抗菌药物，可一日多次给药。

三、用药剂量与疗程

（一）用药剂量

抗菌药物的剂量可按体重或体表面积计算，成人患者大多以体重为基础，以50～60kg为准。同一抗菌药物的剂量可因不同感染、不同病变部位、不同病原菌和不同给药途径等而有所差别。半合成青霉素及头孢菌素类治疗急性下尿路感染时，使用最小治疗剂量，治疗复杂性尿路感染时则使用常规剂量。

（二）疗程

抗菌药物的疗程因不同感染而异。一般宜用至体温降至正常、症状消退后72～96小时。但血流感染、骨髓炎、感染性心内膜炎、化脓性脑膜炎、伤寒、布鲁菌病、溶血性链球菌咽峡炎、侵袭性真菌病、结核病等，需要较长的疗程方能彻底治愈或防止复发。处理血流感染，宜用药至症状消退和迁移性病灶消除后1～2周，以彻底清除病原菌。细菌性脑膜炎的疗程与病原菌种类有关，流血嗜血杆菌、脑膜炎球菌性脑膜炎疗程为1周，李斯特菌脑膜炎、B组链球菌、革兰阴性杆菌脑膜炎为2～3周，免疫缺陷者需更长疗程。肺炎链球菌肺炎的疗程为体温降至正常后3～5天，而肠杆菌科细菌、铜绿假单胞菌或葡萄球菌肺炎的疗程需延长至3～4周。泌尿生殖道感染的疗程与部位有关。急性膀胱炎疗程 3 天，反复发作性尿路感染经 14 日抗感染治疗后尚需维持 4～6 周，急性肾盂肾炎疗程一般为 2 周，前列腺炎的疗程可达 1～3 个月。若抗菌药物的临床疗效不显著，急性感染在 48～72 小时内应考虑调整用药。

实训十七 抗菌药物的治疗方案评定

实训提示

【实训目的】

1. 掌握抗菌药物的常用治疗药物及其用法。

2. 学会制定并评价抗菌药物联合治疗方案，能够指导患者合理使用抗菌药物，理解药物合理应用的重要性。

3. 养成严谨求实和团结协作的工作态度，培养关爱患者的药学服务执业道德。

【实训内容】

患者，男性，年龄 45 岁，无明显基础疾病。因咳嗽、咳痰、发热，气促等症状于近期就诊于当地医院。入院血液标本检查发现白细胞计数增高，中性粒细胞比例升高，C－反应蛋白水平升高，提示有炎症存在。痰液培养和细菌鉴定结果显示，引起该病例的细菌为肺炎链球菌。

请结合以上病例，完成以下几个方面的实训。

1. 向患者详细询问病情，并给出最可能的诊断。

2. 根据患者的病情制定药物治疗方案。

3. 对患者进行合理用药指导。

【实训步骤】

1. 问病 进入实训室，首先由教师讲解实训要求和安排，将学生按 2 人一组进行实训，分别模拟担任药师和患者。每组分别进行问病演示。

问病内容。①主要症状：发病的时间；什么时候开始。②诱因：有无明显的诱因；是否受凉、身边有无感染患者，是否前往医院等场所。③伴随症状：咳嗽频次、咳痰是否正常。④诊疗过程：发病后是否用药，剂量及用法，是否做过血常规等相关检查，有无确诊。⑤一般情况：饮食、睡眠、大小便、体重的变化及病情是否影响工作。⑥过敏史：是否用过青霉素、头孢类，有无过敏史。

2. 讨论 分组讨论，指出各组问病过程中的优、缺点，每组推出 1 名学生进行总结，各组对问病环节进行优化，带教老师挑选 1～2 组再次问病演示。

3. 制定药物治疗方案

（1）分组对案例进行讨论，给出诊断结果及依据，并制定药物治疗方案。

（2）各组代表发言。

（3）老师对各组的药物治疗方案进行点评、总结。

4. 用药指导 教师扮演患者，每位同学就治疗方案中的药物进行介绍，并就用法用量、不良反应及用药注意事项等方面进行用药指导。

【实训考核】

由教师扮演患者，学生扮演药师，考核学生根据病情制定药物治疗方案并进行用药指导。

<table>
<tr><th>考核项目</th><th colspan="2">考核内容</th><th>分值</th><th>得分</th></tr>
<tr><td rowspan="4">实训准备
（15 分）</td><td colspan="2">着装：
学生着工作服，仪表规范得体（1 分）
女生不得披头发，男女生不得穿拖鞋（1 分）</td><td>2</td><td></td></tr>
<tr><td colspan="2">报告班级、姓名、操作项目</td><td>1</td><td></td></tr>
<tr><td colspan="2">举止得体，语言清晰</td><td>2</td><td></td></tr>
<tr><td colspan="2">理论知识：
抗菌药物的治疗原则（4 分）
抗菌药物的药理作用和用途（3 分）
抗菌药物的常见不良反应及用药注意事项（3 分）</td><td>10</td><td></td></tr>
<tr><td rowspan="6">实训操作
（75 分）</td><td rowspan="2">沟通能力
（10 分）</td><td>与患者的沟通技巧：
参考人际沟通知识，考生回答沟通技巧的内容（5 分）</td><td>5</td><td></td></tr>
<tr><td>与患者的沟通的礼仪：
面对考官时，见面问候（2 分），离开道别（3 分）</td><td>5</td><td></td></tr>
<tr><td rowspan="4">专业能力
（65 分）</td><td>临床诊断：
诊断正确（2 分）
诊断依据陈述正确（3 分）</td><td>5</td><td></td></tr>
<tr><td>药物选择：
药品名称、剂型正确（5 分）
药品规格正确（5 分）
药品剂量正确（5 分）
无遗漏药品（5 分）</td><td>20</td><td></td></tr>
<tr><td>药物介绍：
介绍药品名称及数量（5 分）
介绍用法用量（5 分）
介绍不良反应（5 分）</td><td>15</td><td></td></tr>
<tr><td>用药指导：
是否符合抗菌药物的用药原则（5 分）
用药注意事项（15 分）
给出用药指导策略（5 分）</td><td>25</td><td></td></tr>
<tr><td>实训报告
（10 分）</td><td colspan="2">实训结果记录字迹工整，项目齐全，并能针对实训思考题目认真进行分析讨论</td><td>10</td><td></td></tr>
<tr><td colspan="3">合计</td><td>100</td><td></td></tr>
</table>

【实训思考】

1. 药师应从哪些方面指导患者合理使用抗菌药物？
2. 如何避免滥用抗菌药物？

简答题

1. 简述抗菌药物的杀菌活性分类及依据 PK/PD 参数制定抗菌药物给药方案的方法。
2. 简述治疗药物监测在抗菌药物合理应用中的作用。

（李弘毅　李淑湘）

书网融合……

扫一扫，将一将　　微课　　习题

附　表

附表 1　药品不良反应/事件报告表

首次报告□　　跟踪报告□　　　　　　　　　　　　编码：____________

报告类型：新的　严重□　一般□　报告单位类别：医疗机构□　经营企业□　生产企业□　个人□　其他□______

患者姓名：	性别：男□女□	出生日期：　年　月　日 或年龄：	民族：	体重（kg）：	联系方式：

原患疾病：	医院名称： 病历号/门诊号：	既往药品不良反应/事件：有□__________无□ 不详□ 家族药品不良反应/事件：有□__________无□ 不详□

相关重要信息：吸烟史□　饮酒史□　妊娠期□　肝病史□　肾病史□　过敏史□________　其他□________

药品	批准文号	商品名称	通用名称（含剂型）	生产厂家	生产批号	用法用量（次剂量、途径、日次数）	用药起止时间	用药原因
怀疑药品								
并用药品								

不良反应/事件名称：	不良反应/事件发生时间：　年　月　日

不良反应/事件过程描述（包括症状、体征、临床检验等）及处理情况（可附页）：

不良反应/事件的结果：痊愈□　好转□　未好转□　不详□　有后遗症□　表现：____________

死亡□　直接死因：____________　死亡时间：　年　月　日

停药或减量后，反应/事件是否消失或减轻？　是□　否□　不明□　未停药或未减量□

再次使用可疑药品后是否再次出现同样反应/事件？　是□　否□　不明□　未再使用□

对原患疾病的影响：不明显□　病程延长□　病情加重□　导致后遗症□　导致死亡□

关联性评价	报告人评价：　肯定□　很可能□　可能□　可能无关□　待评价□　无法评价□　签名： 报告单位评价：　肯定□　很可能□　可能□　可能无关□　待评价□　无法评价□　签名：			
报告人信息	联系电话：	职业：医生□　药师□　护士□　其他□____		
	电子邮箱：		签名：	
报告单位信息	单位名称：	联系人：	电话：	报告日期：　年　月　日
生产企业请填写信息来源	医疗机构□　经营企业□　个人□　文献报道□　上市后研究□　其他□________			
备　　注				

填写说明

1. 严重药品不良反应 是指因使用药品引起以下损害情形之一的反应：

（1）导致死亡。

（2）危及生命。

（3）致癌、致畸、致出生缺陷。

（4）导致显著的或者永久的人体伤残或者器官功能的损伤。

（5）导致住院或者住院时间延长。

（6）导致其他重要医学事件，如不进行治疗可能出现上述所列情况的。

2. 新的药品不良反应

新的药品不良反应是指药品说明书中未载明的不良反应。药品不良反应在说明书中已有描述，但不良反应发生的性质、程度、后果或者频率与说明书描述不一致或者更严重的，按照新的药品不良反应处理。

3. 报告时限

新的、严重的药品不良反应应于发现或者获知之日起 15 日内报告，其中死亡病例须立即报告，其他药品不良反应 30 日内报告。有随访信息的，应当及时报告。

4. 关联性评价指标

肯定：用药及反应发生时间顺序合理；反应符合该药已知的不良反应类型；停药或减量后，反应停止或减轻；再次使用可疑药品，反应再现；已排除并用药、原患疾病等其他因素影响。

很可能：用药及反应发生时间顺序合理；反应符合该药已知的不良反应类型；停药或减量后，反应停止或减轻；已排除并用药、原患疾病等其他因素影响。

可能：用药及反应发生时间关系密切；反应表现与已知该药 ADR 不相吻合；无法排除并用药、原患疾病等其他因素影响。

可能无关：用药及反应发生时间相关性不密切；反应表现与已知该药 ADR 不相吻合；无法排除并用药、原患疾病等其他因素影响。

待评价：需要补充材料才能评价。

无法评价：评价的必需资料无法获得。

5. 其他说明

怀疑药品：是指患者使用的怀疑与不良反应发生有关的药品。

并用药品：指发生此药品不良反应时患者除怀疑药品外的其他用药情况，包括患者自行购买的药品或中草药等。

用法用量：包括每次用药剂量、给药途径、每日给药次数，例如，5mg，口服，每日 2 次。

6. 报告的处理

所有的报告将会录入数据库，专业人员会分析药品和不良反应/事件之间的关系。根据药品风险的普遍性或者严重程度，决定是否需要采取相关措施，如在药品说明书中加入警示信息，更新药品如何安全使用的信息等。在极少数情况下，当认为药品的风险大于效益时，药品也会撤市。

附表 2　药品群体不良事件基本信息表

<table>
<tr><td colspan="3">发生地区：</td><td colspan="2">使用单位：</td><td colspan="2">用药人数：</td></tr>
<tr><td colspan="3">发生不良事件人数：</td><td colspan="2">严重不良事件人数：</td><td colspan="2">死亡人数：</td></tr>
<tr><td colspan="4">首例用药日期：　　年　　月　　日</td><td colspan="3">首例发生日期：　　年　　月　　日</td></tr>
<tr><td rowspan="7">怀疑药品</td><td>商品名</td><td>通用名</td><td>生产企业</td><td>药品规格</td><td>生产批号</td><td>批准文号</td></tr>
<tr><td></td><td></td><td></td><td></td><td></td><td></td></tr>
<tr><td></td><td></td><td></td><td></td><td></td><td></td></tr>
<tr><td></td><td></td><td></td><td></td><td></td><td></td></tr>
<tr><td></td><td></td><td></td><td></td><td></td><td></td></tr>
<tr><td></td><td></td><td></td><td></td><td></td><td></td></tr>
<tr><td></td><td></td><td></td><td></td><td></td><td></td></tr>
<tr><td rowspan="4">器械</td><td colspan="2">产品名称</td><td>生产企业</td><td colspan="2">生产批号</td><td>注册号</td></tr>
<tr><td colspan="2"></td><td></td><td colspan="2"></td><td></td></tr>
<tr><td colspan="2"></td><td></td><td colspan="2"></td><td></td></tr>
<tr><td colspan="6">本栏所指器械是与怀疑药品同时使用且可能与群体不良事件相关的注射器、输液器等医疗器械。</td></tr>
<tr><td colspan="7">不良事件表现：</td></tr>
<tr><td colspan="7">群体不良事件过程描述及处理情况（可附页）：</td></tr>
</table>

<table>
<tr><td>报告单位
意见</td><td colspan="3"></td></tr>
<tr><td>报告人信息</td><td>电话：</td><td>电子邮箱：</td><td>签名：</td></tr>
<tr><td>报告单位
信息</td><td>报告单位：</td><td>联系人：</td><td>电话：</td></tr>
</table>

报告日期：　　年　　月　　日

参考文献

[1] 苏湲淇，熊存全，邹艳萍．临床药物治疗学［M］．北京：高等教育出版社，2020.

[2] 陈地龙，姚晓敏．药学服务实务［M］．2版．北京：中国医药科技出版社，2021.

[3] 陈新谦，金有豫，汤光．新编药物学［M］.18版．北京：人民卫生出版社，2019.

[4] 印晓星，沈祥春．临床药理学［M］.2版．北京：中国医药科技出版社，2021.

[5] 杨宝峰，陈建国．药理学［M］.9版．北京：人民卫生出版社，2018.

[6] 李俊．临床药理学［M］.6版．北京：人民卫生出版社，2018.

[7] 葛均波，徐永健，王辰．内科学［M］.9版．北京：人民卫生出版社，2018.

[8] 孙国平．临床药物治疗学［M］．北京：人民卫生出版社，2021.